最新 臨床検査学講座

検査機器総論
第2版

編集
三村邦裕
山藤 賢

医歯薬出版株式会社

「最新臨床検査学講座」の刊行にあたって

　1958年に衛生検査技師法が制定され，その教育の場からの強い要望に応えて刊行されたのが「衛生検査技術講座」であります．その後，法改正およびカリキュラム改正などに伴い，「臨床検査講座」(1972)，さらに「新編臨床検査講座」(1987)，「新訂臨床検査講座」(1996)と，その内容とかたちを変えながら改訂・増刷を重ねてまいりました．

　2000年4月より，新しいカリキュラムのもとで，新しい臨床検査技師教育が行われることとなり，その眼目である"大綱化"によって，各学校での弾力的な運用が要求され，またそれが可能となりました．「基礎分野」「専門基礎分野」「専門分野」という教育内容とその目標とするところは，従前とかなり異なったものになりました．そこで弊社では，この機に「臨床検査学講座」を刊行することといたしました．臨床検査技師という医療職の重要性がますます高まるなかで，"技術"の修得とそれを応用する力の醸成，および"学"としての構築を目指して，教育内容に沿ったかたちで有機的な講義が行えるよう留意いたしました．

　その後，ガイドラインが改定されればその内容を取り込みながら版を重ねてまいりましたが，2013年に「国家試験出題基準平成27年版」が発表されたことにあわせて紙面を刷新した「最新臨床検査学講座」を刊行することといたしました．新シリーズ刊行にあたりましては，臨床検査学および臨床検査技師教育に造詣の深い山藤　賢先生，高木　康先生，奈良信雄先生，三村邦裕先生，和田隆志先生を編集顧問に迎え，シリーズ全体の構想と編集方針の策定にご協力いただきました．各巻の編者，執筆者にはこれまでの「臨床検査学講座」の構成・内容を踏襲しつつ，最近の医学医療，臨床検査の進歩を取り入れることをお願いしました．

　本シリーズが国家試験出題の基本図書として，多くの学校で採用されてきました実績に鑑みまして，ガイドライン項目はかならず包含し，国家試験受験の知識を安心して習得できることを企図しました．国家試験に必要な知識は本文に，プラスアルファの内容は側注で紹介しています．また，読者の方々に理解されやすい，より使いやすい，より見やすい教科書となるような紙面構成を目指しました．本「最新臨床検査学講座」により臨床検査技師として習得しておくべき知識を，確実に，効率的に獲得することに寄与できましたら本シリーズの目的が達せられたと考えます．

　各巻テキストにつきまして，多くの方がたからのご意見，ご叱正を賜れば幸甚に存じます．

2015年春

医歯薬出版株式会社

第 2 版の序

　2015 年に改訂新版として『最新臨床検査学講座/検査機器総論』が発行されてから 10 年が経過した．その間，臨床検査技師国家試験出題基準の変更がある度に対応し，医療の現場の発展に即した内容にすべく，一部加筆を行ってきた．

　令和 3（2021）年に臨床検査技師学校養成所指定規則，そして臨床検査技師養成所指導ガイドラインの改正が行われた．その後，医師のタスク・シフト/シェアにより，臨床検査技師等に関する法律などが改正され，新たに 10 行為が，また現行制度の下でも実施可能な 14 行為を行うことが可能となり，臨床検査技師の業務が拡大された．そのため，拡大された業務の機器について本書に新たに加える必要が生じ，今般，第 2 版として発行する運びとなった．

　第 2 版の特徴は，2022 年に入学した学生から適用された新カリキュラムに準拠し，かつ令和 7 年版国家試験出題基準の項目を網羅していることにある．また，医師のタスク・シフト/シェアによって新たな臨床検査技師の業務となった機器について追加をしたことである．特に新たな業務となった機器については原理や構造などが複雑で，かつ生理学的検査などは患者に対して直接検査する侵襲性の高い検査もあるため，なるべくわかりやすいように図・表を多く取り入れた．さらに側注で解説を加えることで興味をもてるような工夫もされている．全体的な構成は，第 1 章では，自動化が進む臨床検査においてなぜ機器の原理・構造・取り扱い方を学ぶ必要があるのか，また検査の質の保証が今なぜ注目されているのかを解説した．第 2 章では，臨床検査のいずれにも必要となる共通検査機器の原理・構造・取り扱い方が習得できるようにまとめた．第 3 章では，各検査領域において系統別の機器として専門性の高い進歩の著しい機器を取り上げた．

　臨床検査技師の技術は自動化，迅速化が進んだ現在，今後はその機器に AI や IoT システムの導入がなされ，大きく様変わりすることが予想される．臨床検査技師には技術者として機器を扱い，単に検査結果を出すだけではなく，検査データの質の保証とそれが示す意味（病態）を的確にとらえることができ，かつそのデータ管理までできる人材が求められている．それに対応するためには検査機器に精通し，知識と技術そして検査機器の保守と精度管理などができることが必要となる．

　本書が臨床検査技師を目指す学生の教科書としてばかりか，医療現場で活躍する臨床検査技師の有益な書となることを期待する．

　2025 年初春

著者を代表して　三村邦裕

序

　2010年に『検査機器総論』(第2版)が発行されてから5年が経過した．その間，2013年の4月に厚生労働省医政局医事課より『平成27年度版臨床検査技師国家試験出題基準』が公表された．出題基準が設定されてから今回で3回目（平成15年度版，23年度版，27年度版）の改訂となる．検査機器総論は前回の改訂から大きな変更もなく，第2版の本書でも国家試験には十分対応できる内容であった．しかし，今回新たに改訂新版として『最新臨床検査学講座/検査機器総論』を発行することとなった．その理由は，医療の発展がめざましく，現場で使用される医療機器も絶えず新たなものに変化してきている．そこで使用されなくなったものは省き，新しい機器を取り入れるような見直しが必要となったことが改訂新版の大きな要因であった．新版の特徴は，読者の使いやすさや読みやすさなどを考慮し，新たな紙面構成とし，また2色刷りや写真の掲載も多く取り入れ，興味のわくそして学習しやすい体裁に整えた．さらに新たな項目として遺伝子検査機器とPOCTを加え，時代に即した内容の充実もなされている．

　近年の臨床検査は，正確にそして精度良くさらに迅速に検査結果を出すことだけが臨床側から求められるのではなくなった．臨床検査技師は検査結果が患者さんの病態を的確に捉えているのか，さらに必要とする検査はどのようなものなのかを瞬時に判断し，コンサルテーションできなければならない．当然ながら精度管理の知識や検査機器の知識はその根底に必要となる．臨床検査技師が今後，医療の担い手として，そしてチーム医療の一員として活躍していくためには，臨床検査技師にしかできないことを確立しなければならない．それはさまざまな分野が考えられるが，分析科学がその一つではないかと思う．臨床検査技師の仕事は検体検査も生理機能検査も測定機器を用いて分析することに尽きる．すなわち医療の現場で分析科学を実践しているのが臨床検査技師であり，専門職として医療に貢献するためには検査機器の原理を含めた使用方法の理解と習熟が不可欠になる．それゆえ，十分な知識と検査機器の使い方などの技術を学生の間に身につけておく必要がある．

　本書が臨床検査技師を目指す学生の教科書として，また現場での臨床検査技師の参考書として有益な書となることを期待したい．そして，本書を十分に活用し，医療の発展に寄与され，社会に貢献されることを願ってやまない．

2015年初春

著者を代表して　三村邦裕

● 編　集

三村　邦裕（みむら　くにひろ）　東京医療保健大学教授/専攻長（医療保健学部医療栄養学科臨床検査学専攻）
千葉科学大学名誉教授

山藤　賢（さんどう　まさる）　昭和医療技術専門学校　学校長

● 執筆者 (50音順)

植松　明和（うえまつ　あきかず）　大東文化大学准教授（スポーツ・健康科学部健康科学科）

小野　佳一（おの　よしかず）　東京大学医学部附属病院検査部　技師長

鴨志田伸吾（かもしだ　しんご）　神戸大学大学院教授（保健学研究科病態解析学領域）

国分寺　晃（こくぶんじ　あきら）　広島国際大学教授（保健医療学部医療技術学科）
広島国際大学大学院教授（医療科学研究科）

小宮　幸作（こみや　こうさく）　大分大学教授（医学部呼吸器・感染症内科学講座）

山藤　賢（さんどう　まさる）　（前掲）

〆谷　直人（しめたに　なおと）　国際医療福祉大学教授
国際医療福祉大学熱海病院　検査部長

宿谷　賢一（しゅくや　けんいち）　順天堂大学教授（医療科学部臨床検査学科）

首藤　久之（しゅとう　ひさゆき）　大分大学（医学部呼吸器・感染症内科学講座）

所司　睦文（しょし　ちかふみ）　京都橘大学教授/学科長（健康科学部臨床検査学科）

清宮　正徳（せいみや　まさのり）　国際医療福祉大学教授/学科長（成田保健医療学部医学検査学科）

髙橋　克典（たかはし　かつのり）　群馬パース大学准教授（医療技術学部検査技術学科）

竹田　知広（たけだ　ともひろ）　関西医療大学教授（保健医療学部臨床検査学科）

谷口　智也（たにぐち　ともや）　昭和医療技術専門学校　学科長（臨床検査技師科）

中川　央充（なかがわ　てるみち）　慶應義塾大学病院臨床検査科

長沢　光章（ながさわ　みつあき）　国際医療福祉大学大学院教授（医療福祉学研究科）

生江　麻代（なまえ　あさよ）　昭和医療技術専門学校（臨床検査技師科）

日高　陽子（ひだか　ようこ）　東邦大学医療センター大森病院輸血部　副技師長

福澤　誠克（ふくざわ　まさかつ）　東京医科大学病院准教授（消化器内科）

福地　邦彦（ふくち　くにひこ）　昭和医療技術専門学校

藤田 和博（ふじた かずひろ）　大東文化大学教授/学部長（スポーツ・健康科学部健康科学科）

藤田 清貴（ふじた きよたか）　群馬パース大学教授/学長

松村 聡（まつむら さとし）　千葉科学大学准教授（危機管理学部保健医療学科）

三村 邦裕（みむら くにひろ）　（前掲）

味村 俊樹（みむら としき）　自治医科大学教授（外科学講座消化器一般移植外科部門）

最新臨床検査学講座
検査機器総論　第2版
CONTENTS

第1章　検査機器学総説 ……………… 1
I　用手法と検査機器 ……………………… 1
1　用手法の特徴 ……………………………… 1
2　自動分析装置の特徴 ……………………… 2
3　自動化機器による分析 …………………… 3
II　取り扱い上の注意と心構え …………… 4
III　検査機器総論を学ぶ意義と臨床検査技師に求められるもの ……………………… 5

第2章　共通機械器具の原理・構造 … 7
A　化学容量器 ……………………………… 7
I　メスフラスコ，メスシリンダー，ピペット，微量ピペット（マイクロピペット） ……………………… 7
1　用途　7
2　種類および構造　7
3　使用上の留意点　9
II　検定公差，検定法，洗浄法 ………… 10
1　検定公差　10
2　検定法　10
3　メスフラスコおよびピペットの検度　12
4　微量ピペット（マイクロピペット）の検定　12
5　洗浄　13
B　秤量装置 ……………………………… 15
I　目的 …………………………………… 15
II　質量測定の原理 ……………………… 15
1　質量基準　15
2　天びん：質量計と重力計　15
III　天びんの種類 ………………………… 16
IV　天びんに関する用語 ………………… 16
V　天びんの構造と使用法 ……………… 17
1　上皿天びん　17
2　自動上皿天びん　18
3　化学天びん　19
4　直示天びん（定感量型・不等比型）　20
5　電子天びん　20
C　遠心分離装置 ………………………… 26
I　原理 …………………………………… 26
II　汎用遠心分離機 ……………………… 27
1　用途　27
2　種類　27
3　構造　27
4　操作法　28
5　注意点　28
III　高速遠心分離機 ……………………… 28
1　用途　28
2　種類　29
3　構造　29
4　操作法　31
IV　超遠心分離機 ………………………… 31
1　用途　31
2　種類　31
3　構造　31
4　操作法　32
5　注意点　32
V　ヘマトクリット用遠心分離機 ……… 33
1　用途　33
2　構造　33
D　分離分析装置 ………………………… 34
I　電気泳動装置 ………………………… 34
1　セルロースアセテート膜電気泳動装置　34
2　アガロースゲル電気泳動装置　36
3　ポリアクリルアミドゲル電気泳動装置　39
4　その他（キャピラリー電気泳動装置，マイクロチップ電気泳動装置）　41

  Ⅱ クロマトグラフ……………………41
   1 高速液体クロマトグラフ　42
   2 ガスクロマトグラフ　44
 E 攪拌装置……………………………48
  Ⅰ 攪拌装置の概要……………………48
   1 攪拌操作の目的　48
   2 原理　48
  Ⅱ 攪拌機………………………………48
   1 マグネチックスターラ（magnetic stirrer）　48
   2 攪拌機（stirrer）　50
  Ⅲ 攪拌装置（mixer）…………………50
   1 振動式攪拌装置（vibro mixer, vortex mixer, flush mixer）　50
   2 振盪機（shaker）　52
   3 粉砕装置　54
 F 恒温装置……………………………55
  Ⅰ 恒温装置の概要……………………55
  Ⅱ 温度調節装置………………………55
   1 バイメタル式センサ　55
   2 熱膨張式センサ　56
   3 液体熱膨張式センサ　56
   4 電子式自動温度調節器　57
  Ⅲ 恒温水槽……………………………57
   1 種類　57
   2 構造　58
   3 保守管理と使用上の留意点　58
  Ⅳ 孵卵器………………………………58
   1 種類，用途　59
   2 構造　60
   3 保守管理と使用上の留意点　60
  Ⅴ 乾燥器………………………………60
   1 定温式乾燥器　60
   2 熱風式乾燥器　61
 G 保冷装置……………………………62
  Ⅰ 冷蔵・冷凍の原理…………………62
  Ⅱ 冷蔵庫………………………………63
   1 用途　63
   2 種類　63

  Ⅲ 冷凍庫（フリーザ）………………63
   1 用途　63
   2 種類　63
   3 使用上の留意点　64
 H 滅菌装置……………………………65
  Ⅰ 乾熱滅菌器…………………………65
   1 用途　65
   2 種類　65
   3 構造　65
  Ⅱ 高圧蒸気滅菌器（オートクレーブ）……66
   1 用途，原理　66
   2 構造　68
   3 種類　68
   4 使用上の留意点　69
  Ⅲ 酸化エチレンガス（エチレンオキサイドガス，EOG）滅菌装置………………69
   1 用途　69
   2 原理　69
   3 構造　70
   4 使用上の留意点　70
  Ⅳ プラズマ滅菌装置…………………70
   1 用途　70
   2 原理　70
   3 滅菌の工程（プロセス）　71
   4 使用上の留意点　71
 I 測光装置……………………………72
  Ⅰ 光についての知識…………………72
   1 光の性質とエネルギー　72
   2 分子のエネルギー　73
   3 光の吸収　74
   4 励起原子・分子の運命　74
   5 光の吸収と分子軌道　75
   6 溶液の色　76
   7 発色団と助色団　76
  Ⅱ 分光光度計…………………………76
   1 用途　76
   2 原理　76
   3 種類　79
   4 構造　79

5 使用上の留意点　84
　Ⅲ 蛍光光度計……………………………85
　　1 用途　85
　　2 構造　88
　　3 使用上の留意点　89
　Ⅳ 原子吸光光度計………………………89
　　1 用途　89
　　2 原理　89
　　3 種類　91
　　4 構造　91
　　5 使用上の留意点　93

J 顕微鏡装置……………………………94
　Ⅰ 生物顕微鏡……………………………94
　　1 目的，用途　94
　　2 光学顕微鏡の種類　94
　　3 原理　95
　　4 構造　97
　　5 顕微鏡観察法　105
　　6 生物顕微鏡取り扱い上の注意点　107
　　7 顕微鏡の周辺装置　108
　Ⅱ 実体顕微鏡……………………………108
　　1 目的，用途　108
　　2 実体顕微鏡の種類　108
　Ⅲ 位相差顕微鏡…………………………109
　　1 目的，用途　109
　　2 原理　109
　　3 構造　110
　　4 観察法　110
　　5 位相差顕微鏡取り扱い上の注意点　110
　Ⅳ 偏光顕微鏡……………………………111
　　1 目的，用途　111
　　2 原理　111
　　3 構造　112
　　4 観察法　113
　Ⅴ 蛍光顕微鏡……………………………113
　　1 目的，用途　113
　　2 原理　113
　　3 構造　113
　　4 観察法　114

　Ⅵ 電子顕微鏡……………………………115
　　1 目的，用途　115
　　2 電子顕微鏡の種類　115
　　3 原理　116
　　4 構造　117
　　5 観察法　119
　Ⅶ デジタル撮影装置……………………119
　　1 目的，用途　119
　　2 デジタルカメラ　120
　　3 原理　120
　　4 構造・機構　124
　　5 デジタル写真　126

K 電気化学装置…………………………129
　Ⅰ pH メータ……………………………129
　　1 用途　129
　　2 種類　129
　　3 原理　129
　　4 構造　132
　　5 使用上の留意点　134
　Ⅱ イオン選択性電極……………………134
　　1 用途　134
　　2 種類　135
　　3 原理　137
　　4 構造　138
　　5 使用上の留意点　138
　Ⅲ 酸素電極………………………………138
　　1 用途　138
　　2 種類　138
　　3 原理および構造　138
　　4 酸素電極の応用　139
　Ⅳ 持続式グルコースモニタ（CGM）
　　 機器……………………………………140
　　1 用途　140
　　2 種類　140
　　3 原理　141
　　4 構造　141
　　5 データ解析　143
　　6 使用上の留意点　143

Ⅴ 血液ガス分析装置 …………………… 144
　　1 用途　144
　　2 種類　144
　　3 原理　145
　　4 構造　145
　　5 使用上の留意点　145
L 純水製造装置 ……………………………… 146
　Ⅰ 純水および超純水 …………………… 146
　Ⅱ 用途 …………………………………… 146
　Ⅲ 原理および構造 ……………………… 147
　　1 蒸留法　147
　　2 イオン交換法　147
　　3 逆浸透法　150
　Ⅳ 純水製造法の実際 …………………… 151
　　1 純水製造プロセス　151
　　2 超純水製造プロセス　152
　　3 比抵抗と電気伝導率　153
　　4 水の品質　154
　Ⅴ 使用上の留意点 ……………………… 155
M 血液成分採血装置 ………………………… 156
　Ⅰ 遠心分離法 …………………………… 156
　　1 目的，用途　156
　　2 種類　156
　　3 原理　156
　　4 構造　158
　　5 使用上の留意点　158
　Ⅱ 膜分離法 ……………………………… 158
　　1 目的，用途　158
　　2 種類　158
　　3 原理　158
　　4 構造　159
N 消化器内視鏡機器 ………………………… 160
　Ⅰ 消化器内視鏡機器 …………………… 160
　　1 目的，用途　160
　　2 種類　160
　　3 原理　160
　　4 構造　161
　　5 洗浄　161
　　6 消毒と滅菌　162

　　7 使用上の留意点　163
　Ⅱ 生検鉗子 ……………………………… 163
　　1 目的，用途　163
　　2 種類　164
　　3 原理　165
　　4 構造　165
　　5 使用上の留意点　166
O 検体採取関連機器 ………………………… 168
　Ⅰ 吸引器 ………………………………… 168
　　1 目的，用途　168
　　2 種類　168
　　3 原理　168
　　4 構造　168
　　5 使用上の留意点　169
　Ⅱ 気管カニューレ ……………………… 170
　　1 目的，用途　170
　　2 種類　170
　　3 構造，原理　171
　　4 使用上の留意点　171

第3章　各専門機器（系統別機器）… 173

A 血液学的検査 ……………………………… 173
　Ⅰ 自動血球計数装置 …………………… 173
　　1 目的，用途　173
　　2 種類　173
　　3 原理　173
　　4 測定　174
　　5 構造　175
　　6 使用上の留意点　175
　Ⅱ 自動白血球分類装置 ………………… 176
　　1 目的，用途　176
　　2 種類　176
　　3 原理　176
　　4 構造　177
　　5 使用上の留意点　177
　Ⅲ 自動凝固・線溶検査装置 …………… 177
　　1 目的，用途　177
　　2 種類　177

3 原理　177
　　　4 構造　178
　　　5 使用上の留意点　178
　　Ⅳ 血小板凝集能測定装置 178
　　　1 目的，用途　178
　　　2 種類　179
　　　3 原理　179
　　　4 構造　179
　　　5 使用上の留意点　180
　　Ⅴ フローサイトメータ（flow cytometer；
　　　FCM） 180
　　　1 目的，用途　180
　　　2 種類　180
　　　3 原理　180
　　　4 構造　181
　　　5 使用上の留意点　182
　B **生化学的検査** 183
　　Ⅰ 生化学自動分析装置 183
　　　1 用途　183
　　　2 種類　183
　　　3 計測機構　183
　　　4 ディスクリート方式の生化学自動
　　　　分析装置の構造　184
　　Ⅱ 酵素免疫自動分析装置 189
　　　1 用途　189
　　　2 種類　190
　　　3 構造　191
　　Ⅲ 濃度計（デンシトメータ） 191
　　　1 用途　191
　　　2 デンシトメトリの原理　192
　　　3 構造　192
　　Ⅳ 質量分析計（mass spectrometry；
　　　MS） 193
　　　1 構造　194
　　　2 試料導入部およびイオン源　194
　　　3 質量分析部　196
　　Ⅴ RI（放射性同位元素）計測装置 198
　　　1 電離箱，比例計数管，GM 管　199
　　　2 シンチレーション計数管（scintillation
　　　　counter, シンチレーションカウンタ）
　　　　201
　C **免疫学的検査** 203
　　Ⅰ 水平回転機（スライディングローター）
　　　 203
　　　1 用途　203
　　　2 使用上の留意点　203
　　Ⅱ 免疫学用遠心分離機 203
　　　1 用途　203
　　　2 仕様　204
　　　3 使用上の留意点　204
　　Ⅲ プレートリーダー 204
　　　1 用途　204
　　　2 構成，使用上の留意点　205
　　Ⅳ ブロッティング装置 206
　　　1 用途　206
　　　2 原理，構成　206
　　　3 構造，使用上の留意点　206
　　Ⅴ イムノクロマトリーダー 207
　　　1 用途　207
　　　2 原理　207
　D **輸血・移植検査** 208
　　Ⅰ 自動輸血検査装置 208
　　　1 目的，用途　208
　　　2 種類　208
　　　3 原理　208
　　　4 構造　209
　　　5 使用上の留意点　210
　E **一般検査** 211
　　Ⅰ 全自動尿分析装置（尿試験紙検査） 211
　　　1 目的，用途　211
　　　2 種類，原理，構造　211
　　　3 使用上の留意点　212
　　Ⅱ 全自動尿中有形成分分析装置
　　　（尿沈渣検査） 212
　　　1 目的，用途　212
　　　2 種類，原理，構造　212
　　　3 使用上の留意点　213

F 病理学的検査 …… 215
I 自動固定包埋装置 …… 215
1 目的，用途　215
2 種類　215
3 基本的な構造と機能　215
4 使用上の留意点　216
II パラフィン包埋装置 …… 216
1 目的，用途　216
2 種類　217
3 基本的な構造と機能　217
4 使用上の留意点　218
III ミクロトーム …… 218
1 目的，用途　218
2 種類　218
3 基本的な構造と機能　218
4 各種ミクロトームの原理と特徴　219
5 使用上の留意点　221
IV クリオスタット（凍結切片作製装置） …… 221
1 目的，用途　221
2 基本的な構造と機能　221
3 使用上の留意点　222
V パラフィン伸展器 …… 222
1 目的，用途　222
2 種類　223
3 基本的な構造と機能　223
4 使用上の留意点　223
VI 自動染色装置 …… 223
1 目的，用途　223
2 基本的な構造と機能　223
3 使用上の留意点　224
VII 自動免疫染色装置 …… 224
1 目的，用途　224
2 基本的な構造と機能　224
3 使用上の留意点　225
VIII 自動封入装置 …… 225
1 目的，用途　225
2 基本的な構造と機能　225
3 使用上の留意点　226
IX オートスメア（自動細胞収集装置） …… 226
1 目的，用途　226
2 基本的な構造と機能　227
3 使用上の留意点　227
X 電子顕微鏡用標本作製装置 …… 227
1 目的，用途　227
2 種類と基本的構造・機能　227
3 使用上の留意点　228

G 微生物学的検査 …… 229
I 微生物学的検査における自動機器の位置づけ …… 229
II 自動細菌検査装置 …… 230
1 測定原理　230
2 測定方式　230
3 測定時間　230
4 利点　230
5 問題点　231
III 質量分析装置 …… 231
1 測定原理・方法　231
2 測定時間　231
3 利点　232
4 問題点　232
IV 自動血液培養装置 …… 232
1 測定原理　232
2 特徴および利点　233
3 問題点　233
V 自動抗酸菌培養装置 …… 233
VI 遺伝子検査装置 …… 234
1 測定原理と機種　234
2 特徴および利点　234
3 問題点　234
4 測定項目　234
VII 安全キャビネット …… 235
VIII その他の機器 …… 235
1 検体自動塗布装置　235
2 自動免疫測定装置　235
3 自動培地分注装置　235
4 バイオハザード対策用冷却遠心機　236
5 パルスフィールドゲル電気泳動装置

　　　　236
　　6 その他の機器　236
H 遺伝子関連・染色体検査……………237
　Ⅰ 遺伝子関連検査装置……………237
　　1 核酸抽出　237
　　2 核酸電気泳動　238
　　3 核酸増幅　240
　　4 塩基配列決定　241
　　5 核酸ブロットハイブリダイゼーション
　　　　243
　　6 蛋白発現の解析　245
　　7 マイクロアレイ(DNAチップ)解析　245
　Ⅱ 染色体検査装置………………246
　　1 目的，用途　246
　　2 種類と原理　247
　　3 使用上の留意点　248
I 生理学的検査………………………249
　Ⅰ 心電計………………………249
　　1 目的　249
　　2 構造　249
　　3 誘導法　252
　　4 心電計の仕様　253
　Ⅱ 心音計・脈波計………………253
　　1 目的，用途　253
　　2 種類　253
　　3 構造　255
　　4 検査上の留意点　256
　Ⅲ 脳波計………………………256
　　1 目的　256
　　2 脳波計　257
　　3 構造　257
　Ⅳ 筋電計………………………260
　　1 目的　260
　　2 筋電計　260
　　3 構造　261
　Ⅴ 呼吸機能検査装置………………263
　　1 目的，用途　263
　　2 種類　263
　　3 原理，構造　263

　　4 電子式スパイロメータ　264
　　5 使用上の留意点　265
　Ⅵ 超音波画像診断装置………………265
　　1 原理，目的，用途　265
　　2 構成　266
　Ⅶ 聴力検査装置………………268
　　1 目的　268
　　2 種類　268
　　3 原理　268
　　4 構造　269
　Ⅷ 眼底写真撮影装置（無散瞳眼底カメラ）
　　　　………………………270
　　1 目的，用途　270
　　2 構造　270
　　3 観察・撮影　270
　Ⅸ 誘発電位検査装置………………271
　　1 目的　271
　　2 誘発電位の種類　271
　　3 誘発電位検査装置　272
　　4 構造　272
　Ⅹ 熱画像診断装置（サーモグラフィ）…276
　　1 原理　276
　　2 構造　276
　　3 赤外線検出器　276
　　4 サーモグラフィの留意点と特徴　277
　Ⅺ 磁気共鳴画像診断（MRI）……………277
　　1 原理　277
　　2 構成　278
　　3 MRIの特徴と問題点　279
　Ⅻ 重心動揺計………………………280
　　1 目的，用途　280
　　2 構成　280
　ⅩⅢ 眼振電図計測装置（眼振計）……………281
　　1 目的，用途　281
　　2 原理，構成　281
　ⅩⅣ 経皮的血液ガス分圧測定装置…………282
　　1 目的，用途　282
　　2 原理　282
　　3 構造　282

　　　　4 使用上の留意点　283
　XV パルスオキシメータ……………284
　　　　1 目的，用途　284
　　　　2 原理　284
　　　　3 構造　284
　　　　4 使用上の留意点　285
　XVI 直腸肛門機能検査装置
　　　（肛門内圧測定装置について）………285
　　　　1 目的，用途　285
　　　　2 種類　285
　　　　3 構造，原理，特徴　286
　　　　4 洗浄，消毒方法　288

J POCT（point-of-care testing）…291
　Ⅰ POCT対応機器（ポータブル分析装置）
　　　　………………………291

　　　　1 目的，用途　291
　　　　2 種類　292
　　　　3 使用上の留意点　294
　Ⅱ POCT対応試薬（迅速診断キット）
　　　　………………………294
　　　　1 目的，用途　294
　　　　2 種類　294
　　　　3 使用上の留意点　295
　Ⅲ 携帯型生理機能検査装置……………296
　　　　1 目的，用途　296
　　　　2 種類　296
　　　　3 使用上の留意点　298

参考文献/URL……………………299
索引………………………………300

最新臨床検査学講座[別冊PDF]

令和3年（2021年）10月よりタスク・シフト／シェアとして新たに臨床検査技師の業務範囲に追加された行為について，その手技を中心に解説しています．
下記のURLまたは右のQRコードからご参照ください．
https://www.ishiyaku.co.jp/ebooks/srkkbs/

側注マークの見方　国家試験に必要な知識は本文に，プラスアルファの内容は側注で紹介しています．

 用語解説　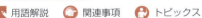 関連事項　トピックス

●執筆分担

第1章		三村邦裕	第3章	A	竹田知広
第2章	A, C	三村邦裕		B	清宮正徳
	B, D	中川央充		C	高橋克典，藤田清貴
	E	谷口智也，山藤　賢		D	国分寺　晃
	F	生江麻代，山藤　賢		E	宿谷　賢一
	G, H	松村　聡		F	鴨志田伸吾
	I, K, L	小野佳一		G	長沢光章
	J	三村邦裕，松村　聡		H（Ⅰ）	福地邦彦
	M	日高陽子		H（Ⅱ）	藤田和博
	N	福澤誠克		I（Ⅰ, Ⅱ, Ⅴ〜Ⅶ, ⅩⅤ）	植松明和
	O	首藤久之，小宮幸作		I（Ⅲ, Ⅳ, Ⅷ〜ⅩⅣ）	所司睦文
				I（ⅩⅥ）	味村俊樹
				J	〆谷直人

第1章 検査機器学総説

I 用手法と検査機器

　1950年代において臨床検査の測定はすべての部門において技術者達の手作業による用手法でもって行われていた．これを遂行するためには技術者の熟練と神業的技能が必要となり，いかに正確にそして精度のよい検査結果が出せるかがその技術者の能力であった．反応液の色の違いをヒトの目での比較，大量の希釈系列作成のためのピペッティング，病理検査の薄切のためのミクロトーム刀の研磨，赤血球数・白血球数測定のためのメランジュールの扱い，濃度計算から始まる試薬の調製，微生物検査の培地の作製，ガラス器具の洗浄そして滅菌など，それぞれの特殊技能をもった臨床検査技師が必要であった．

　高度成長時代を迎えた1970年代から，ヒトの手を借りずより正確に精密にそしてより迅速に検査値を出すことに重点がおかれ，臨床検査検体数の増加もあって機械化が急速に進み，自動分析装置が登場することになる．自動化以前は医学・医療の研究ばかりか臨床検査の分野においても直感的な状況の積み重ねによる経験が重要とされ，根拠のないものでも経験による検査がまかり通っていた．

　その後，疫学などの科学的研究方法が導入され，論理的，客観的な事実に基づいた研究が要求されるようになり科学技術はその応用として多様な分析方法が開発され，そして導入された．臨床検査は，これらの応用技術によって事実の積み重ねである定性的なおおまかな数値から解析技術と再現性の進歩により定量的な値を正確に出すことができるようになり，**科学的根拠に基づく医療（EBM）**を実践するためには欠くことのできないものとなった．

1　用手法の特徴

　検査試料をヒトの感覚で扱うことは，技師の技能レベルと検査法の手段の違いによって得られる検査結果が異なることになる．かなり固有性が強く同種類の検査対象物を分析する場合でも結果の違いが生じることとなり，誤差の要因ともなる．すなわち，検査手段の各過程で誤差が生じることになれば，検査が複雑化し，組み合わさることで誤差がより増大することとなる．現在では，分析方法についての標準化が進み，これに精度管理が加わって，誤差を小さくする工夫がなされている．

　それでは，用手法の必要がなくなったかというとそうではない．卒前教育に

> **メランジュール**
> 以前は，赤血球数・白血球数・血小板数・脊髄液細胞数などの算定にメランジュール（希釈ピペット）を使用していた．検査者がメランジュールを用いて口で検体を吸引するため，バイオハザードの安全面から現在は使用されていない．

> **科学的根拠に基づく医療（Evidence-Based Medicine；EBM）**
> 科学的根拠に基づく医療（EBM）とは科学的根拠，つまり実験や調査などの研究結果から導かれた「裏付け」がある医療を指す．EBMとは，医療行為を医師が受けた教育や研究，臨床経験に依存した裁量権に単純に委ねるのではなく，医療方針の決定にあたって臨床研究の成果を良心的に思慮深く適用することを求める考え方である．その科学的根拠として臨床検査データが使用される．

おける初歩的学習では，検査技術の理解や技能習得には，その原理と分析過程を確認しながら基礎・基本を学ぶために用手法は重要である．また，**ブラックボックス化**した機器の構造と機能を理解し，自動化機器のトータルシステムへの考え方を学び，検査の現場での時間的，経済的な側面から多量かつ迅速な検査業務での効率化を考えるためにもその原理を知らなければならない．現場で行われなくなった方法を敢えて学ぶことは，機械化されたものとはいえ，ほとんどが用手法と原理は同一であり，今後発展したとしてもそれは変化しない．また，たとえ機器が故障で動かなくなったとしても用手法による検査方法を学んでおくことで代用することができ，緊急を要する検査でも対応が可能ということになり，用手法の必要性はなくなってはいないのである．

2　自動分析装置の特徴

　自動分析装置は血液や尿などの体液成分の量を測定するために開発された．それは質の高いデータを提供し，迅速に検査を出すことで患者サービスを向上させることと，検査の効率化を図り経済的にも貢献することを目的としている．また近年，外来患者が診療前に検査をすませ，その結果をもって医師に診察を受ける**診療前検査**が多く行われている．そのためには臨床検査技師は，短時間で測定でき，そして正確な値を出すことが臨床側から求められる．このことからも自動分析装置の発展は大きく医療に貢献していることになる．

　臨床検査における作業プロセスは，「検査前プロセス」，「検査プロセス」，「検査後プロセス」の3つに大きく分けることができる．**検査前プロセス**には検体の採取，前処理，搬送，検体受付，仕分け・保管までが入る．**検査プロセス**とは精度管理を含め，実際の測定である．**検査後プロセス**には検査結果の確認・評価，報告そして測定後の検体の処理・保存などの検体の管理，検査成績の保存そして検査機器の保守管理などが入る．

　一般的には検体受付から前処理には**検体搬送システム**，測定は**自動分析装置**，検査結果の確認・評価そして精度管理には**検査情報システム**が導入され自動化が推し進められている．検査部門を集約させコンピュータシステムで管理統合する**検査情報システム**（laboratory information system；LIS）が多くの病院で取り入れられている．これは膨大な検査情報を一元化し，患者の個人情報である検査結果の管理と検査報告をスムーズに行い，医療過誤の減少や経済的効率を上げることにある．これが可能となったのは，1990年代からのコンピュータ技術の発展と検査機器の自動化に伴う迅速かつ大量処理方法の開発によるところが大きい．

　このことは，従来は個々の検査室に分かれていた生化学的検査，血液学的検査，免疫学的検査などをワンフロアに集結させ，搬送システムとそれぞれの自動分析装置に連結させることで，1日に平均2,000～3,000検体の迅速処理が可能となる（図1-1，2）．

ブラックボックス
臨床検査の自動化機器はほとんどがブラックボックス化しており，分解しなければ中身をみることができない．そのため，検査機器の内部の構造や原理を理解しなくても，取り扱いさえ間違わなければ正しい結果を出すことができる．
しかし，どのような構造でどのような原理で測定されているかを知ることは，測定結果が本当に正しい結果だと保証するために大変重要なことである．

検査情報システム (laboratory information system；LIS)
臨床検査データの情報処理システムで，各分析装置や各検査室をネットワークでつなぎ，検査受付から検査結果の取り込み，報告，統計処理，検査結果の保存を行うことで検査情報の流れを円滑にするばかりか，検査の迅速化，効率化などの合理化を可能とした．

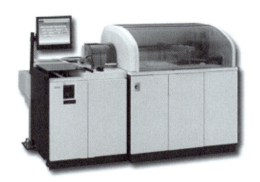

図 1-1　自動分析装置 LABOSPECT 006
（日立ハイテクノロジーズ社製）

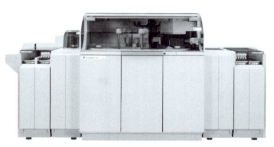

図 1-2　自動分析装置 LABOSPECT 008
（日立ハイテクノロジーズ社製）

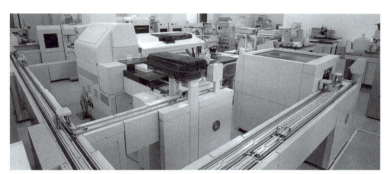

図 1-3　検体搬送装置（株式会社アイディエス　IDS-880）

3　自動化機器による分析
1）検体検査と生理学的検査

　臨床検査は検査対象の違いにより大きく2つに分けられる．一つは血液，尿，糞便，髄液などの**検体検査**であり，もう一つは生体を検査する**生理学的検査**である．検体検査の自動化は，機器ばかりでなく検体前処理装置，検体搬送装置，検査情報処理装置などが付随して必要となる．検査前処理装置は血清，血漿を得るための遠心分離機，採血管開栓装置，検体分取装置，バーコードラベラーなどである．検体搬送装置は採血室から連動されて分析装置まで移送する装置となる（図 1-3）．病院における採血室，検査室の場所は，患者の利便性や病院の効率性の考えから病院によって異なる．そのため，搬送システムも隣同士の短いものから病院の端から端までを繋げなければならないものまでさまざまである．

　検査情報システムは検査のオーダー，検査結果の報告，検査情報の管理・保存などが含まれる．自動分析装置の中心となるのは測定装置本体であり，検体検査用自動分析装置として生化学自動分析装置，電解質分析装置，電気泳動装置，血液ガス分析装置などがある．その他に免疫血清検査装置，輸血検査装置，血球計数装置，血液像自動分析装置，血液凝固分析装置，尿検査装置，微生物学

的検査装置，病理学的検査装置，遺伝子関連・染色体検査装置などもある（➡第3章-A～H）．

また，生理学的検査装置には心電計，超音波診断装置，脳波計，脈波計，筋電計，MRI，呼吸機能計などがある（➡第3章-I）．

日常の用手法の過程を自動化機械によって行えば，検査技能の違いが解消され迅速に多量な検査結果が得られ，同じシステムを使用している機関との比較や検査値に対する臨床的共通性が得られる．したがって，臨床検査技師は身体的にも精神的にもその労力から解放される．その分，患者への対応や検査方法の改善・開発など多面的な業務が可能となる．

2) POCT

近年，POCT（point-of-care testing）（➡第3章-J）が注目され，さまざまな検査機器が開発されている．POCTとは医療従事者が被検者の傍らで行う検査であり，検査時間の短縮および，その場での検査（被検者にみえる検査）という利点を有する検査である．そして，迅速かつ適切な診療・看護，疾病の予防，健康管理など生活の質QOL（quality of life）および満足度の向上に資するための検査でもある（日本医療検査科学会）．すなわち，POCTとは診療所，在宅，病院の診察室，ベッドサイド，手術室，ICUなどいつでも，どこでも簡単にそして迅速に行える検査である．臨床検査は診断の補助として，医師が正確に診断するための補助的手段として発展してきた．そのため，他の医療職種に比べ治療に参画することが少なかったが，このPOCTを活用しチーム医療の一員として治療に貢献することが可能となると思われる．しかし，POCTには簡易的に検査ができるという利点のために，検査を知らない者でも行うことができてしまうという点に問題がある．検査の質を保証するために，精度管理や機器・試薬の管理，トラブル時の対応，医療過誤の防止と対応，異常値への対応など，臨床検査技師にしかできない事柄を十分に身につけておく必要がある．

POCTの検査項目

検査項目は年々増加し，血糖値，HbA1c，トロポニン，ミオグロビン，CK-MBなどの生化学的検査のほか，感染症の検査，血液検査，ホルモン検査など多岐にわたっている．

II 取り扱い上の注意と心構え

自動分析機器の取り扱いについては，検査機器の構造と原理を十分理解したうえで正しく操作ができることや，操作手順と同様に保守・点検・管理の方法についても習熟することが重要である．それは機器の特性や取り扱いだけを理解していればよいということではない．現在，臨床検査技師が行える生理学的検査は，すべてが機器を使用して測定するものである．そのため基礎医学である解剖組織学，生理学，生化学を修得したうえで，機器の特性を医用工学で学び，さらに疾患による異常を病態学で得るというように，この一連の学びが機器取り扱いの習熟には必要となる．

同様に検体検査では，検体採取から検査が始まるといわれるほど重要である検体採取の特殊性を理解し，個々の生体物質の定量分析のための原理・方法と

それを分析する検査機器の構造と取り扱い，ならびに保守・点検が正しくできることが必要である．同時に病態生理学や病態生化学を理解したうえで，さらに得られた複合的結果の情報処理と解析・判断についての能力が求められる．

Ⅲ 検査機器総論を学ぶ意義と臨床検査技師に求められるもの

　現在の臨床の現場における臨床検査技師の使命は，技術を磨き，正確に迅速に検査値を出すことだけではなくなった．迅速かつ精密で正確無比な機械に人はかなわない．それでは臨床検査技師は必要なくなったのかといえば，そうではない．検査機器が正常に機能しているか，試薬の劣化はないだろうか，精度管理はできているのだろうか，自動分析機器が導き出した値は真に患者の病態を反映しているのだろうか，異常値への対応や臨床医に対し，病態解析に必要なさらなる検査についてのアドバイスができるだろうかなど，臨床検査技師に委された役割はより多岐にわたるようになった．これは将来，臨床検査機器がさらに発展したとしても臨床検査技師の役割と必要性は変わらないであろう．

　たとえば病院に行かなくても採血・採尿など行わず，非侵襲的で，トイレや風呂のような日常生活において体表から検体検査の情報を得ることが可能となる時代がくるかもしれない．そうなったとしても，そのデータの質を保証し，解釈するために，臨床検査技師の存在は必要である．そのためには測定機器の原理を含めた使用方法の理解と習熟が大切である．特に共通機械器具である分離分析装置，測光装置，顕微鏡装置，電気化学装置などは生命を測るための道具として欠くことのできないものである．

　臨床検査の技術は**分析科学**の一つでもある．分析科学は，工業化学や機械工学など，ものづくりに必要な基礎知識として理学・工学の分野で重要視されてきた．医療の分野においても分析科学の技術や知識をもっていることが今後の臨床検査技師には必要となる．また，新たな臨床検査法の開発や研究を行うためにも分析科学の理解が基礎知識として必要となる．検査機器は物理学，医用工学の知識が必要だということで苦手意識をもっている学生が多いが，まずは興味をもって勉学に取りかかることが重要である．学生は医療の現場において，臨床検査技師として活躍している未来の自分の姿を思い描き，患者の痛みや苦しみを和らげることができることを夢見て検査機器総論の十分なる習得に精励してもらいたい．

第2章 共通機械器具の原理・構造

A 化学容量器

① メスフラスコ，メスシリンダー，ピペット，微量ピペット（マイクロピペット）

1 用途

メスフラスコ，メスシリンダー，ピペット，微量ピペット（マイクロピペット）は一定体積の液体を計り取る容量器（測容器）であり（**図 2-A-1**），化学分析を行うときの必需品である．

2 種類および構造

測容器には，容器内に入っている液体の体積の目盛りがついている**受用**（うけよう）および容器外に出した液体の体積の目盛りがついている**出用**（だしよう）の2種類がある．受用測容器にはE (Einguss), In (Internal), またはTC (To Contain) が，出用測容器にはA (Ausguss), Ex (External), またはTD (To Deliver) が印されている．1つの測容器が受用と出用に両用できる場合には，上方に出用の標線，下方に受用の標線がつけられている．また，測容器の全容積は**全量**，そして全量の一部は**分量**とよばれる．

1) メスフラスコ

メスフラスコは受用測容器である．標線まで液体を満たしたとき，液体は表示の体積となる．ただし，受用と出用の両方に使用できるものもある．受用のメスフラスコは正確な濃度の溶液を調製するときに用いられる．

2) メスシリンダー

メスシリンダーは受用測容器である．メスシリンダーには細かく目盛りが刻まれており，全量および分量の体積の液体が採取できる．

3) ピペット

ピペットは一定体積の液体を計り取るときに用いる出用測容器である．ピ

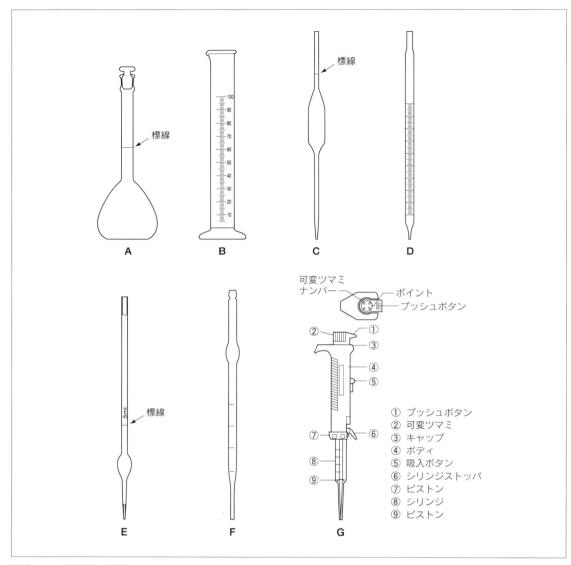

図 2-A-1 測容器の種類
A：メスフラスコ，B：メスシリンダー，C：ホールピペット，D：メスピペット（中間目盛り），E：オストワルドピペット，F：駒込ピペット，G：微量ピペット（分注器，ハンディピペット）．（柴田科学総合カタログより）

ペットには全量ピペットとメスピペットの2種類がある．

　全量ピペットは全量のみの目盛りがつけられており，ホールピペットといわれる．このピペットは標線まで液体を吸い，流出させると表示容積の液体が採取できる．その際，正確な液体の採取には液体の流出時間に留意する必要がある．また，出用測容器は内部に残る液体量も計算に入れて製造されているので，液体の流出後に内壁や先端部にわずかに残る液体を水で洗い出すことはしない．

　メスピペットは，細かく目盛りが刻まれており，全量と分量の体積の液体を採取する際に用いられる．これには中間目盛りのものと先端目盛りのものがあ

る．中間目盛りのものは最上部の目盛り線まで吸引した液体を最下部の目盛りまで排出するとき，表示体積の液体が採取できる．先端目盛りのものは最上部の目盛りまで吸引した液体を先端まで出し切るときに表示体積の液体が採取できる．

(1) オスワルドピペット

オストワルドピペットは先端部分が球状であり，内壁表面積が小さい．これは，ぬれ誤差が小さく，粘性の大きい試料の採取に適する．

(2) 駒込ピペット

分析などでよく使用されるピペットに駒込ピペットがあるが，このピペットは検定されておらず，目盛りは正確ではない．おおよその体積の液体を計り取るときにだけ用いる．

(3) 微量ピペット（マイクロピペット）

ピストン式や電動式で簡便に使用できる種々の微量ピペットが市販されている．

微量ピペット（マイクロピペット）は，JIS規格（日本産業規格）ではピストン式ピペットとよばれている．

マイクロピペットは臨床検査にとって欠くことできないものであり，検体の前処理や希釈，またキャリブレーターやコントロールの溶解・調整を行う際に使用される．生化学的検査ばかりか免疫学的検査，病理学的検査，微生物学的検査，血液学的検査，尿・糞便等一般検査そして遺伝子関連・染色体検査などの検査プロセスで，微量検体や試薬を計り取るための必要不可欠な器具となっている．

❶ マイクロピペットの選択

製品によって差があるが，0.2～2，1～10，2～20，10～100，20～200，100～1,000 μLなどがあり，計り取る液体試料の容量によって選択する．

❷ チップの選択

マイクロピペットの選択によって対応するチップが異なるため注意が必要である．クリスタルチップ，イエローチップ，ブルーチップの種類がある．

3 使用上の留意点

① 液体の入ったメスフラスコは破損のおそれがあるので，底や側部を持ち，首部を持たない．
② メスフラスコやメスシリンダーの中で物質を溶解しない．計量後の溶液は試薬ビンに移し，測容器中に保存しない．
③ 摺り合わせのある測容器は，摺り合わせの部分に紙片をはさんで保管すると，この部分が固着することはなくなる．
④ <u>目盛りは，メニスカスが凹状の場合には最下部に，凸状の場合には最上部に目を水平に置いて読み取る</u>．メニスカスとは，表面張力によりガラス管内の表面にできる凹状または凸状の曲線をいう．メニスカスは水や水溶液

> **ピストン式ピペット**
>
> エッペンドルフ社は1961年にピストンストローク式ピペットを発売した．このことで検体や試薬を口移しにより吸引していたものが，「Marburg pipette」としてスプリング式のピストンと着脱して使用するプラスチックチップを用いたことにより，安全面からも画期的な機器として世界に広まった．また，1972年にはWarren Gilsonはエッペンドルフのピペットを改良して容量可変式を開発した（ピペットマン）．このことにより誰でも容易に，そして正確に試料を計り取ることができるようになった．

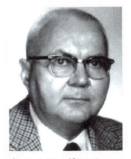

ウォーレン・ギルソン
(Warren Gilson)
(The Micropipette Storyより)

では凹状に，水銀では凸状になる．
⑤測容器を2回以上用い，その合計から一定体積の液体を計り取ることはしない．このような使用方法では誤差が大きくなる．
⑥強アルカリ溶液，EDTA溶液はガラスを徐々に溶解する．またフッ化水素酸溶液はガラスと簡単に反応するため，これらの試薬類の計量には使用しない．
⑦マイクロピペット使用上の留意点
- 必ずチップを装着して吸引する．
- 液を吸引した状態でピペットを逆さまにしない．
- 液を吸い上げる際には，ピペット本体にまで液を吸い込まないよう注意して操作する．
- 粘性のある液体の分注はゆっくり操作する．
- 揮発性のある有機溶剤を吸引する際には分注直前にプレリンス（分注する液体を使用して5回以上吸引・排出を繰り返す）を行う．
- 分注する液体の温度が室温よりも極端に低い場合，精度に影響がある．
- 微生物学的検査などでマイクロピペットを使用する場合には，オートクレーブ対応のピペットを用いる．

II 検定公差，検定法，洗浄法

1 検定公差

測容器で液体を計り取るときの許容誤差は**検定公差**として決められており，測容器の種類ごとに異なる．全量ピペットは検定公差がメスピペットに比べ小さく，一定体積の液体を最も正確に採取できる．メスフラスコは検定公差がメスシリンダーに比べ小さく，標準液など正確な濃度の溶液を調製するときに使用される．

2 検定法

測容器は20℃で表示容積になるように製造されている．この温度は標準温度とよばれ，この温度で測容器を用いれば，検定公差以内の誤差で表示容積の液体が計量できる．20℃以外の温度では，標線まで満たした液体の容積は材料のガラスおよび液体の温度による膨張・収縮により表示容積とは異なってくる．また，ガラスは時間とともに固化・結晶化が進むため，測容器の容積は製造時とは異なってくる．そのため，測容器の容積が20℃の表示容積とどの程度ずれているかを調べる必要がある．測容器の容積を調べることは**検度**とよばれ，**衡量法**と**比較法**がある．ここでは衡量法について述べる．この方法は，受用の場合には測容器に満たした水の重量（質量），出用の場合には測容器から流出した水の重量を空気中で秤量し，次に示す手順で容積補正を行う．

標準温度における表示容積がVの測容器に$t°$Cの空気中で$t°$Cの水を標線ま

表 2-A-1　1,000 mL の測容器の水温による容積変化の補正値　　　　　　　　　（単位：mg）

温度(℃)	0	0.1	0.2	0.3	0.4	0.5	0.6	0.7	0.8	0.9	温度(℃)
10	1,577	1,583	1,589	1,596	1,603	1,610	1,617	1,624	1,631	1,638	10
11	1,645	1,652	1,660	1,668	1,676	1,684	1,692	1,700	1,708	1,716	11
12	1,725	1,734	1,743	1,752	1,761	1,771	1,781	1,791	1,801	1,812	12
13	1,823	1,834	1,846	1,858	1,870	1,882	1,894	1,902	1,914	1,922	13
14	1,934	1,946	1,958	1,970	1,982	1,994	2,006	2,018	2,030	2,042	14
15	2,054	2,066	2,078	2,091	2,104	2,117	2,130	2,143	2,156	2,169	15
16	2,183	2,197	2,211	2,225	2,239	2,253	2,267	2,282	2,297	2,312	16
17	2,327	2,342	2,357	2,372	2,387	2,402	2,417	2,432	2,448	2,464	17
18	2,480	2,497	2,513	2,530	2,546	2,563	2,579	2,595	2,612	2,628	18
19	2,645	2,663	2,681	2,699	2,717	2,735	2,753	2,771	2,789	2,807	19
20	2,825	2,843	2,861	2,879	2,897	2,916	2,935	2,954	2,973	2,992	20
21	3,011	3,030	3,049	3,069	3,089	3,109	3,129	3,149	3,169	3,189	21
22	3,209	3,229	3,249	3,269	3,290	3,311	3,332	3,353	3,374	3,395	22
23	3,406	3,427	3,448	3,470	3,492	3,514	3,536	3,558	3,580	3,602	23
24	3,625	3,648	3,671	3,694	3,717	3,740	3,763	3,786	3,809	3,833	24
25	3,857	3,881	3,905	3,929	3,953	3,977	4,001	4,025	4,049	4,073	25
26	4,097	4,121	4,145	4,169	4,194	4,219	4,244	4,269	4,294	4,319	26
27	4,344	4,369	4,394	4,419	4,444	4,469	4,494	4,519	4,544	4,569	27
28	4,595	4,621	4,647	4,673	4,699	4,725	4,751	4,777	4,804	4,831	28
29	4,858	4,885	4,912	4,939	4,966	4,993	5,020	5,048	5,076	5,104	29
30	5,132	5,160	5,188	5,216	5,244	5,272	5,300	5,328	5,356	5,384	30

（長島弘三，富田　功：分析化学．裳華房，2002，p.149 から引用）

で満たしたときの水の重量を W とすると，この水の 20℃における体積（V_0）は W と次のような関係にある．

$$W = \frac{V_0\{1+\beta(t-20)\}}{1+d_a(\frac{1}{d_t}-\frac{1}{d_w})}$$

（β：ガラスの体膨張係数，t：水の温度，d_a：t℃における空気の密度，d_t：t℃における水の密度，d_w：使用した分銅の密度）

表 2-A-1 は $V=1,000$ mL，$t'=20$℃，760 mmHg のときの温度（水温）補正値を示し，各数値は $w=(1,000\text{ g}-W\text{ g})$ を mg で表している．気温と気圧が変化した場合，式中の d_a が変化するため，さらに次のような補正も必要になる．また，温度（水温）補正や気温や気圧の補正も必要となる．

(1) 気温による補正

20℃から 1℃上昇するごとに 4.0 mg を引き，1℃低下するごとに 4.0 mg を加える．

(2) 気圧による補正

760 mmHg から 1 mmHg 低下するごとに 1.3 mg を引き，1 mmHg 上昇するごとに 1.3 mg を加える．

3 メスフラスコおよびピペットの検度

表 2-A-1 を用いてフラスコの検度を行ってみる．

1,000 mL のメスフラスコに標線まで水を満たし，その重量を測定したところ，997.5520 g であった．測定時の水温，気温，気圧がそれぞれ $t=23.5℃$，$t'=25.4℃$，755 mmHg とすると，このメスフラスコの 20℃ における容積は次のように計算される．

このフラスコの表示容積は 1,000 mL なので，水温補正値は表から $t=23.5℃$ のときには 3,514 mg になる．さらに，これに前述の気温と気圧の補正を施す．

$$
\begin{aligned}
全補正値\ (w') &= 水温補正値＋温度補正値＋気圧補正値 \\
&= w+4.0\times(20.0-気温)+1.3\times(気圧-760) \\
&= 3,514+4.0\times(20.0-25.4)+1.3\times(755-760) \\
&= 3,485.9\ \text{mg} = 3.4859\ \text{g}
\end{aligned}
$$

すなわち，この測定条件下における 1,000 mL の水の重量（W）は次のようになる．

$$W = 1,000\ \text{g} - w'\ \text{g} = 1,000\ \text{g} - 3.4859\ \text{g} = 996.5141\ \text{g}$$

水 1,000 mL の重量が 996.5141 g であるので，検度を行ったフラスコに満たした水 997.5520 g が標準温度で占める体積は次のようになる．

$$1,000\ \text{mL} \times \frac{997.5520}{996.5141} = 1,001.0415\ \text{mL}$$

ホールピペットの場合，標線の少し上まで水を吸い，吸い口を人差し指で軽く押さえながら水を少しずつ流出させ，水のメニスカスの最下位部を標線に合わせる．次いで，水を秤量ビン中に自然流出させ，水のほとんどが流出したあと，ピペット先端部にわずかに残る水はピペット先端部を容器のガラス壁につけて秤量ビンに移す．または，吸い口を指で押さえ，もう一方の手でピペットの球部を握り，ピペット内部の空気を体温により加温し膨張させ，わずかに残る水を秤量ビン中に押し出す．この秤量ビンの重量を計り，この重量から水を入れる前の重量を差し引き，採取した水の重量を求める．ピペットの容積の計算はメスフラスコの容積補正の場合と同様に行えばよい．以上の操作を数回繰り返し，その平均値をピペットの補正容積とする．

4 微量ピペット（マイクロピペット）の検定

マイクロピペットの性能試験や校正は，JIS K 0970：2013 に基づいて行う．付属書 C には校正方法および不確かさ評価が記載されている．

校正方法は，重量法（衡量法）を用いて質量および密度によって実現される値と設定容量の関係を確定する一連の操作で行う．重量法ではマイクロピペットで一定量の水を計り取り，その質量を天秤で測定し，採取量（μL）と質量（mg）が一致するかを確認する．

5　洗浄

　測容器は使用するうちに内部が汚れてくる．汚れは誤差の発生につながるので，必要に応じて洗浄する必要がある．汚れは，時間がたつほど，その酸化，固化，沈着などの進行により落ちにくくなるため，使用後はできるだけすみやかに洗浄することが望ましい．

1）汚れの確認

　内壁の汚れは，測容器に水を入れ，水がガラス全面に広がるかどうかを調べる．水がガラス面に広がることなく，はじかれたり，一部で水滴ができたときには，汚れが残っている．水をはじく汚れがあると，液体を満たしたときに気泡がガラス面に付着し，計り取る液量が一定しなくなる．内部の汚れは，水に溶解しにくい有機物質，不溶性金属塩，酸化物などである．臨床検査の領域では血液，血清中の脂質，蛋白質などによる汚れが考えられる．

2）洗浄方法

　汚れの特性に応じた洗浄方法が必要である．

　洗浄の際，内部をブラシでこするとき，ガラス面を傷つけないように細心の注意を払う．また，洗浄は温水を用いたほうが効果的である場合が多い．精製水による仕上げの洗浄は，大量の精製水で一度だけ行うよりも，少量の精製水で数度行うほうがよい．なお，環境中に排出してはならない物質を用いた場合には，器具の内部を少量の水道水で洗浄し，この廃液は廃液ビンに保管し，別途適切に処理する．

（1）洗剤および化学薬品による洗浄

①水溶性の無機物質の場合には，水道水と精製水による洗浄だけでも十分である．

②有機物による汚れは，界面活性剤からなる 1～2％の中性洗剤を用いて洗浄する．水がガラス器具の全面に一様に広がるまでよく洗浄する．汚れが落ちにくいときは汚れの程度に応じて数時間から 1 昼夜程度，洗剤に浸漬し，水道水→精製水の順で洗浄する．

③中性洗剤で落ちにくい有機物は，酸化作用がある硝酸で洗浄してみる．

④蛋白質による汚染は，希塩酸溶液にペプシンを 0.5％程度添加した溶液に浸漬してみる．

⑤酸化数の高い金属塩による汚れは，6 mol/L 程度の塩酸溶液で洗浄してみる．

⑥酸化性物質の汚れは希塩酸に亜硝酸ナトリウムを少量添加した溶液に浸漬してみる．または，6 mol/L 硝酸あるいは塩酸 3 容に 3％過酸化水素水 1 容を加えた溶液に浸漬してみる．

⑦水に不溶の有機溶媒による汚れは，水溶性のエタノールやアセトンではじめ洗浄し，そのあと水道水→精製水の順で洗浄する．

(2) 超音波洗浄

　水中において，超音波振動子により高周波電気エネルギーを超音波（洗浄に利用される周波数：20 kHz～3 MHz）に変換し，その振動により空洞（気泡）を発生させる．この空洞が押しつぶされるときに発生する衝撃波が洗浄対象物の表面に当たり，表面から付着粒子や汚れを粉砕，除去する．洗浄は10～30分で完了する．このような超音波の物理的作用に基づく洗浄が**超音波洗浄**である．市販の洗浄システムは超音波発振器（高周波電力発生装置），超音波振動子（超音波振動への変換装置）および洗浄槽からなる．

3）乾燥

　自然に乾燥させ，加熱により乾燥させることはしない．加熱は，ガラスの不可逆的な膨張・収縮を招き，容積にくるいを生じさせる．洗浄後，すぐに使用する場合，少量のエタノールで内面に残る水を置換し，さらに揮発しやすいアセトンまたはエーテルでエタノールを置換し，扇風機などの冷風を当てれば乾燥を早めることができる．

B 秤量装置

I 目的

　天秤は，紀元前数千年よりメソポタミヤやエジプトなどで使われていた「はかり」である．臨床検査においても，分析用試薬や標準液の調製，検体の質量測定，体積計の検定，遠心分離時や臓器の質量測定など多目的に使われる最も基本的な機器である．ここでは，その原理や種類，取り扱い方について理解する．

II 質量測定の原理

1 質量基準

　質量の基準は1889年以来130年間にわたりパリ郊外の国際度量衡局にある「国際キログラム原器」を基準としてきたが，2019年5月20日国際単位系の改定により，1 kgの質量基準は「**プランク定数**」という物理定数を使い，原子レベルから1 kgを決める方法に切り替わった．この背景には，キログラム原器といえどもごくわずかながら経年変化があること，ナノテクノロジーの進歩でより正確で精密な質量測定が求められる時代となったことがある．

　旧定義は「国際キログラム原器の質量」であるが，新定義はプランク定数を通して光子がもつエネルギーと等価の質量に関連づけられた．この変更により，キログラムの定義は秒とメートルの定義に依拠することになり，人工物のキログラム原器廃止によりSI単位系はすべて物理定数を基本とする方式となった．新定義をもとにトレーサビリティが確保された質量測定系が構築される．

2 天びん：質量計と重力計

　天秤の定義は「中央を支点とする梃子(てこ)を用いて物体の質量を測定する器械である．」とされ，重力を利用して物体の質量と分銅の質量に働く重力を直接比較で測定する「はかり」（質量計）を指す．このように支点を中心に左右に棹（ビーム）をもち梃子の原理で重さを比べるものを「**天秤**」という言葉で表してきた．これらの代表例は「化学天秤」「直示天秤」「上皿天秤」などである．これに対して質量に作用する重力の大きさを，「バネの伸びや電磁気量」に置き換えて間接的に質量を求める「はかり」（重力計）であるバネばかり，電子はかりなどの棹をもたない（ビームレス）はかりなども含めて総称して「**天びん**」という．

　以下「質量計」「重力計」にかかわらず「天びん」という言葉で表す．重力は地球の中心からの引力と地球の自転による遠心力との合力なので緯度により異なり，赤道に近いほど小さく北極に近いほど大きくなる．また，高度が高くな

---

kgの定義

キログラム（kg）は質量の単位である．その大きさは，単位J·s（kg·m²·s⁻¹に等しい）による表現で，プランク定数 h の数値を6.62607015×10⁻³⁴と定めることによって設定される．プランク定数が十分な確かさで求められるようになり，この定義が可能となった．プランク定数の測定には日本や米国，ドイツなど高い測定技術をもつ国がかかわった．

トレーサビリティ（traceability）

「追跡可能性」という意味で，得られた計測値がどのような参照基準（国際標準や国家標準）に紐付くかを確認できる性質．使用する計測機器が国際標準あるいは国家標準に対してどの程度の「不確かさ」（ばらつき）があるかを明確にして機器の校正をすることで，参照基準に対する比較校正システムとなる．

重力

地球の極と赤道では遠心力の影響で約0.5%の誤差．北極で50 kgの人が「同じ体重計（バネはかり，電子はかりなど）」に乗り，赤道上ではかれば0.5%（250 g）軽くはかられる．電子天びんは便利だが「あくまでも重力計」である．
＜日本各地の重力の違い＞
場所　重力加速度（m/s²）
札幌　9.805
仙台　9.801
東京　9.798
大阪　9.797
鹿児島　9.795

表 2-B-1　天びんの種類

機械式天びん	秤量	読みとり限度	備考
上皿天びん	0.1～10 kg	0.1～10 g	
化学天びん	100～200 g	0.1 mg	等比型
直示天びん	100～200 g	0.1 mg	定感量型・不等比型
トーションバランス	5～1,000 mg	0.01～2 mg	ねじれ（torsion）計

電子天びん	秤量	最小表示	備考
ウルトラミクロ天びん	2～5 g	0.1 μg	電磁式
ミクロ（微量）天びん	5～20 g	1 μg	電磁式
セミミクロ（分析）天びん	50～200 g	0.01 mg	電磁式
マクロ（分析）天びん	50～400 g	0.1 mg	電磁式
精密上皿天びん	60 g～1.2 kg	1 mg	電磁式
汎用上皿天びん	200 g～8 kg	10 mg	電磁式，音叉式
汎用上皿天びん	600 g～32 kg	100 mg	電磁式，音叉（弦）振動式，ロードセル式

るほど重力は小さくなる．重力は緯度や高度などで異なることを念頭におく．

　化学天びんなど常に基準となる分銅と比較して質量を求める**質量計**は，分銅，測定物ともに同じ重力が働くので，水平バランスに留意して正しく設置すればどのような場所でも正確に質量測定ができる．しかし，最も汎用される電子天びんは実質的には**重力計**なので，設置場所ごとに校正（キャリブレーション）しておく必要がある．精密測定時や天びんを移動したときには必ず標準分銅や内蔵分銅で校正してから使用する．最近の精密電子天びんは校正用分銅を内蔵しているので簡単に校正できる．校正は高精度な天びんほど正確性を保つうえで重要である．

Ⅲ　天びんの種類

　天びんは目的に応じた秤量や読み取り限度のものを選択する．読み取り限度は要求精度より小さいものを選ぶ．目的に即して天びんを使い分けることは仕事の能率面で大事である．

　主な天びんの種類を**表 2-B-1** に示す．

Ⅳ　天びんに関する用語

①**秤量（ひょうりょう）**：その天びんではかれる最大の質量．
②**最小表示（読み取り限度）**：読み取ることができる最小の値．電子天びんではデジタル表示の最小ステップ．
③**目量（めりょう）**：隣接する目盛標識（計量値を表示するための数字や線）が表す量の

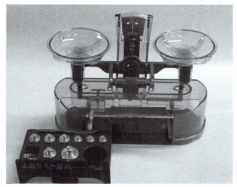

図 2-B-1　上皿天びん

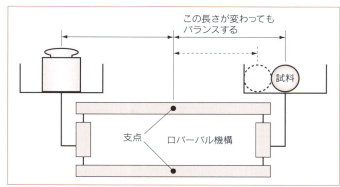

図 2-B-2　ロバーバル機構

差（最小表示と同じ）．
④**感量**：その天びんが応答できる質量の最小変化のこと．質量を感じるという意味．
⑤**感度**：質量の変化に感じる度合い．天びんの鋭敏さの程度を表す．理論的には感量の逆数．
⑥**不確かさ**：測定値がもつばらつきの推定値．JCSS 分銅の校正証明書には，不確かさの値と協定質量との偏差が記載され，使用する分銅のばらつきとかたよりが客観的にわかるようになっている．
⑦**偏置誤差（四隅誤差）**：被計量物を皿の中央にのせてはかったときの計量値と，任意の位置にのせてはかったときの差．

> **感度と感量**
> よく似た言葉だが，感度は一定の質量（たとえば 1 mg）を加減したとき指針が動く目盛数（デジタルでは数値）のことをいい，感度は天びん全体の荷重の大小により変化する．感量は天びんの最小目盛 1 つ動かすのに要する質量のことをいい，感量はどこまで小さな質量まで計れるかという目安になる．

Ⅴ　天びんの構造と使用法

1　上皿天びん

　上皿天びんの精度は秤量の 1/1,000 程度と高くないが，簡便かつ小型であり，臨床検査では試薬の秤量，遠心分離機のバランスをとるときなどに用いられる（**図 2-B-1**）．上皿天びんの構造は，左右同じ長さの棹の中心に支点があり，支点から左右同じ距離に皿が配置されている（**等比型**）．皿の直下には縦方向の柱が伸び，下の副棹で左右の柱が結ばれ平行四辺形を作る構造「**ロバーバル機構**」になっている．この機構は 17 世紀のフランスの数学者ロバーバルにより考案された平行運動機構で，片方の皿に物体を置くと長方形の四隅の角度が荷重に応じてゆがみ，平行四辺形になる．もう一つの皿に物体に見合う荷重をかけると元の長方形に戻り，釣り合う（**図 2-B-2**）．この機構の長所は，長方形の縦方向の柱上に皿を固定して置けば，皿のどの部分に分銅をのせても正確な質量測定が可能になるというところである．もし，この機構がなければ支点から分銅までの距離に応じて釣り合ったり，釣り合わなかったりして不都合なことになる．上皿天びんだけでなく電子天びんにも「ロバーバル機構」が使われている．ロバーバル機構をもった天びんでは，平行四辺形の柱の部分に皿

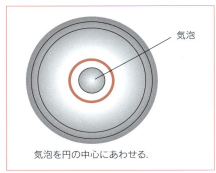

図 2-B-3　水準器　　　　　　　図 2-B-4　薬包紙

を取り付けると，皿のどの部分にのせても釣り合う．

1）使用法
(1) 質量を測定する場合
①水平で振動や風のない場所を選んで天びんを設置する．
②天びんの水準器（図 2-B-3）をみながら，水平になるように調整脚を回して調整する．
③皿に何ものせずに左右の調節ねじを回して左右のバランスを指針が0になるように合わせる．
④左皿に測定物を置き，右皿に分銅を置いて，質量を求める．
⑤分銅を箱に収納し，皿は左右いずれかに重ねて置く．

(2) 試薬・試料をはかりとる場合
①水平で振動や風のない場所を選んで天びんを設置する．
②天びんの水準器をみながら，水平になるように調整脚を回して調整する．
③皿に何ものせずに左右の調節ねじを回して左右のバランスを指針が0になるように合わせる．
④左右の皿に薬包紙を置き，釣り合わせる．
⑤左皿（分銅を置くほう）の薬包紙を四つ折りにしてその上に分銅を置く．
⑥右皿に試薬をのせていき，指針が0を指すように釣り合わせる．
⑦分銅を箱に収納し，皿は左右いずれかに重ねて置く．

＜薬包紙の正しい使い方＞
　試薬をはかりとる薬包紙は，対角線状に四隅だけを内側に折り込み皿にのせる．分銅を置くほうの皿は薬包紙を折り畳んで皿にのせ，その上に分銅を置く（図 2-B-4）．

2　自動上皿天びん（図 2-B-5）
　上皿天びんを改良してより簡便に測定できるようにしたもので，天びんの秤量の1/20程度の量であれば分銅を用いないで目盛板から質量を直読でき，大

 水準器の確認
天びんの水平確認は最も基本的で重要である．使用者が水平確認をするか否かをみれば力量がわかる．

 天びんと利き腕
この使用法は右利きを前提とした記述である．試薬の出し入れなど細かい調整が必要な方を利き腕側にするのが合理的．

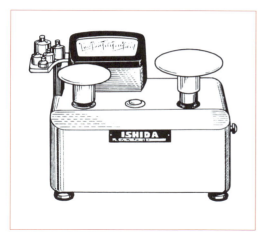

図 2-B-5　自動上皿天びん

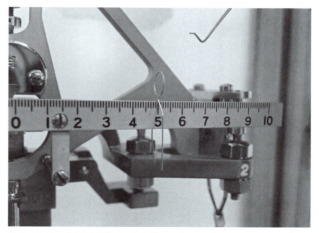

図 2-B-6　化学天びんのライダースケール上に置いたライダー

きな質量については左側の分銅用の皿に分銅をのせて，〔分銅の質量＋目盛数＝質量〕ではかることができる．

＜天びんの保守管理＞

上皿天びんに限らず皿やその周囲に薬品や水などをこぼさないように注意する．

天びん周辺に刷毛などを常備して，万一こぼれた場合には速やかに清掃することを徹底する．

分銅は錆が発生しやすく質量変化をするので取り扱いと保管に注意する．

3　化学天びん

化学天びんは精密な質量測定が可能であり，質量測定の原理を学ぶには適した天びんであるが，測定が面倒であり時間もかかるので，特殊な用途以外には使われない．

1）原理と特徴

化学天びんは手動式等比天びんで，梃子と振り子の原理を応用した機器である．その精度は秤量の 10^{-7} くらいの精密測定が可能で，分銅では対応できない小さな質量は，ライダー（rider：10 mg の白金線を細工して棹の目盛板に跨るように置く分銅）を用いて測定し棹（ビーム）のわずかな傾きから微少な質量を読みとることができる精密機械である（図 2-B-6, 7）．

支点から左右の皿までの距離が等しいことから**等比型天びん**とよばれている．また，化学天びんは秤量が大きくなると重心が下がり安定するので鈍感になる．すなわち，<u>感量（天びんが感じる最小の質量）は秤量により変わる</u>という性質がある．計量が少ないときには 1 mg の変化でも指針の振れは鋭敏で大きく振れるが，計量が大きくなると同じ 1 mg でも指針の振れ幅は小さくなる．

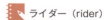ライダー（rider）

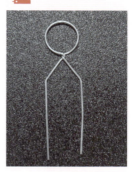

馬，自転車，バイクなどの乗り手を表す言葉．これに似ているのでこのようによばれる．白金線でつくられた 10 mg の分銅．

使い方は化学天びんのビーム（棹）と平行して置かれたライダー用目盛板（スケール）の上に跨るように置き左右に少しずつ移動させてバランスをとる．目盛板には天びん中央の支点（ナイフエッジ）を 0 として，左右の皿掛けまで 1～10 の数字が刻まれている．これらの数字は mg を表し，ライダーを目盛板の 10 の位置に置けば 10 mg の加重になる．距離が半分の 5 に位置に梃子の原理で 5 mg の加重になる．さらにこの目盛を 10 等分して 0.1 mg 単位まで読みとれる（**図 2-B-6**）．

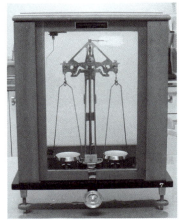

図 2-B-7　化学天びん

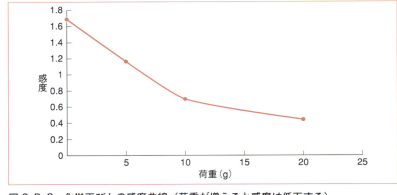

図 2-B-8　化学天びんの感度曲線（荷重が増えると感度は低下する）

　そこで測定時の計量に応じて感度を求めることが必要となる．左右の皿の質量が釣り合った状態で指針目盛りを読む（静止点 1）．さらに 1 mg を左右いずれかに加えると均衡が崩れ指針が移動して別の指針目盛りを指すのでこれを読む（静止点 2）．（静止点 1）から（静止点 2）まで，1 mg の変化で動く目盛数を**感度**という．感度は測定ごとに求める必要があり操作が煩雑である．今日では化学天びんは特殊な用途を除いては使われることはないが，天びんの原理や質量，重量などの概念の理解には適した機器である（**図 2-B-8**）．

4　直示天びん（定感量型・不等比型）

　化学天びんでは毎回感度を求めることが必要であったが，その煩雑さをなくして使いやすくしたのが直示天びんである．原理は計量物をのせる皿の上部にダイヤル操作で加除できる環状分銅がセットされている．この状態で支点をはさんで反対側には錘があり，釣り合った状態に保たれている．秤量 200 g の直示天びんなら，皿の上部に 200 g 分の分銅がセットされている．この状態で皿に X g の物体をのせれば皿側が下方へ傾くので，X g に見合うだけの分銅をダイヤルで取り外すと元の位置に釣り合う．このとき取り除いた分銅の質量＝物体の質量となる．この方式であれば支点にかかる質量は常に一定であるので感量が変わることがなく，感度が一定という意味でこのような天びんを**定感量型直示天びん**という（**図 2-B-9**）．

　また直示天びんは，支点から皿までと支点から錘までの距離が等しくない．このような構造を**不等比型**とよぶ．感量変化がなく操作性も向上した直示天びんであったが，やがて電子天びんに取って代わられ，機械式天びんの時代は幕を閉じたのである（**図 2-B-10**）．

5　電子天びん

　1970 年頃から登場した電子天びんは，直示天びんよりも取り扱いが簡単で

> **感度・定感量型**
> 手のひらに厚手の紙を置き感触を消した状態で 10 円玉（4.5 g）をのせると重さを感じるが，同じく手のひらに数百 g の物を置いた上に 10 円玉をのせたときには感じにくい．天びんも同様に荷重が大きいときは感度が鈍くなる．直示天びんは，常に同じ荷重状態なので定まった感量の天びんという意味で「定感量型」という．

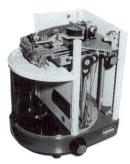

図 2-B-9 直示天びん

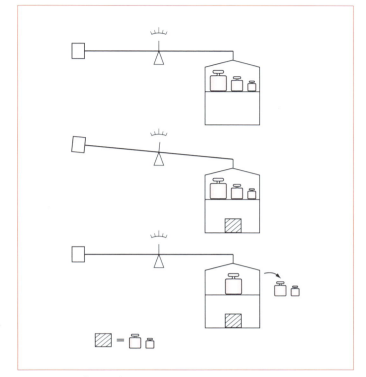

図 2-B-10 直示天びんの原理

表 2-B-2 電子天びんの種類

形式	特徴	用途
電磁式	精度が高い 構造が複雑 小型化が難しい	分析用天びん 超精密天びん
ロードセル式 (ストレインゲージ式)	構造が簡単 精度に限界がある 大型でも作りやすい	安価なはかり 大型のはかり
振動式 (音叉・弦振動)	物理的・機械的に安定 消費電力が少ない	郵便はかり,薬剤はかりなど

精度もよく,使い勝手のよさから急速に普及した.今日では分析用から日用品まで多くの用途に使われている.

電子天びんは計量物にかかる重力を電磁力で釣り合わせ,そのときの電流量を変換して質量を求める方式である.化学天びんのように分銅と計量物を同じ重力下で比較して質量を求める方法とは異なり,場所,測定地域や高度による重力差の影響を受けるという特性がある.<u>必ず使用場所ごとに校正用分銅で校正しておく必要がある</u>.電子天びんには,測定原理の違いにより以下のような方式がある(表 2-B-2).

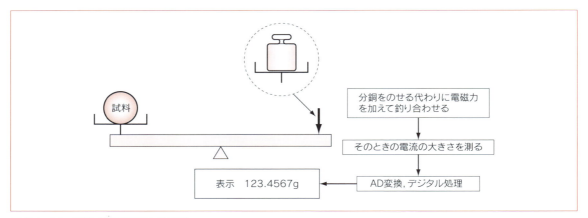

図2-B-11 電磁式電子天びんの原理

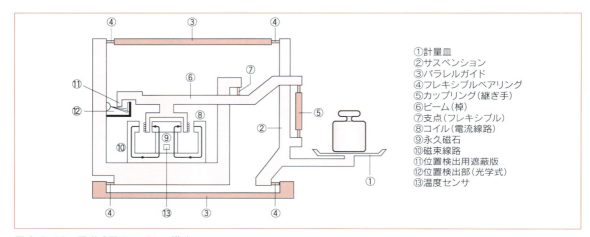

図2-B-12 電磁式電子天びんの構造

1）電磁式電子天びん

　電磁力平衡式ともいい，精密測定に使用される電子天びんには，この測定方式が多く採用されている．電磁式電子天びんでは計量物にかかる重力を電磁力で釣り合わせ，そのときの電流の大きさから重さを検出し質量を求める方法である．この方式は高精度な質量測定に適している．

　測定原理と構造図は**図2-B-11，12**のとおりである．

2）ロードセル式電子天びん（電気抵抗線式）

　ロードセル（load cell：加重変換器）とは，荷重に応じて発生する電気信号から荷重の大きさを知る装置である．その構造は，**起歪体**（きわいたい）ともよばれるアルミ合金の弾性体と，そこに貼り付けてある**歪み計（ストレインゲージ：strain gauge）**と**ブリッジ回路**の3つのパートからなる．この起歪体の片側を固定しておき片側に測定物をのせると，その重みにより起歪体がたわむ．このときたわんだ量により，起歪体に貼り付けたストレインゲージが伸び縮みし，出力さ

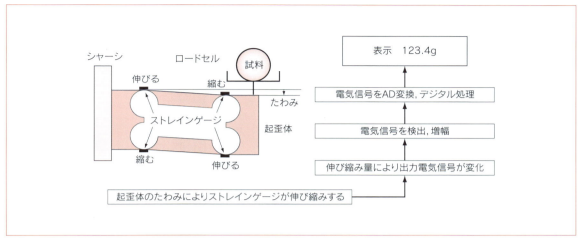

図 2-B-13　ロードセル式電子天びんの原理

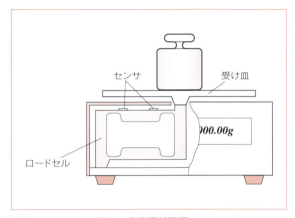

図 2-B-14　ロードセル式機構断面図

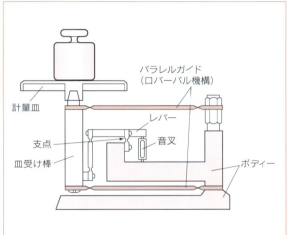

図 2-B-15　音叉振動式の機構断面図

れる電気量が変わるので，その電気量から質量を求めることができる．ロードセルの心臓部はストレインゲージである（図 2-B-13, 14）．

3）振動式センサを用いた電子天びん

(1) 音叉振動式（図 2-B-15）

音叉振動子に荷重に応じた張力が加わると，振動子の固有振動数が張力の増加とともに増大する．張力を受けていない状態での振動数を f_0，音叉に加わる張力を F，K を定数とする固有振動 F_0 は次のようになる．

$$f = f_0 \cdot \sqrt{(1 + KF_0)}$$

張力 F と振動周波数 f には相関関係が成り立ち，張力 F は荷重に比例するた

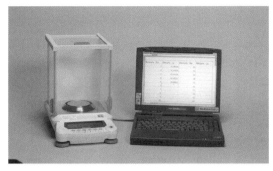

図 2-B-16　パソコンと直結した電子天びん
（島津製作所提供）

め周波数を直接検出することが可能である．実際の発振周波数は 2 kHz 程度であり，定格荷重を加えたときの周波数変化は 200 Hz（無荷重時の 10%）程度である．また音叉構造になっているため振動エネルギーはセンサである振動部に閉じこめられ，精度維持上の問題にはならない．また，外部からの振動の影響も受けにくい特徴がある．

(2) 弦振動式

音叉振動式に類似したものに弦振動式がある．この原理は弦楽器の弦を強く張ると振動数が高くなり高音となって，緩めると振動数が低くなり低音になる現象を天びんに応用したものである．荷重によって弾性体や弾性弦の固有振動数が変化するので，これを電気的に検出して質量を求めようとするものである．

4）電子天びん使用上の留意点

(1) 設置場所

①水平で振動がないところ．
②気流・風の影響がない．
③温度変化が少ない（20～30℃が適当）．
④適当な湿度が必要である．おおむね 50% 以下の湿度では帯電しやすく，静電気の吸引力や反発力により表示が不安定になる．プラスチック，ガラス，合成樹脂系の濾紙などは帯電しやすい．80% 以上では吸湿，露点現象，電気回路に影響を与えるおそれがある．
⑤熱・光の当たるところを避ける．
⑥磁場を避ける．
⑦ウォーミングアップの時間をとる（温度で電気抵抗が変わる）．

(2) 保守管理

❶ 校正：JCSS 分銅を用いる方法

校正事業者認定制度（計量法トレーサビリティ制度，Japan Calibration Service System；JCSS）に基づく分銅で，この分銅は国の基準とトレーサビリティが取れており JCSS 分銅とよばれる．

JCSS 分銅には，公称値，測定された値（協定質量）とその信頼性区間（拡

張不確かさ）が記入された証明書が付いているので，その協定質量を分銅の質量として用いる．

❷ 校正：日常の点検・校正
①水準器で水平バランスを確認する．
②天びんと周辺を刷毛などで清掃する．
③風の影響がない状態で表示が落ち着いていることを確認する（表示がバラつかない）．
④質量既知の精密分銅（化学天びん用分銅など）を皿にのせ，その表示値との差が基準値以内にあることを確認する．

❸ 定期点検（年1回程度）
日常点検項目に以下の項目を加え，それぞれの項目について使用者で基準範囲を決めておき，点検記録を残す．
①偏置誤差
②直線性の点検
③繰り返し性

❹ 偏置誤差（四隅誤差）の点検方法
皿の中央にのせてはかったときと，任意の位置にのせてはかったときの表示値の差のこと．
①天びんの秤量（計量できる最大重量）の1/2〜1/4程度の質量の分銅を用意する．
②これを皿の中心と外縁との中間点4カ所（**図2-B-17**）に置いて，それぞれの質量を測定し，値を記録する．
③皿の中心の値と1〜4との値の差が，その天びんの最小目盛の3倍以下を目安とする．

図2-B-17　偏置誤差点検時の分銅位置

❺ 直線性の点検
秤量値が，ゼロ点と秤量（満量）点を結ぶ直線からはずれている程度をみる．200 gまではかれる天びんなら200 g（満量），150 g（3/4），100 g（1/2），50 g（1/4）の分銅をのせて，各測定値が直線上にのっていることを確認する．

❻ 再現性（繰り返し性）の点検
同一試料を何回計量しても常に同一の計量値を示す能力．秤量の1/2〜3/4程度の分銅を10回測定して標準偏差を求める．

C 遠心分離装置

遠心分離機は，比重が異なる固体と液体，分散している液体を，遠心力を利用して分離を行う機器である．一般に1分間での回転数（revolution per minute；rpm）により分類され，3,000～4,000 rpm 以下のものを汎用遠心分離機，20,000 rpm 程度のものを高速遠心分離機，20,000 rpm 以上のものを超遠心分離機とする．また，高速遠心分離機には熱から試料を守るために冷却機能を備えたものがあり，超遠心分離機には真空機能と冷却装置が備えられている．

1 原理

物質の大きさや密度の差から生じる遠心力の差により分離を可能にするのが遠心分離機である．物体が円運動をしているときには運動方向に対して垂直に力が働いている．この中心に向かって働いている力を**求心力（向心力）**といい，

$$F = m \cdot r \cdot \omega^2 \quad \cdots\cdots(1)$$

（F：求心力，m：質量，r：回転半径，ω：角速度）

で表される．この求心力と同じ力が中心から外へ向かって働いていて，これを**遠心力**という．円運動するときには，求心力と遠心力は釣り合っている．

回転半径 r の円周上を毎分 n 回転する点の速度 v は，

$$v = 2\pi \cdot r \cdot n/60 \quad (s) \quad \cdots\cdots(2)$$

で表される．角速度 ω は $v = r \cdot \omega$ のため，これを式（2）に代入すると，

$$\omega = \pi \cdot n/30 \quad \cdots\cdots(3)$$

となり，これを式（1）に代入すると，$F = m \cdot r \cdot \pi^2 \cdot n^2/900$ である．

通常，遠心力は重力加速度と比較して何倍の遠心力かで表現する（×g）．これを**比較遠心力（相対遠心力）**という．比較遠心力は $z = m \cdot r \cdot \omega^2/(m \cdot g)$ で表されるため，式（3）をこれに代入すると，

$$z = \pi^2 \cdot r \cdot n^2/(900 \cdot g) \quad \cdots\cdots(4)$$

となる．

$g = 980$ cm/s^2 を式（4）に代入すると，

$$z = 1.118 \times 10^{-5} \cdot r \cdot n^2 \quad \cdots\cdots(5)$$

となる．この式から，<u>遠心力は回転半径に比例し，回転数の2乗に比例する</u>．したがって，遠心力を大きくするためには，回転半径を大きくするよりも回転数を大きくしたほうが効果的である．各物質の分離にはそれぞれ異なった遠心力を加える必要があるが，遠心分離機の回転半径を測定し，式（5）から回転数を計算する方法と，**図 2-C-1** の遠心力算出用ノモグラムより必要回転数を求めることができる（ノモグラム ➡ p.67 側注）．

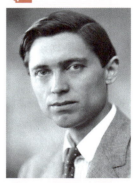

📖 遠心分離機

テオドール・スヴェドベリ
（Theodor Svedberg, 1884～1971年）
科学的な目的で使用される遠心機を開発した．スウェーデン王国ウプサラ大学の化学科の教授で遠心分離による蛋白質の分子量の測定を行うことで1926年にノーベル化学賞を受賞した．また，下等生物の酸素輸送蛋白であるヘモシアニンを発見した．沈降係数の単位のSはスヴェドベリの名から付けられた．

📖 遠心力

自動車や電車に乗って急なカーブを曲がるとき外側へ押しつけられるような力を感じる．これが遠心力だが外部の観測者，すなわち自動車や電車に乗っていない人がみると，乗車している人も円運動をしなければならない．そのため，足をふんばるかつり革につかまって体を中心方向に引いて向心力を体に与える必要がある．すなわち，遠心力と向心力は同じ大きさの力になり，外からみると実在しない力となる．

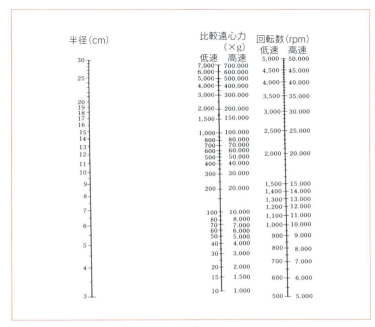

図 2-C-1　遠心力（×g）算出用ノモグラム

図 2-C-2　遠心機（テーブルトップ遠心機 model 4000 KUBOTA 提供）

II 汎用遠心分離機

1　用途
①血液からの血清（血漿）の分離
②尿沈渣標本作製のための遠心分離
③細胞診標本作製のための遠心分離
④細菌検査における細菌収集のための遠心分離
⑤除蛋白操作のための遠心分離
⑥マイクロプレート反応のための遠心分離

2　種類
　小型の卓上型と，分離容量が大きい床置き型がある．また，分離方法の違いにより傘型（アングルロータ）と懸垂型（スイングロータ）がある．

3　構造
　遠心機はモータ，モータシャフト，チャンバー，ロータ，回転速度計，タイマ，遠心管ホルダ，遠心管などからなる．ロータは遠心管を収容する部分で，アングルロータとスイングロータがある．また近年マイクロプレートを用いた反応が行われるため，マイクロプレート用ロータも各社から汎用で製品化されている．操作パネルには回転数の設定つまみや回転速度計，タイマ，ブレーキスイッチ，ドアのロック解除スイッチなどが備えられている．

4 操作法

1）電源などの規格の確認
電源（電圧）の確認をする．小型のものは100 Vが多いが，単相や3相の200 V用もある．

2）バランスの確認
ホルダ内部を確かめ，水やガラス片が入っていないか，クッションゴムが装着されているか確認する．

バランサでバランスをとり，回転軸の対称位置にセットする．オートバランス式の遠心分離機もあるが，安全のため，バランスをとったほうがよい．

3）運転条件の設定
①回転速度の設定：希望の回転数を回転速度表示部で設定する．
②運転時間の設定：希望の運転時間を運転時間表示部で設定する．設定時間は回転が始まったと同時にカウントするものと，希望回転数に達してからカウントするものの2種類がある．

4）減速中のブレーキの設定
サンプルの舞い上がりなどに留意して，サンプルの違いや目的に応じて「急減速」か「緩減速」，「減速なし」などを設定する．

5 注意点
①ロータの回転中はドアを開けてはならない（今の製品は電動ドアロックが採用され，回転中はドアが開かないようになっているが，古い機種には設定されていないため注意が必要である）．
②ロータやバケット（沈殿管ホルダ）は最高回転数以下で使用する．
③すべてのロータにバケットを取りつけておくこと．
④回転中の異常な音や振動が発生したときは遠心を中止する．

Ⅲ 高速遠心分離機

1 用途
①生体試料からのミトコンドリアの分離
②蛋白質や酵素などの分離
③カイロミクロンなどの濁りの除去
④質量差の小さい細胞成分の分離
⑤核酸の抽出・精製

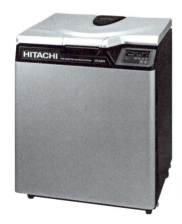

図 2-C-3　高速冷却遠心機
（Hitachi Koki himac CR-N SERIES より，
Hitachi Koki 提供）

2　種類

卓上型と床置型の高速冷却遠心機がある．また，200〜400 μL の試料の遠心にはマイクロチューブを用いた微量高速遠心機が用いられる．回転数は 5,000〜20,000 rpm で高速回転のため，空気抵抗により遠心槽内の温度が上昇する．これを防ぐため冷却装置がついている（図 2-C-3）．また，ロータの種類にはアングル，ネオアングル，スイング，バーティカルなどがあり，用途によって使い分ける．

1）アングル（固定角）ロータ

遠心するときに遠心管が回転軸に対して一定角度に固定されるもので，用途に応じて角度が異なるものがある（図 2-C-4a）．

2）スイング（水平）ロータ

遠心するときに遠心管が水平方向を向くもので，液界面の乱れが少ないため密度勾配遠心法に利用される（図 2-C-4b）．

3）バーティカル（垂直）ロータ

遠心するときに遠心管が回転軸に平行になっているもので，大きな遠心力が得られる．図 2-C-5 にロータの種類を示す．

3　構造

ロータを取り外すことができ，目的に合ったものを選ぶことができる（図 2-C-6）．

高速で精密な遠心を行うため，モータは容量が大きくなる．ロータはアンバランスによる事故防止のため軽合金製のものでロータ室の周りを鋼板で囲い堅固なものとし，安全性に配慮がなされている．

冷却装置はロータ室を一定の温度に冷却する装置で，酵素や蛋白質，核酸な

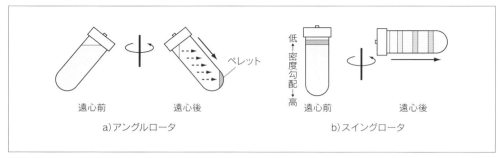

図 2-C-4　ロータの違いによる分離パターン

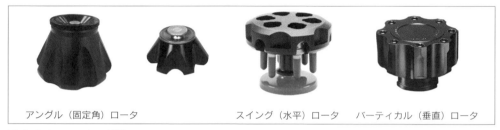

図 2-C-5　ロータの種類（BECKMAN COULTER 提供）

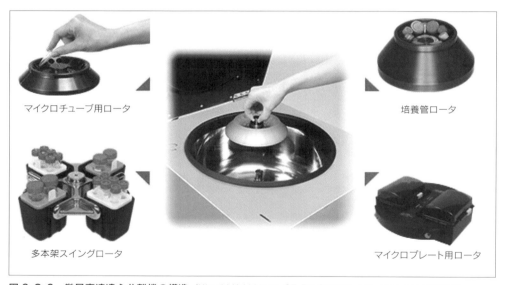

図 2-C-6　微量高速遠心分離機の構造（Hitachi Koki himac CF-RN SERIES より，Hitachi Koki 提供）

どの変性を防ぐばかりか遠心管の中の溶媒の密度変化を防ぐ目的がある．
　ウイルスなどの病原体を含む試料には，ホルマリンガス発生装置を接続したものやヘパフィルタ（HEPA フィルタ）付きなどのバイオハザード対策仕様の高速冷却遠心機が用いられる．

4 操作法

基本的には汎用遠心分離機と同様である.
① 冷却装置は前もって電源を入れておき,ロータ室およびロータを一定の温度に冷却しておく.
② 正確に試料のバランスをとり,ロータの対称位置に試料を挿入する.最近では**オートバランス**のものもある.
③ ロータを遠心機の回転軸にセットする.軽く手で回転させて確実にセットされているか確認する.
④ 冷却による水滴がロータやロータ室についていないかを確認し,水滴がある場合には乾いた布でよく拭く.
⑤ 蓋をきちんと閉め,回転数と時間を設定し,スタートスイッチを入れる.
⑥ 目的の回転数になるまで異常が生じないか遠心機のそばにいて確認する.

オートバランス
近年では正確にバランスを合わせなくても大枠揃っていれば遠心できるオートバランス機構「フラップ駆動方式」をもつ遠心機が多くなった.また,アンバランス許容量を超えた場合には,自動的に回転を減速・停止する機構を搭載している.このように機器に安全対策を施すことをフールプルーフという.

Ⅳ 超遠心分離機

1 用途
① 生物試料からのウイルスの分離
② 細胞分画のための細胞小器官(核,ミトコンドリア,ミクロソーム,リボソームなど)の分離
③ 蛋白質,酵素,核酸の分離・精製
④ リポ蛋白の分離・分析
⑤ 受容体(レセプター)の解析
⑥ プラスミド DNA の密度勾配遠心

2 種類

遠心法には,大きく分けると**分画(分別)遠心法**と**密度勾配遠心法**がある.

分画(分別)遠心法は溶媒に試料を添加して遠心する方法で,溶媒よりも重ければ沈降(ペレッティング)となり遠心管の下部に,軽ければ浮遊(フローティング)となり上部に目的物質が集まる.

密度勾配遠心法はショ糖や塩化セシウム(CsCl)の溶媒を用いて遠心管の中で密度勾配をつくり,その上に試料を重層し超遠心すると,分離する物質が溶媒の密度に応じて移動して層となり分離が可能となる.

3 構造

高速遠心機と同様であるが,最大遠心力 200,000〜800,000×g(最高回転数 100,000 rpm)が得られるよう設計されている.高速遠心機よりもさらに回転数を上げるため,ロータ室内を真空にして空気抵抗を少なくしている(図2-C-7).

ロータにはアングル(固定角),スイング(水平),バーティカル(垂直),ネ

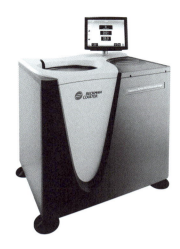

図 2-C-7　フロア型超遠心機 Optima XPN
（BECKMAN COULTER 提供）

オバーティカル（近垂直）ロータなどがあり，分離目的に応じて使用する（**図 2-C-5**と同様）．

4　操作法

①ロータをあらかじめ冷蔵庫や低温室で冷却しておく．
②ロータ室（チャンバー）を冷却する．
③回転速度，温度，時間などの運転条件の設定を行う．
④停止時のブレーキの減速率を選ぶ．
⑤試料を遠心管に入れ，天びんでバランスをとる．
⑥ロータに遠心管を対称にセットする．
⑦チャンバードアを開けて回転軸（シャフト）にロータを装着する．
⑧ドアを閉め VACUUM スイッチを入れる．
⑨減圧したらスタートボタンを押し，遠心を開始する．
⑩遠心時間が終了すると減速し，完全にロータの回転が停止したら VACUUM スイッチを OFF にして，真空が解除されたらドアを開けてロータを取り出す．

5　注意点

①遠心管に傷や変形がないか，試料を入れる前に確認する．
②遠心管には試料を 3/4 くらいまで入れる．試料が少ないと遠心中にチューブが破損することがある．
③遠心終了後，チャンバー内の水滴などは柔らかい布で拭き取る．
④使用したロータは水道水で洗浄し，脱イオン水ですすいだのち，乾燥させる．
⑤乾燥したロータの O リングやネジの部分には専用のグリースを塗っておく．

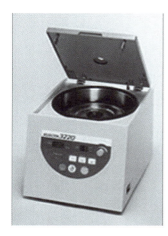

図 2–C-8　ヘマトクリット遠心機
(センテック®Model3220 KUBOTA 提供)

⑥超遠心機使用に際しては，日付，使用回転数，積算回転数，サンプル名，使用者などをログブック（記録日誌）に記載する．

Ⅴ ヘマトクリット用遠心分離機

1　用途

血液中に占める赤血球容積の割合を表したのがヘマトクリット値である．ガラス毛細管を用いた簡便で効率のよいミクロヘマットクリット法で使用される遠心機がヘマトクリット用遠心分離機である．

2　構造

ロータは円盤状になっており，そこにガラス毛細管をはめ込む．一度に30本程度の遠心が行える．回転半径約90 mm，回転数 11,000～12,000 rpm（14,800×g），5分で遠心を行う（**図 2-C-8**）．

D 分離分析装置

臨床検査では検査材料中の混合成分から，ある目的成分を取り出す分析法として**電気泳動法**および**クロマトグラフィ**を利用した装置が用いられる．

I 電気泳動装置

電気泳動とは，電荷をもつ粒子を含む溶液に電場（陽極・陰極から電気を通す）を与えると粒子はその電荷とは反対の極に移動する現象である．支持体を用いた電気泳動法では，支持体（固体）が負に，溶媒分子（液体）が正に帯電し，直流電圧がかかると溶媒分子が陰極側に移動する**電気浸透**という現象が起こる．支持体の種類によって電気浸透の程度が異なるので，試料の塗布位置は異なる（電気泳動法の原理の詳細は『最新臨床検査学講座 臨床化学検査学』を参照）．

電気泳動法には分離原理による種類と試料を分離する場（支持体）による種類が混在するので，分離目的物質の性質によって泳動法および装置を選択する必要がある．

1 セルロースアセテート膜電気泳動装置

1）目的，用途

セルロースアセテート膜（セ・ア膜）を支持体にした電気泳動法に用いる．体液の血清，尿，脳脊髄液中の蛋白質は，固有の電荷を有することから，アルブミン（Alb），α_1-グロブリン，α_2-グロブリン，β-グロブリン，γ-グロブリンの5分画泳動像（ゾーン）として分離される．支持体上の全体泳動像から異常蛋白の検出や各分画の濃度百分率の量的変化を判読して各種疾患，病態の把握をする（図2-D-1）．

2）種類

用手法と用手法の操作をすべて自動化した全自動電気泳動法（全自動法）がある．全自動法は多数の検体（20～30検体）を同時に短時間（50～155検体/時間）で処理できるため，血清蛋白分画測定専用機として日常検査に用いられている．

3）原理

蛋白質は構成成分のアミノ酸残基などにより分子内に正（プラス）と負（マイナス）の電荷を有し，蛋白分子全体では溶媒中のpH変化で正・負いずれの電荷状態に変わる性質（**両性電解質**）をもっている．セ・ア膜電気泳動法はベ

  電気泳動法の種類

分離原理による種類
1) 自由ゾーン電気泳動法
   キャピラリー電気泳動
2) ゾーン電気泳動法
   ① ゲル電気泳動
   ② 等電点電気泳動
   ③ 等速電気泳動
   ④ 免疫電気泳動
   ⑤ アフィニティ電気泳動
   ⑥ 二次元電気泳動

支持体による種類
① セルロースアセテート膜電気泳動
② アガロースゲル電気泳動
③ 寒天電気泳動
④ ポリアクリルアミドゲル（PAG）電気泳動
（例：SDS-PAGE, native-PAGE）

  異常蛋白

異常蛋白バンドには2峰性アルブミン，α-フェトプロテイン，M蛋白像の出現がある．異常蛋白分画像の例は『臨床化学検査学』参照．

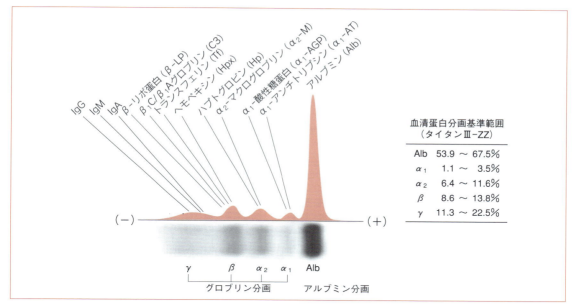

図 2-D-1　セ・ア膜電気泳動法による健常人血清蛋白泳動像および分画値 （ヘレナ研究所資料より，改変）

ロナール泳動用緩衝液（0.06 mol/L，pH 8.6）を用いて泳動を行うので，すべての蛋白分子は負の電荷となり陽極に向かって移動する．移動はいくつかの因子によって左右されるが，**等電点**の低い蛋白分子ほど陽極へ移動する．結果は陽極側から，アルブミン，α_1-，α_2-，β-，γ-グロブリン分画の順に分離する．各分画（図2-D-1）には等電点のほぼ同じ蛋白が含まれる．

4）構造
（1）用手法

泳動槽，定電圧・定電流電源（0～200 V，0～100 mA）からなる（図2-D-2）．泳動槽は，泳動用緩衝液を入れる陽・陰極槽，電場をつくる陽・陰極用白金電極，セ・ア膜を保持する支持板，押さえ板からなっている（図2-D-3）．操作は①セ・ア膜の湿潤，②試料のセ・ア膜への塗布，③電気泳動，④分離蛋白の膜への固定，⑤蛋白検出（染色），⑥デンシトメトリによる分画濃度測定（➡第3章-BのⅢ）を行う．血清蛋白分画定量法の泳動条件は標準操作法（日本電気泳動学会）に準じて実施する．

支持体のセ・ア膜には，タイタンⅢ®-ZZ（ヘレナ研究所：裏面に保護板添付），セレカ®-V，セレカ®-VSP（アドバンテック東洋）などがある．

（2）全自動電気泳動装置

①支持体の供給と湿潤，②検体塗布，③電気泳動，④染色，⑤脱色，⑥乾燥，⑦測光，⑧データ処理の8つの工程からなる（図2-D-4，5）．さらに，工程①の前に検体分注用自動機を導入できる装置もある．

移動速度

電荷を有した粒子の移動速度（V）は，電荷の程度（Q）および電場の強さ（E）と移動に対する抵抗係数（f）によって規定される．$V=QE/f$．単位電位勾配あたりの速度（移動度）は$V/E=Q/f$で，Qは溶媒のpH，イオン強度，イオンの種類，fは蛋白粒子の大きさ，形，溶媒の粘度によって変化する．泳動用緩衝液のイオン強度は蛋白の移動度に関係し，イオン強度の大きい緩衝液では移動度は遅くなるが，分解能は向上する．

等電点

蛋白分子は両性電解質の性質をもつため，溶液のpHによって蛋白粒子の電荷が正（陽イオン）あるいは負（陰イオン）どちらかにも変化する．そこで，蛋白粒子の電荷が0（ゼロ）となるpHを等電点（pI）といい，蛋白質ごとに特有である．

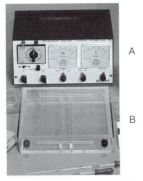

図 2-D-2 用手法の電気泳動装置（常光）
A：定電流・定電圧電源装置
B：泳動槽

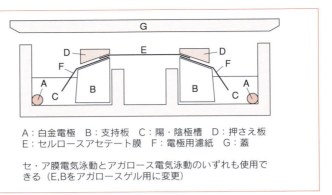

A：白金電極　B：支持板　C：陽・陰極槽　D：押さえ板
E：セルロースアセテート膜　F：電極用濾紙　G：蓋

セ・ア膜電気泳動とアガロース電気泳動のいずれも使用できる（E, Bをアガロースゲル用に変更）

図 2-D-3　電気泳動槽（図 2-D-2 の B）の断面図
（狩野有作，大谷英樹：セルロース膜電気泳動法　1．総論．最新電気泳動実験法（日本電気泳動学会編）．医歯薬出版，1999 より改変）

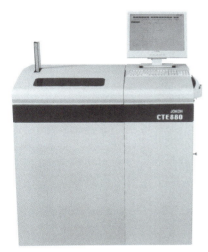

図 2-D-4　全自動電気泳動装置
（常光 CTE880 カタログより）

泳動槽

泳動槽の大きさは，槽内の湿度の維持や膜水分の保持が分離の良否に影響するため一定の泳動槽の大きさが必要になる．槽内の空間が 1,000 cm^3 につき膜面積を含めた緩衝液面の総面積が 200 cm^2 以上の密閉箱を用いる（電気泳動学会標準操作法）．

通電条件

通電条件は膜幅あたり 0.7 mA/cm，20〜25 分を目安としている．

酵素のアイソザイム

LD, CK, AST, ALP, AMY のアイソザイム（『臨床化学検査学』酵素参照）の分離に用いられる．各アイソザイムは電荷が異なるので，その泳動像は由来臓器の推定と病態解析に有用である．

リポ蛋白分画

リポ蛋白分析法ではアガロースゲル以外にも，ポリアクリルアミドゲル電気泳動によりリポ蛋白を分子サイズで分離する．分画は大きい方から CM，VLDL，LDL，HDL となる．

5）使用上の留意点

泳動中は高電圧を加えているので，槽内のセ・ア膜などに触れないようにする．

2 アガロースゲル電気泳動装置

1）目的，用途

アガロースゲルを支持体とした電気泳動法に用いる．血清の蛋白分画以外に酵素のアイソザイム（**図 2-D-6**），リポ蛋白分画，免疫電気泳動法，免疫固定法，最近では遺伝子解析（DNA の分離）に頻用している．また，アガロースゲルを支持体とする**等電点電気泳動法**がある．

2）種類

臨床検査では市販のアガロースゲルフィルムを使用した①用手法（**図 2-D-**

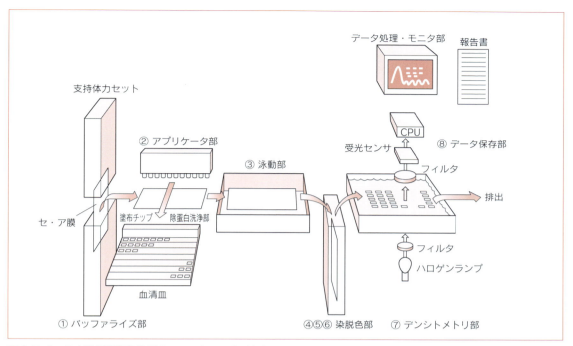

図2-D-5　全自動電気泳動装置のフローシステム（常光 CTE-700 カタログより）

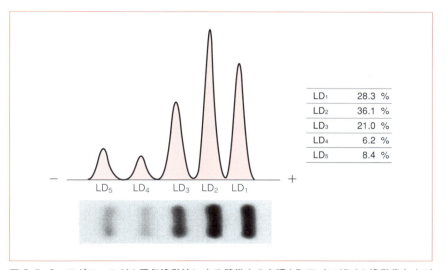

図2-D-6　アガロースゲル電気泳動法による健常人の血清LDアイソザイム泳動像および分画値（ヘレナ研究所資料より，改変）

7，8），②全自動電気泳動法による酵素LD，CKなどのアイソザイムを分離する泳動法がある（ヘレナ社，「REP」）．ほかに，遺伝子解析を目的として，DNAの大きさの解析や制限酵素処理によるDNA産物の確認に用手法で実施する電気泳動法（図2-D-9，10）がある．

免疫電気泳動法

電気泳動後，分離蛋白とのゲル内二重拡散法による抗原抗体反応を組み合わせて，弧状の沈降線の出現から異常蛋白の定性，特に免疫グロブリンM蛋白の同定や型判定に用いられている．

免疫固定法

電気泳動後，ゲル上に目的とする特異抗体を反応させて抗原抗体を行う．単一の蛋白の検出や微量のM蛋白の同定や型判定に用いられている．

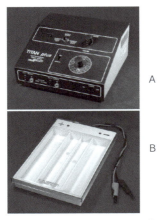

図 2-D-7 用手法の電気泳動装置
(ヘレナ研究所)
A：定電流・定電圧電源装置,
B：泳動槽

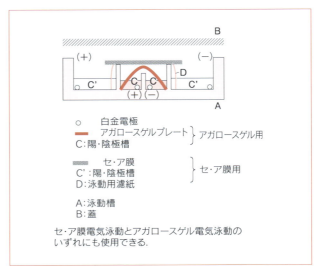

○ 白金電極
　 アガロースゲルプレート ｝アガロースゲル用
C：陽・陰極槽

　 セ・ア膜 ｝セ・ア膜用
C'：陽・陰極槽
D：泳動用濾紙
A：泳動槽
B：蓋

セ・ア膜電気泳動とアガロースゲル電気泳動のいずれにも使用できる．

図 2-D-8 電気泳動槽（図 2-D-7 の B）の断面図

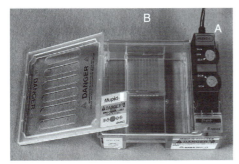

図 2-D-9 電気泳動装置
(コスモバイオ社の Mupid)
A：内蔵電源, B：泳動槽

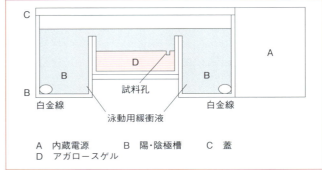

A　内蔵電源　　B　陽・陰極槽　　C　蓋
D　アガロースゲル

図 2-D-10 電気泳動槽（図 2-D-9）の断面図

3) 原理

支持体のアガロースゲルは主成分である多糖類が水素結合によって大きな網目構造になっている．そのため，蛋白質の分離は，分子量が大きい蛋白分子であっても，<u>蛋白のもつ電荷によって分離し</u>，その電荷と反対の極へ移動して分離される．

4) 構造

①電気泳動槽，定電圧・定電流電源（10〜500 V，50〜200 mA），ゲル作製器からなる．泳動槽は，支持体をアガロースゲル用に変えて用いるセ・ア膜電気泳動槽との共用タイプ（**図 2-D-3, 8**）と，泳動用緩衝液中にゲルを沈めた中で試料を注入するサブマリンタイプがある．サブマリンタイプでは電源が泳動槽と一体化したタイプもある（**図 2-D-9, 10**）．また，ア

 遺伝子解析

アガロースゲル濃度を調製することで，直鎖 DNA の大きさ（bp）による分離ができる．
例：100〜3,000 の DNA サイズではゲル濃度(w/v) 2%程度を用いる．

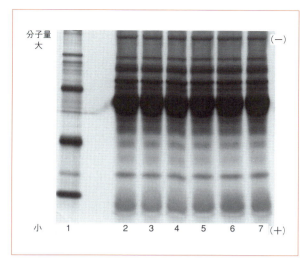

図2-D-11　SDS-ポリアクリルアミドゲル電気泳動法の血清蛋白分画像
1：分子量マーカ，2～7：健常人血清

ガロースを支持体にした等電点電気泳動法では高電圧（2,500 V）で泳動するので，ゲル内のジュール熱を抑えて泳動像の乱れを防ぐため，別に冷却装置が必要となる．

②全自動電気泳動分析装置では，既成アガロースゲルを用いてLD，ALP，CKアイソザイムと血清蛋白，リポ蛋白，コレステロール，トリグリセライド分画の泳動ができる．

5）使用上の留意点

泳動槽と電源が一体化した装置では，緩衝液の濃度，緩衝液温度の異常によって，電源中のヒューズが切れるようになっている．また，終了時の洗浄は電源部分を濡らさないように気をつけなければならない．

3　ポリアクリルアミドゲル電気泳動装置
1）目的，用途

支持体にポリアクリルアミドゲルを用いた電気泳動法（polyacrylamide gel electrophoresis；PAGE）に用いる．試料中の蛋白は，ゲルの立体網目構造による分子ふるい効果で蛋白の電荷状態の差だけでなく，分子の大きさにより分離される（図2-D-11）．

SDSポリアクリルアミドゲル電気泳動法（SDS-PAGE），二次元電気泳動法，DNAの電気泳動法に用いられる．

 等電点電気泳動法
pH勾配を形成したゲル中に蛋白質を入れ電場を与えると，蛋白質は固有の等電点のpHまで移動し，電荷状態がゼロになるpHで動きを止める．等電点電気泳動はこれを利用した分離法で，同じ蛋白質であっても電荷状態が異なる分離ができるため詳細な分析ができる．

SDS-PAGE：sodium dodecyl sulfate-polyacrylamide gel electrophoresis

 二次元電気泳動法
蛋白分離を2回（一次元目，二次元目）に分けて行う．一次元目（横軸方向）で等電点電気泳動法を用いて蛋白の等電点の差による分離を行ったあと，二次元目（縦軸方向）にSDS-PAGEにより分子サイズの分離を組み合わせる．蛋白を二次元分離することで詳細な蛋白解析ができる．

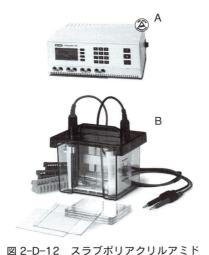

図 2-D-12　スラブポリアクリルアミドゲル電気泳動装置
（バイオラッドのミニプロティアン 3）
A：電源，B：泳動槽（バイオラッド社のカタログより）

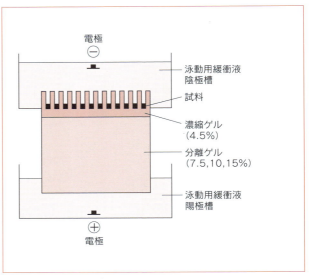

図 2-D-13　スラブポリアクリルアミドゲル電気泳動法
（芝紀代子：目で見る電気泳動法 3　ポリアクリルアミドゲル．医歯薬出版，1991 より，改変）

2）種類

　ゲルの形状によって，ディスクゲル電気泳動法（円柱状：直径 5 mm×70 mm）とスラブゲル電気泳動法（平板状：90 mm×80 mm）がある．多数の検体を同一条件で並行して分析できること，均一ゲルおよび濃度勾配ゲル（グラジエントゲル）作製が容易であること，蛋白の検出が簡単なことなどから，スラブゲル電気泳動法が多く用いられている（**図 2-D-12, 13**）．

　泳動後の蛋白検出には，通常の蛋白染色のほかに，特定の蛋白検出に分離蛋白を転写膜に写したのち（ブロット法または**ウエスタンブロット法**），特異抗体を用いて免疫学的に検出する方法（**イムノブロット法**）がある．

3）原理

　ポリアクリルアミドゲルは，アクリルアミドと架橋剤が触媒の存在下で重合し，ゲル化した三次元の網状構造を形成するため，**分子ふるい効果**をもっている．試料の蛋白は分子ふるい効果をもつゲル孔を通過する間に電荷と分子の大きさ・形状の差に基づいて分離される．

　一方，陰イオン性界面活性剤のドデシル硫酸ナトリウム（SDS）を添加した SDS-PAGE では，蛋白分子は SDS によって固有の電荷を失い，ほぼ均一な負に帯電した直鎖状の状態となる．この結果，蛋白分子の移動はゲルの分子ふるい効果によって電荷に関係なく分子量の大きさで分離される．

　また，目的とする蛋白の分子量は，分子量既知の分子量マーカーを用いて，その相対移動度との検量線から推定できる．

> **転写膜**
> ゲル内の分離蛋白を固定化するための膜として用いる．ニトロセルロース膜，PVDF（PolyVinylidene DiFluoride）膜が使用されている．

> **ポリアクリルアミドゲル**
> ゲルはアクリルアミドと架橋剤の N, N'-メチレンビスアクリルアミド（BIS）を用いる．このとき同時にゲルを重合するために N, N, N', N'-テトラメチルエチレンジアミン（TEMED）を用いる．

4）構造

泳動槽と定電圧・定電流電源（50〜1,000 V，50〜200 mA），ゲル作製器からなる．ただし，市販の作製済みゲルを用いる場合もある．泳動槽は，ディスクゲル電気泳動法とスラブゲル電気泳動法（図 2-D-12）で装置が異なる．スラブゲル電気泳動法にはゲルの泳動槽内の位置で垂直式と水平式がある．垂直式は上層（陰極槽）・下層（陽極槽）の上下 2 極分離型が一般的である（図 2-D-13）．

5）使用上の留意点

①ゲルを自製する場合，使用するガラスプレートの汚れはゲルの重合や泳動結果に影響するので，洗浄して用いる．
②ゲルを調製する場合，アクリルアミドは神経毒があるので溶解する場合は取り扱いに注意する．

4　その他（キャピラリー電気泳動装置，マイクロチップ電気泳動装置）

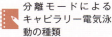

分離モードによるキャピラリー電気泳動の種類
1．キャピラリーゾーン電気泳動
2．キャピラリーゲル電気泳動
3．キャピラリー等電点電気泳動
4．キャピラリー等速電気泳動
5．ミセル動電クロマトグラフィ

1）キャピラリー電気泳動装置

キャピラリー電気泳動法は試料の分離をキャピラリー（内径 50〜100 μm，フューズドシリカ製の毛細管）内の泳動液が充填されている中で支持体を必要としない電気泳動が行われる．泳動は自動化装置で行われている．成分の分離は，キャピラリーを利用したことによって，短時間で高分離能が得られる．検出はキャピラリーの定められた位置で吸光度測定（紫外・可視吸光検出や蛍光検出）を行うため染色する必要がないなどの利点を備えている．

また，電気泳動法では分離対象外となっている非イオン性化合物，無機イオンや有機イオン類の分離も可能である．

（キャピラリー電気泳動装置の概略構成図は『臨床化学検査学』参照．）

2）マイクロチップ電気泳動装置

マイクロチップ電気泳動法は，小さなチップ上のマイクロ流路内でゲル電気泳動を行う全自動装置である．これには蛋白質，DNA および RNA 分析用マイクロチップと専用試薬が用意されている．

II　クロマトグラフ

クロマトグラフィはクロマトグラフという機器を利用する分析法である．クロマトグラフィは，2 つの異なる固定相と移動相との 2 相間の化学的，物理的な性質の相互作用および生物学的な親和性の差を利用して，移動相中の試料を単一な成分に分離する方法である．移動相には気体と液体，固定相には固体と液体が用いられ，組み合わせによって，**液体クロマトグラフィ（LC）** と**ガスクロ**

表 2-D-1 移動相，固定相の性質によるクロマトグラフィの分類

移動相	固定相	名称	総称
液体	液体	液-液クロマトグラフィ：LLC (liquid-liquid chromatography)	液体クロマトグラフィ：LC (liquid chromatography)
液体	固体	液-固クロマトグラフィ：LSC (liquid-solid chromatography)	
気体	液体	気-液クロマトグラフィ：GLC (gas-liquid chromatography)	ガスクロマトグラフィ：GC (gas chromatography)
気体	固体	気-固クロマトグラフィ：GSC (gas-solid chromatography)	

マトグラフィ（GC）に大別される（表 2-D-1）．目的とする成分は定性的な検出・同定，定量測定ができる．

1 高速液体クロマトグラフ

1）目的，用途

　高速液体クロマトグラフィ（high performance liquid chromatography；HPLC）は，固定相の支持体に充填剤を詰めたカラムを用い，移動相を加圧して通過させる方法である．耐圧性の高い分離カラムを用いることで，分離は従来のLCよりも短時間，高感度，高選択性を有している．近年では，さらに耐圧性に優れた ultra-high performance liquid chromatography（UPLC/UHPLC）も登場している．試料は，移動相の溶離液とカラム中を一定速度で流れる間に固定相に対する親和性を利用して，親和力の弱い成分から速く単一成分として分離される．臨床検査では，アミノ酸，カテコールアミン類，グリコヘモグロビン，ビタミン類，ポルフィリン分画，薬物代謝産物などの分析に用いられている．

2）種類，原理

　用いるカラムの分離機構によって分配・吸着クロマトグラフィ，イオン交換クロマトグラフィ，分子ふるいクロマトグラフィ，アフィニティクロマトグラフィと分離原理の異なったクロマトグラフィがある．したがって，分離対象成分によってカラムを選択する必要がある．

(1) 分配（逆相）・吸着クロマトグラフィ

　移動相中の試料と固定相の溶解度の差（分配）あるいは吸着力の差（吸着）により分離する．

(2) イオン交換クロマトグラフィ

　固定相に陽あるいは陰イオン交換樹脂を用いる．移動相中の試料のイオン化した成分とイオン交換樹脂の親和性や錯形成能の差により分離する．無機イオンの分析や酸化状態（たとえば Fe^{3+}，Fe^{2+}）の異なった成分を分離する．

液体クロマトグラフィ

移動相に液体を用いるが，固定相の種類によりカラムクロマトグラフィ（カラム），薄層クロマトグラフィ（プレートに薄くシリカゲルをのせる），濾紙クロマトグラフィがある．一般的には高速液体クロマトグラフィを指す．最近では超臨界流体（液体と気体の両方の性質をもった状態の二酸化炭素）クロマトグラフィは，LCとGCの利点を有し，立体異性体，構造異性体の分離に用いられている．

ガスクロマトグラフィ

試料中の気体成分の分離同定に用いる．医薬品分野では原料中の不純物，製品中の有効成分，代謝成分の分析，食品分野では栄養成分，機能性成分，食品添加物，残留農薬，残留医薬品，カビ毒など，環境分野では水道水，環境水，大気，土壌中の成分などの分析に用いられている．

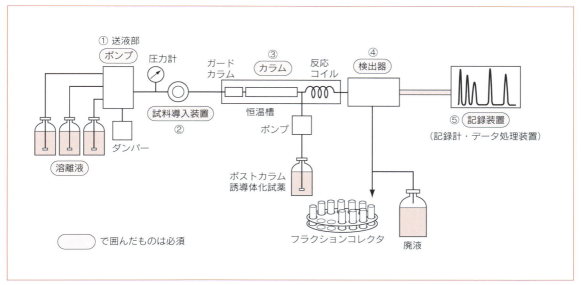

図 2-D-14　HPLC の基本構造（中澤裕之：最新機器分析　17 高速液体クロマトグラフィ．南山堂，2000 より，改変）

(3) 分子ふるい（ゲル濾過）クロマトグラフィまたはサイズ排除クロマトグラフィ

固定相は三次元網目構造に細孔（ポア）の空洞をもつゲルを用い，各成分はその細孔に入りこみながら移動する．分子量の大きい成分は細孔に入ることなく排除されるため，<u>分子量の大きいものから分離する</u>．

(4) アフィニティクロマトグラフィ

<u>固定相に生物学的に特異的な親和作用をもつ生体分子の一方を結合させ</u>，その作用を利用した結合によって分離する（たとえば，酵素と基質，抗原と抗体）．

3）構造

基本の構成は，①送液部，②試料導入装置，③カラム，④検出部，⑤記録計・データ処理装置からなる（**図 2-D-14**）．

(1) 送液部

溶離液をカラムに送り込む部分で，ポンプおよびダンパーがある．ポンプはカラムに溶離液の流量（約 0.1〜10 mL/分）が一定で連続的な送液をする．そのため高圧（約 50〜200 kg/cm^2）に耐えられる定流量ポンプが必要となる．ダンパーはポンプと試料導入部の間にあり，ポンプ動作の圧力変動による脈流を防ぐ役割をしている．

(2) 試料導入部（インジェクタ）

試料を溶離液とともにカラムへ導入する．通常，試料導入はマイクロシリンジで行い，サンプリングバルブで任意の量が注入できる．オートサンプラを用いると試料の自動化が可能となる．

> **脈流**
>
> ポンプは吸引と吐出を交互に実施して送液する．このとき，送液のスピードが上がったり下がったりする．これを脈流とよぶ．HPLC では脈流を防ぐために，ダンパーや 2 つのポンプを用いて一定スピードで送液する．

(3) カラム

ステンレス製のクロマト管（内径 2～4 mm，長さ 5～30 cm，**図 2-D-15c**）と分離原理によって選択した充填剤で構成する．試料はカラム内の充填剤（シリカゲルなど：固定相）により保持され，分離される．

(4) 検出部

カラムから溶出された試料を検出する．目的成分によって，① 示差屈折計，② 紫外部可視分光光度計，③ 蛍光分光光度計，④ 電気化学的検出器，⑤ 電気伝導度検出器，⑥ 化学発光検出器，⑦ 質量分析計などを用いる．

(5) 記録計・データ処理装置

検出器より送られた信号を，レコーダ，インテグレータ，コンピュータなどで処理し，クロマトグラムを作成する．

必要に応じて，送液部にグラジエント装置（移動相の濃度比を変えて送液し，時間短縮，分離度，感度の向上を図る），ポンプの入り口に移動相脱気装置（気泡の発生を防ぎ測定を安定にする），カラムにカラムオーブン（温度を一定に保ち，分離を安定にする），フラクションコレクタ（記録計のピーク信号で目的成分を分取する）などの周辺機器がある．

日常臨床検査に応用されている一例として，すべてが一体化された全自動分析機のグリコヘモグロビンの分画専用自動分析機がある（**図 2-D-15**）．カラムに逆相分配陽イオン交換カラムや，非多孔性陽イオン交換カラムを採用している．

4）使用上の留意点

①試料注入用のシリンジおよび使用する水・溶媒は，高純度の HPLC 用を用いる．

②よい分析結果を得るためには，カラムの選択が重要である．また，試料にカラムの劣化の要因となる物質が含まれる場合は，前処理の必要がある．

③ポンプヘッド内の汚れは液漏れの原因になるので注意する．ポンプ始動時は，ポンプ内にある気泡を除去し，流速を徐々に上げる．

2 ガスクロマトグラフ

1）目的，用途

固定相の中へ移動相キャリアガスとよばれる気体とともに試料を気化した状態で注入し，固定相との保持力の差を利用した分離分析法である．移動相中の試料は気体または気化できる（500℃以下，分子量 500 以下）成分を目的として分離を行う．高分子化合物や高温で不安定な物質は用いることができない．日常臨床検査での利用は少ないが，食品分野では食品添加物，環境分野では残留農薬，環境ホルモン物質，有害大気汚染物質，製薬分野では薬品分析と，広い分野に用いられている．

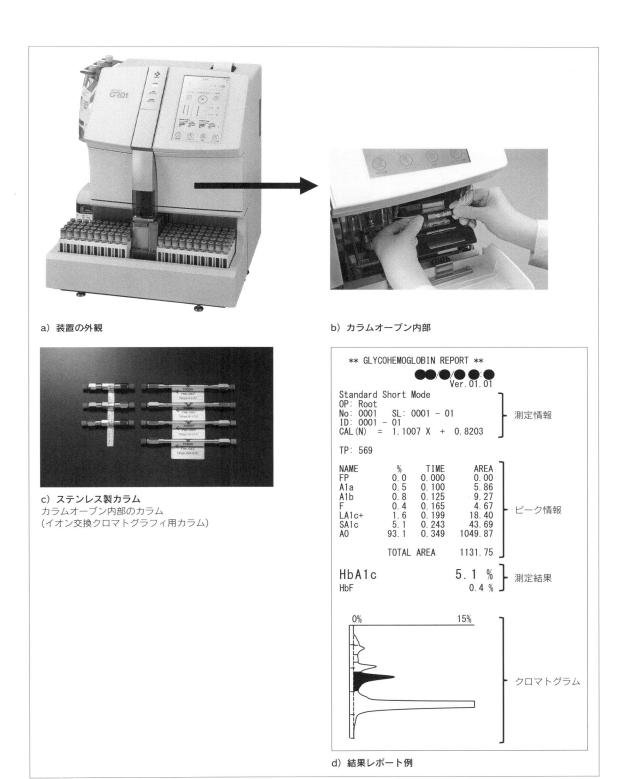

図 2-D-15 自動グリコヘモグロビン測定装置（HPLC法）（東ソー株式会社提供）

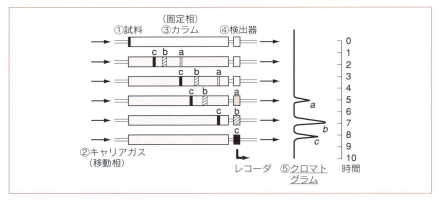

図 2-D-16　ガスクロマトグラフィの原理

2）種類

固定相の種類により，気-固クロマトグラフィと気-液クロマトグラフィに分類される（表 2-D-1）．気-固クロマトグラフィは試料と固定相（吸着材：シリカゲル，活性炭，アルミナ合成ゼオライトなど）の吸着により分離される．気-液クロマトグラフィは試料と固定相（液相：ジメチルポリシロキサンやポリエチレングリコール）の分配により分離される．

3）原理

移動相が気体であるため，難揮発性の成分を目的とする HPLC とは原理が大きく異なる．① 試料（揮発性）は試料気化室で気化し，カラムへ送る．② キャリアガスとともに固定相のカラムを移動する．③ 固定相の吸着あるいは分配作用とカラム温度によって移動速度に差が生じ，単一の成分に分離する．④ カラム出口で検出し，⑤ クロマトグラムとして出力する（図 2-D-16）．

クロマトグラム上の各ピークは，標準試料のピークをもとに，その保持時間および面積から，成分の定性および定量測定ができる．

4）構造

① ガスボンベ（移動相のキャリアガス：窒素，ヘリウムなど），② ガス流量制御部（圧力計，調節弁，流量調節），③ 試料導入部（試料注入口，気化室，カラムへの導入部），④ カラム（充填剤は，固体あるいは固体に不揮発性液体をしみ込ませたもの），⑤ 恒温槽（カラムを温度制御装置でコントロールする），⑥ 検出器，⑦ 記録計よりなる（図 2-D-17）．

検出器の主なものには次のような種類がある．

(1) 熱伝導型検出器（TCD）

キャリアガス（ヘリウム，水素）と試料の気体の熱伝導の差をサーミスタの電気抵抗の差で検出する．広く有機・無機化合物に用いる．

 カラムの種類

充填カラム（パックドカラム）とキャピラリーカラムがある．充填カラムはステンレスやガラスなどの管（内径 2～4 mm）の中に充填剤をつめたもの．キャピラリーカラムはフューズドシリカやステンレスなどの管（内径 1 mm 以下）の内面に液相や充填剤を保持したものになる．

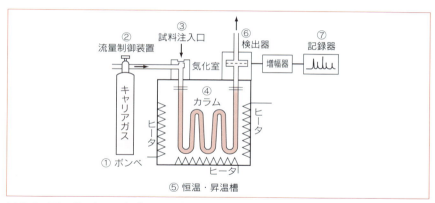

図2-D-17　ガスクロマトグラフの基本的構造

(2) 水素炎イオン化検出器（FID）

試料を水素炎中にキャリアガス（窒素，ヘリウム）とともに流し，成分のイオン化によって，電極間に流れた電流を検出する．有機化合物全般に用いる．

(3) 電子捕獲型（ECD）

β線を照射して生じた電子を検出する．感度はpgレベルで，残留の農薬，PCB，塩化アルキル水銀の定量に用いる．

そのほかに，液体クロマトグラフ（LC）あるいはガスクロマトグラフ（GC）に**質量分析計**（mass spectrometer；MS）を連結したLC-MS装置あるいはGC-MS装置がある．この装置はLCあるいはGCで単一成分に分離したのち，MSで*m/z*を測定することで成分の詳細な解析を可能とする（➡第3章-BのIV）．

 m/z

質量分析計から出力される値．計算方法はイオンの精密質量を荷電数の絶対値で割る．たとえば，ある物質Mのイオン（M⁺）の精密質量が123の場合，*m/z*＝123/1＝123

5）使用上の留意点

①試料は気化しやすいものでなければならない．
②検出器は試料中の目的成分によって適正な選択が必要である．
③分析には適切なカラム温度の設定が必要である．

E 攪拌装置

I 攪拌装置の概要

1 攪拌操作の目的

攪拌（かくはん，こうはん，agitation）とは2成分以上の物質をかき混ぜる操作をいう．主に溶媒（液体）に溶質（固体や液体）を混ぜ合わせ均一系にすることを目的としている．臨床検査領域では，①試薬を溶解する，②検体と試薬を混合し均一にする，③病理検査において臓器に固定液を浸透させるなどに用いられる操作および装置である．

2 原理

液体自体に一定の速度を与える「攪拌機」とビーカーなど容器全体を動かして内容物を混合させる「振盪機」がある．攪拌による流体の速度により結果が異なるので，目的・用途に応じて速度を決定する．

II 攪拌機

1 マグネチックスターラ（magnetic stirrer）

1）構造・原理

主な構造は内部にモータと磁石により構成されている（図2-E-1）．

①攪拌する物質を入れた容器の中に，**攪拌子（回転子）**（図2-E-2）を入れる．攪拌子の本体は磁石であり，これをポリエチレン，テフロン，ガラスなど化学的に不活性な耐薬品性の素材でおおっている．

②攪拌子の入った容器ごと台にのせる．のせる台が永久磁石となっているた

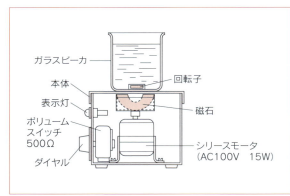

図2-E-1 マグネチックスターラの構造

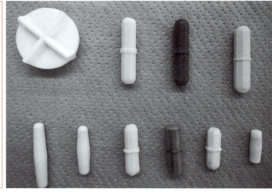

図2-E-2 攪拌子（スターラバー，回転子）

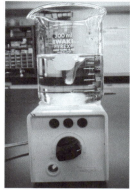
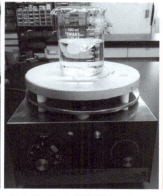
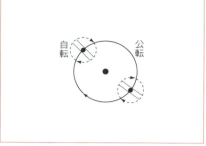

図 2-E-3　マグネチックスターラによる攪拌　　図 2-E-4　加熱装置付スターラ　　図 2-E-5　2 軸回転方式の攪拌

　　め容器を介して攪拌子がくっつき固定するのを確認する．
　③モータの回転速度を徐々に上げ調節（100～1,500 rpm）する（**図 2-E-3**）．
　④溶解度や反応による温度変化など定温を維持するための加熱装置（**図 2-E-4**）や冷却装置を取り付けた構造のものもあるので，目的に応じて温度条件も考慮する．
　⑤磁石の引力で回転力を伝える構造であるので，攪拌子を入れた密閉状態での攪拌が可能となる（限外濾過装置，培養容器など）．
　⑥粘性の大きい液体や液量が多い場合の攪拌には，本体の磁石 1 つの回転軸で回す公転に，磁石を結合した回転軸をさらに異なる位置を中心として回転させた自転を組合せて，攪拌効果を高める方式もある（**図 2-E-5**）．

> **rpm（revolution per minute）**
> 1 分間の回転回数を表す．回毎分，回転/分，r/min など．

2）使用法と注意点
　①速度調節の目盛りがゼロになっているか確認する．
　②容器に攪拌子を入れ，本体にのせ位置を確認する．攪拌子が磁石により台に固定されているか確認する．
　③速度目盛りゼロのまま電源スイッチを入れる．
　④回転による渦巻き（**図 2-E-3，6**）ができるまで速度を徐々に上げる．回転中に液体が外に飛散する場合があるので注意して回転数を上げる．また，液体の粘性が大きいと抵抗が大きくなり攪拌子の回転が追いつかなくなるので，回転速度を落とし，適切な回転速度に調節する．
　⑤攪拌終了後は，速度を徐々に下げ速度目盛りをゼロにする．他の磁石を用いて攪拌子を容器の外側から引きつけ，移動させながら取り出す（**図 2-E-7**）．
　⑥使用後は電源スイッチを切る．ビーカーより液体が漏れ，飛散した場合，よく拭き取る．

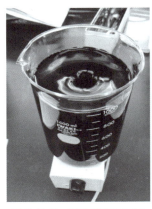
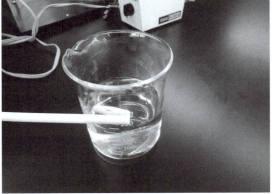

図 2-E-6 攪拌子の回転で渦巻きができる様子　　図 2-E-7 攪拌子の取り出し

2 攪拌機（stirrer）

　大容量の液体や粘性の高い液体の混合，攪拌には，液中に**回転翼**を入れて，外部のモータで，これを回転（最大 3,000 rpm 位まで）させる方式の**攪拌機**がある．
　①回転翼は，耐薬品性のステンレスなどでつくられており，その形状は攪拌物の種類によって選定する．
　②モータの回転力を，金属棒のシャフトや弾性材料によるフレキシブルシャフトを用いて回転翼に伝達する．
　③シャフトとモータの回転軸との接続はチャックで行っている．
　④長時間の攪拌に際しては，電動モータのスパークなどによる引火や爆発の可能性がある．よって，爆発性のある危険物の攪拌には，防護型モータや圧搾空気などでタービンを回転させるエアモータの使用が安全である．

Ⅲ 攪拌装置（mixer）

1 振動式攪拌装置（vibro mixer, vortex mixer, flush mixer）

1）用途
　各種試験管内の溶液を混合する場合に用いる．

2）方法・原理
　①モータの回転軸から離れた位置にベアリングを取り付けた回転ヘッドをモータに，さらにベアリングの中心に振盪ヘッドが取り付けられた構造になっている（図 2-E-8）．
　②振盪ヘッドは，モータの回転軸とベアリングの中心の距離を回転半径とする円を描くように回転する．
　③実際の攪拌では，振盪ヘッドを動きのないモータの本体などにバネで固定

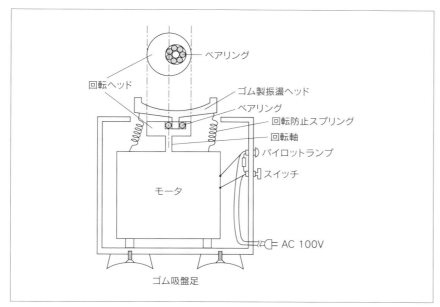

図 2-E-8　振動式撹拌装置の構造

しておけば，ベアリングが回転し円周運動をして振動するのみとなる．
④この振動によって，試験管などの容器中の液体を撹拌させることができる．
⑤振盪の強弱は，モータの回転数の調節で行うものもある．

3）使用法
①吸盤状のゴム足で装置本体を実験台に固定する（**図 2-E-9**）．
②試験管に入れる液体の量は約 1/3 を目安とする．これ以上の液量では撹拌しにくく，飛散する危険があるので注意する．
③速度調節があるものは速度をゼロまたは最低速度にツマミを合わせてスイッチを入れる．
④回転速度を合わせて再度装置本体が固定されていることを確認する．試験管の先端部をしっかり持ち，試験管底部を押し付けると撹拌される（**図 2-E-10**）．試験管の持ち方と押し付け方が弱いと試験管を落とすことがあり危険である．また，試験管の口が振れて，中の液が飛散しこぼれることがあるので注意する．
⑤液は試験管内で回転し，管壁に押し付けられ，液面が渦巻き状に巻き上がるのを確認し，数秒間ずつ数回にわたり操作を繰り返す（**図 2-E-10**）．
⑥撹拌終了後，スイッチを切る．飛散等汚染がある場合，よく拭き取る．

4）保守，点検
①本体または撹拌ヘッド（ゴム部）などに液をこぼした場合，ゴムが劣化するので，必ず拭き取って綺麗にすること．

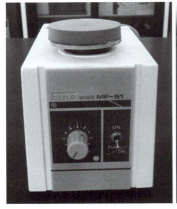
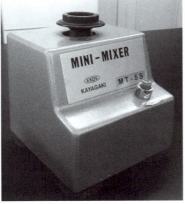
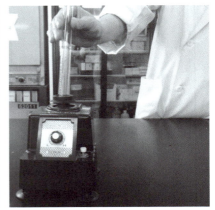

図 2-E-9　ミキサーの種類　　　　　　　　　　　　　　　　図 2-E-10　ミキサーによる攪拌

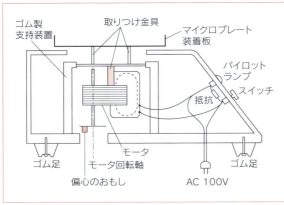

図 2-E-11　マイクロプレートミキサーの構造　　　図 2-E-12　マイクロプレート 4 枚を置いた状態

②長期使用により，回転防止用スプリングが外れることがある．はずれたり切れると攪拌ヘッドがはずれるのでときどき点検する．

③その他，免疫学的検査などで用いるマイクロプレートミキサー（**図 2-E-11，12**）は，モータの回転軸とずれた位置に荷重をかけて回転させると円運動を生じる．この振盪をモータに取り付けた振盪板に伝える方式である．振盪板は，ゴム製の支持装置なので本体に固定される構造になっている．

2　振盪機（shaker）
1）目的
多数の試験管や大型の試験管，分液ロートなどの振盪に用いられる．

2）方法・原理
円弧状や水平あるいは垂直方向に振動を変換する方法がある．

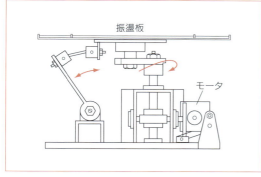

図 2-E-13 水平回転式振盪機の構造　　図 2-E-14 組織固定用振盪機の構造

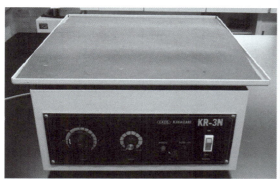

図 2-E-15 水平回転式振盪機

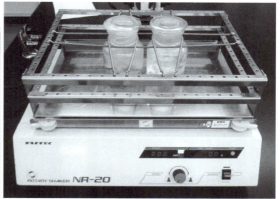

図 2-E-16 組織固定用振盪機
振盪時にはさらにスプリングやゴムを用いて標本ビンを固定して使用する．

(1) 水平回転式振盪機

モータの回転により振盪板を水平運動に変換して振盪する（**図 2-E-13**）．免疫学的検査でも，梅毒検査の RPR 法において水平回転式振盪機（**図 2-E-15**）を用いている．

また，病理学的検査において，病理組織固定用振盪装置（**図 2-E-14, 16**）に用いられる．これは病理組織標本作製において，組織中に固定液を振盪させるための装置である．

(2) モータの回転運動振動板を上下運動に変換する振盪機

分液ロートなど大型の容器を振盪する場合などに用いられる．

(3) ローラ式（波状式）振盪装置

複数の円筒型ローラのそれぞれの円筒の中心より偏った点に回転軸を置き回転させることにより，隣接するローラが一定周期で回転しながら上下運動する．その結果，容器（試験管など）の管口，管底を上下に回転させ内容物を混合することができる装置である．採血した試験管，採血瓶など血液中で血球が均質な浮遊状態を維持継続するためのものなどがある．

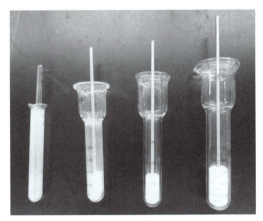
図 2-E-17　各種ホモジナイザ

3）設置と保守，点検
①重量物を振盪するので，装置は床などに置き，ゴム吸盤でしっかり固定する．
②溶液などを飛散し放置したままにすると腐蝕するので，必ず拭き取ること．また，機械により注油を要する部分にはときどき行い点検する．

3　粉砕装置
　組織，細胞の構造や化学的成分の分析などを行うときは，対象物を機械的に壊して均質な混合物にしたり，適当な緩衝液中で摩砕した組織を懸濁液として調製したりする場合があり，その場合の装置として次のものがある．

1）高速ブレンダ
　モータの回転を切削用の刃に伝達する装置で，肉挽き器やスクリュー状のステンレス製刃を高速回転させ対象物を粉砕する．回転数は 20,000〜30,000 rpm で皮膚や骨の破砕が可能となる．

2）ワーリングブレンダ
　容器に試料（組織）と抽出液をそれぞれ約半分程度入れて，冷却しながら破砕する装置である．

3）ホモジナイザ
　摩擦棒をモータに接続し，硬質ガラス製の外套管の中を 600〜3,000 rpm で回転させながら 3〜5 回上下させる．組織は管と破砕棒の 0.15〜0.3 mm の狭い間隙を通るときにすりつぶされる（図 2-E-17）．

F 恒温装置

I 恒温装置の概要

一定の温度環境を維持する化学実験で用いる装置で，一定時間あるいは長時間一定温度に保つことができるように制御・調節機能を施してある．

装置の原理には，次の4つがあり，使用目的に応じて組合せて構成されている．

1) 熱源による熱エネルギーの供給

電熱およびガス燃焼熱が用いられる．電熱器は，ニクロム線に電流を流すことによって発生する**熱**を用いる．ガス燃焼は使用するガスの種類で異なり，調節弁により供給を調節する．また，**ペルチェ効果**が熱源として応用されている．

2) 液温の維持のための温度調節センサ

熱センサには半導体素子サーミスタ，固体金属の熱膨張率の違う2つの金属を貼り合わせたバイメタル，液体の一定の膨張率を示す物質を封入した温度計，一定の膨張率の気体を封入したもの，電子式増幅回路を用いるものなどがある．

3) 熱源伝達物質

熱の移動には大きく分けて，**熱伝導**，**熱対流**，**熱放射**の3種類がある．熱源伝達物質として，熱伝導には金属などの熱良導体，熱対流には水や空気など，熱放射には赤外線などが用いられる．

4) 温度均質のための撹拌装置

熱媒体を循環させる循環装置が必要である．

II 温度調節装置

各種熱センサを用い一定の温度を維持する装置である．さらに，センサの感度を高めるために電子増幅回路と組合せて用いることが多い（**表 2-F-1**）．

1 バイメタル式センサ

熱膨張率の異なる2つの金属板を貼り合わせたものである（**表 2-F-2**）．温度により熱膨張係数の大きい金属側が大きく伸びる結果，膨張率の小さい金属側に曲がる働きを応用し，この変位により電源の接点の開閉 (on-off) を行う．

熱
電力 $P=$ 供給電圧 $E \times$ 電流 I で，熱変換効率は 0.24 倍である．

ペルチェ効果（Peltier effect）
熱電対に逆に電圧をかけて電流を流すと2接点間に温度差（一方で熱発生，他方で熱吸収）ができる現象．電子冷却に用いられ，流す電流の向きによって発熱，冷却を制御できる．

熱の移動
熱伝導：固体において，物質を構成する原子や分子の熱運動による振動や衝突などによって，熱が高温の部分から低温の部分へ移動する．
熱対流：液体や気体において，温度の上昇により体積が膨張し密度が小さくなる．そこに周囲の分子が移動することで循環が生じて熱が移動し，対流が生じる．
熱放射：空間を介して，物体から放射される電磁波（放射線，赤外線）の熱エネルギーにより熱が移動する現象をいう．

表 2-F-1 熱センサ

固体熱膨張	金属の熱膨張の違いを応用，バイメタル式など
半導体	サーミスタなど
液体熱膨張	密閉した液体が熱により膨張するときの圧力変化を応用
気体熱膨張	冷媒の気化などによる変化を応用

表 2-F-2 用途温度と金属の種類

低温（100℃以下）	黄銅とニッケル鋼
中温（150℃以下）	黄銅とインバール
中高温（250℃付近）	モネメタルとニッケル鋼
高温（400℃付近）	ニッケル鋼（20%）とニッケル鋼（42%〜54%）

黄銅：銅と亜鉛の合金，鋼：鉄を主成分とする合金，インバール：鋼とニッケルの合金，モネメタル：ニッケルと銅の合金

乾熱器，恒温水槽，孵卵器などに用いられている．

2　熱膨張式センサ

1）鋭感度自動温度調節器（センスビー）

　金属円筒自体の熱膨張を利用し，直接熱を伝える構造になっている．温度変化により内部に固定した2つの金属板間に生じる張力あるいは圧縮力を応用し，電源の接点の開閉を行う．恒温槽，定温器，水槽，蒸気発生器，圧力缶などに用いられている．また，センスビー構造を小型にしたマイクロセンスビー作動部分が機器の外部に取り付けられる構造の**サーモマスター**がある．

3　液体熱膨張式センサ

1）圧力作動式センサ

　熱膨張係数の大きい液体（エーテル，トルエン，アセトンなど）を容器に入れ，この一端につながった導管（キャピラリチューブ）や空盒体（くうごうたい）に接続する．熱膨張によって生ずる液体膨張圧力変化を利用して電源の開閉を行う．恒温水槽用センサなどに用いられ，液槽の中に感熱部を入れて使用すると±0.2〜0.5℃の調節ができる感度がある．また，導管の長さに応じて，遠隔操作ができる利点があり，危険性を伴う液体の加温や感温部が高温になる装置の制御に有用である．乾熱器，恒温槽，暖房機，殺菌器，電熱器などに用いられている．

2）液面作動式センサ

　液体の熱膨張により，水銀の液面が上下動し電源回路を開閉する仕組みとなっている．**コンタクトサーモメータ**は，ガラス製の水銀温度計の内部に，液面の位置調節ができる白金線を封入した装置を作製し，温度計の温度目盛りを設定し，容器の中に挿入する．加熱すると温度上昇により水銀糸が上昇し，白金線に接触するときの信号により電源供給の回路がon-offになるようにし設定温度を維持する．精度は±0.01℃以内で任意の温度設定ができる．大容量の電流量調節には電磁開閉機（マグネットリレー）を使用して作動させる．比較的精度の高い恒温水槽，循環式恒温水槽などに用いられる．また，コンタクト

熱膨張係数
（熱膨張率，CTE）
温度上昇による物体の長さ・体積の膨張する割合を温度（ケルビン）当たりで表したもの．単位は温度の逆数（1/K）．

空盒体
2枚の金属板を周縁で貼り合わせた容器状のもので，伸縮性のある薄い金属板でできており，内外の圧力差の変化に応じて膨らんだり縮んだりする．

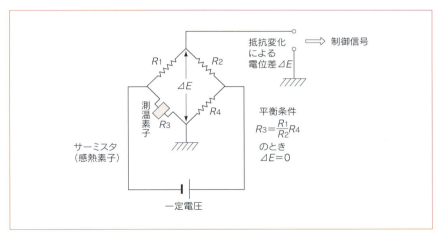

図 2-F-1　平衡型調節回路

サーモメータと同様に，水銀とトルエンの熱膨張を利用したものに，**水銀式ローリー型温度調節装置**がある．

4　電子式自動温度調節器

ブリッジ回路を用い，一辺の抵抗に温度センサを取り付け温度調節を行う．温度センサには，ニッケルまたは白金抵抗体あるいはサーミスタ（温度変化によって電気抵抗が変化）を用いる．ブリッジ回路4辺の各抵抗値を調節し，平行条件を設定（出力 $\Delta E=0$，制御信号）し，この出力回路からの信号を増幅回路および自動制御モータによって自動平衡式の指示を行う．温度を設定し，ブリッジ回路（図 2-F-1）の出力信号（制御信号）が最小（$\Delta E=0$）になったときの電源回路の信号をon-off信号とすれば，自動的に温度調節が可能となる．

> **ブリッジ回路**
> 主なブリッジ回路に，電気抵抗の計測に用いられるホイートストンブリッジ回路がある．電源回路でも使用される．

Ⅲ　恒温水槽

恒温水槽は生化学的検査における酵素反応，免疫学的検査，血液凝固検査，微生物培養，その他の実験に広く用いられる．主に35～60℃の範囲で用いることが多い．

1　種類

1）小型簡易型恒温水槽

電熱器，温度調節器，撹拌循環装置が軽量な一体型になっており，持ち運びが容易である．水槽の撹拌効率がよく，設定温度は±0.5℃以内の精度が保たれる．

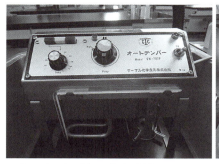
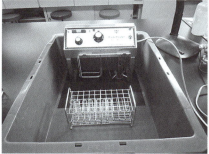

図 2-F-2 小型簡易型恒温水槽
右図：小試験管をラックごと浴槽に入れてインキュベーションする.

2) 冷凍機付き恒温水槽

調節温度範囲が広い場合には冷凍機と電熱器を付置した恒温水槽を使用することがある．高温度での発熱を伴う実験などにおいて，内蔵されている冷凍機が機能し，一定温度を保つことができる．

2　構造

水槽に溜めた水の温度を一定に保つために，熱を供給する装置を備えたものを恒温水槽という．熱を発生させる場合，電熱（パイプヒータ）を使用することが多い．パイプヒータは電熱線の周囲を電気絶縁体でおおい，これを金属管内に密閉した構造をもつ.

補助ヒータと調節用ヒータを備え，目的の温度近くになったら，調節用ヒータと温度調節装置回路に切り替わる．すなわち，槽内の水温を均一に保つため，温度センサで感知し，その信号で電源を on-off する方式が多い．温度調節装置として体膨張式や圧力差動式，電子式など多種あるが電子式が普及している．水の温度を均質にするため，循環式ポンプ，小型プロペラを取り付けてある（図 2-F-2）.

3　保守管理と使用上の留意点

水槽の水は，使用しないときは排水し，恒温装置本体とパイプヒータ接合部から水が浸透しないように留意する．恒温装置本体に水が接すると漏電の危険がある．また，空だき防止のため，温度ヒューズが取り付けられている．

Ⅳ 孵卵器

特に微生物学的検査において，培地に塗抹した検体の増菌や細胞培養のため，温度や湿度などを一定の環境に保つために用いられる．電気孵卵器では外気温〜50℃付近までの温度範囲で用いることができる（図 2-F-3, 4）.

 孵卵器
元来は鳥類や爬虫類などの卵を人工的に孵化させる装置．原理的には恒温槽と同義．保温する意味ではインキュベータと同じである.

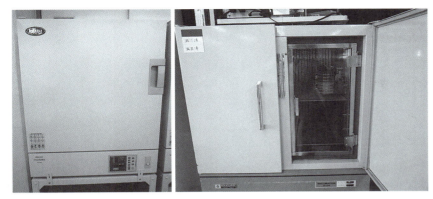

図 2-F-3 孵卵器

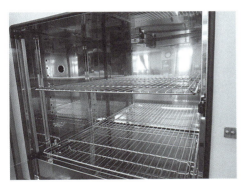

図 2-F-4 孵卵器の内部

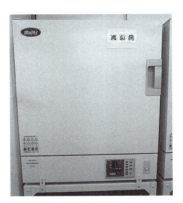

図 2-F-5 真菌用孵卵器

1　種類, 用途

1) 20℃前後での冷凍機付き孵卵器

真菌（図 2-F-5），薬剤感受性試験用培養，廃液汚濁度 BOD 検査（水質検査）などで使用する．

BOD：biochemical oxygen demand（生物学的酸素要求量）

2) 採光型観察用孵卵器

扉を開けずに内部が観察できるよう，照明用蛍光灯が付置され，扉もガラス製あるいはプラスチック製で内部の温度に影響せずに観察ができる．

3) 振盪式あるいは回転式培養孵卵器

液体培地の表面振盪や抗生物質，特殊細菌，真菌，組織培養，迅速培養を行う回転式の装置を備えた培養孵卵器である．

4) 炭酸ガス培養孵卵器

庫内に炭酸ガスを導入して培養の pH 値を常に目的値に保ち，一定の温度環境によって，組織培養，細胞培養などに用いる．

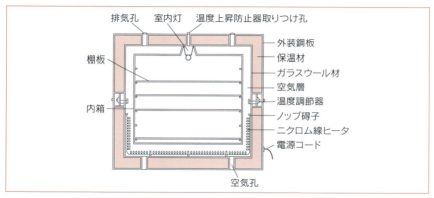

図 2-F-6　孵卵器の電気配線図

2　構造

庫内の温度が一定になるよう，熱源として，**電熱線（ニクロム線）**を張り巡らせてあり，発熱体からの放射熱で一定の温度環境をつくっている．通常は35〜60℃程度で使用する．庫内内室は，銅板やステンレス板で囲まれており，庫内の温度が外気に影響されないようにガラスウールなどの厚い保温剤でおおわれている．

目的により，振盪機能や，回転機能を備えているもの，炭酸ガス圧を一定に維持できるCO_2インキュベーター，観察用のガラス窓のついているものもある．

温度調節器として，渦巻き型バイメタル式や電子センサと電子回路の組合せなどが用いられている．低温恒温孵卵器では可変温度範囲が4〜50℃と幅広い（図 2-F-6）．

> **ニクロム線**
> ニッケルとクロムの合金で，電気抵抗が大きく，発熱素子となる電熱線の代名詞として使われているが，現在は，鉄，クロム，アルミニウムの合金（カンタル）が用いられている．

3　保守管理と使用上の留意点

① 長時間運転する場合が多いので，電源の差し込みプラグ接続部の塵や埃の除去，ネジのゆるみ，コンセント内部の接続不良，電熱線固定部の異常発熱に留意する．
② 温度調節装置の不良，温度表示の許容誤差などを確認する．
③ 庫内に付着した汚れは拭き取り，手入れを怠らない．

Ⅴ　乾燥器

高温に耐えうるように特に三重壁構造になっている．外気温の影響を受けることが少ないので，比較的低温から高温までの広い温度範囲を調節することができる．

1　定温式乾燥器

薬品の乾燥を目的としたものは，一定温度でゆっくりと乾燥させる．庫内の

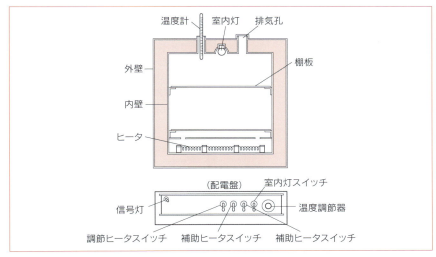

図 2-F-7　定温式乾燥器の構造

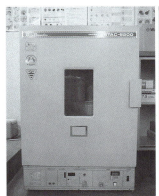

図 2-F-8　熱風式乾燥器

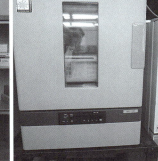

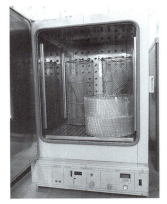

図 2-F-9　乾燥器内部
（高温注意）

空気を循環させるために送風ファンを装備しているものもある．微粒子の乾燥など飛散を避けたい場合は自然対流式を用いる（**図 2-F-7**）．

2　熱風式乾燥器

　洗浄したガラス器具，植物標本，石膏，ギブスなどの種々の被乾燥物を庫内の棚に格納して強制的に熱風を送り込んで迅速に乾燥させる装置である．庫内の湿った空気を乾燥した空気と常に交換しなければならないので送風排気，熱量の大きい機種がよい（**図 2-F-8**）．

　一定時間で熱源が off になるよう設定できる機種が多い．庫内は非常に高温になるので，乾燥が終了した器具類は温度が十分に冷却されてから取り出すこと．また，試験管やビーカーなどは洗浄用カゴ（ステンレス製網カゴ）に入れてから乾燥器に入れる（**図 2-F-9**）．

G 保冷装置

臨床検査や研究では、試薬類や検査材料などを保存する場合が多く、冷蔵庫や冷凍庫などの保冷装置は検査室、研究室に必要不可欠な装置である。使用する装置は保存する物や保存期間によって使い分ける必要があり、不安定な試薬や酵素類などは冷凍庫で保存する。

I 冷蔵・冷凍の原理

低温状態にするための冷却には、**冷媒**の状態変化（冷凍サイクル）を利用したガス圧縮式冷却とガス吸収式冷却のほか、**ペルチェ効果**を利用した電子式冷却などがある。冷凍サイクルの流れは以下のとおりである（図 2-G-1）。

①気体冷媒を圧縮機（コンプレッサ）に吸入して圧縮する。このとき気体冷媒は圧縮によって高温・高圧になる。

②高温・高圧の気体冷媒が凝縮器（コンデンサ）に送り込まれる。ここでは水または大気への放熱が起こるため、低温になった気体冷媒は液化する。

③液化した冷媒は乾燥器（ドライヤ）から毛細管（キャピラリチューブ）を通過する間に減圧される。液体冷媒は圧力が低くなることによって気化しやすくなる。

④減圧された液体冷媒は、圧力を低くした冷却器（エバポレータ）内で気体

 冷媒

物質が形状を変える場合には熱を生じる。気体が液体に変わるときには凝縮熱を発し、液体は熱（気化熱）を奪って気体に変わる。このように気体と液体の状態を繰り返しながら、凝縮熱、気化熱を運ぶ物質を冷媒という。常用されるのはフレオン（フロン）冷媒のクロロフルオロカーボン（CFC）、ヒドロクロロフルオロカーボン（HCFC）、ヒドロフルオロカーボン（HFC）、ノンフレオン冷媒のシクロペンタンやアンモニアなどである。有害紫外線を吸収しているオゾン層がフレオンによって破壊されることから、フレオン冷媒は段階的に全廃または削減されることになっている（オゾン層保護法）。

 ペルチェ効果

第2章-F「恒温装置」参照。

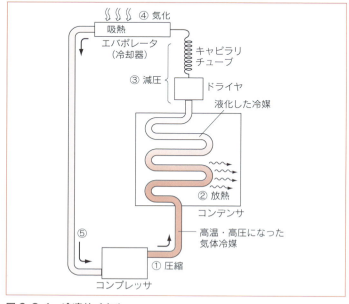

図 2-G-1　冷凍サイクル

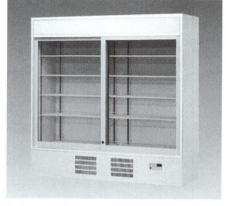

図 2-G-2　薬品冷蔵用ショーケース
（日本フリーザー社のカタログより）

冷媒に変化する．このとき，気化熱が冷却器の周囲から奪われるので周囲の物体が冷却される．
⑤冷却の役目を果たした気化冷媒は再び圧縮器内に吸引，圧縮される．
このような冷媒の状態変化を繰り返すことで確実な冷却状態を維持することができる．

II 冷蔵庫

1 用途

冷蔵庫では，主として各種検体や冷蔵保存が必要な試薬（市販試薬では通常冷の表示）などを保存する．0℃では予期せぬ凍結により，血球破壊のような保存物の損傷が起こる場合があるので，下限温度は2℃に設定してあり，一般的な家庭用冷蔵庫では庫内温度を2～10℃程度に調整している．庫内の温度は，変化をサーミスタで検出し電子制御によって調節する（電子式自動温度調節器）．

> 冷の表示
> 冷蔵保存が必要な試薬類に表示されている．試薬類を変性させないための貯蔵温度が2～10℃であることを示す．

2 種類

検査室や研究室で使用する冷蔵庫としては，家庭用のほかに，上限温度を14℃に設定した薬品保冷庫（薬品冷蔵用ショーケース，図2-G-2），特殊なものでは庫内温度を4～6℃に調整した血液保冷庫や，広いスペースの冷蔵環境でカラムクロマトグラフィが行えるクロマトチャンバーなどがある．

III 冷凍庫（フリーザ）

1 用途

冷凍庫は，二段圧縮器と蒸発温度の異なる2～3種類の冷媒を用いた強力な冷凍サイクル（二元冷凍サイクル）によって普通の冷蔵庫よりもはるかに低い温度（−20～−150℃）を得ることができる装置で，血清や酵素類などの不安定な検体や蛋白質溶液，生きた細菌やウイルス株，培養細胞，冷蔵保存では不安定な試薬（市販試薬では通常，凍，−70℃，−80℃の表示）などの冷凍保存（凍結保存）に使用する．

> 凍，−70℃，−80℃の表示
> 冷凍保存（凍結保存）が必要な試薬類に表示されている．それぞれ貯蔵温度が凍は−20℃，−70℃は−70℃，−80℃は−80℃であることを示す．

2 種類

−20～−30℃で使用できるものを低温フリーザ，−60～−80℃で使用できるものを超低温フリーザ，−150℃までの低い温度を得ることができるものを極超低温フリーザといい，目的に応じて使い分ける．<u>特に不安定な酵素類，ウイルスの分離を目的とする検体，生きた細菌やウイルス株，培養細胞などは，超低温フリーザを使用して指定されている温度で保存する</u>．横型式のものと縦型式のものがあるが（図2-G-3, 4），横型式のほうが扉の開閉による庫内温

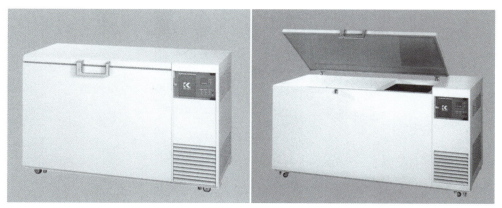

図 2-G-3　超低温フリーザ（横型）（日本フリーザー社のカタログより）

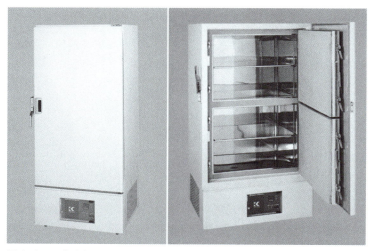

図 2-G-4　超低温フリーザ（縦型）（日本フリーザー社のカタログより）

度の変化が少ない．横型式は狭い場所での使用や，底が深い保存容器の使用に適している．超低温構造のフリーザには自記温度記録計が備えつけられ，庫内温度を常時自動的に記録できるほか，停電などの異常時に作動する警報装置や一定時間低温を保持できる液化炭酸ガス自動補助冷却装置を備えた機種もある．

3　使用上の留意点

　素手での試料の出し入れは危険なので，必ず作業用手袋を装着して行う．連続的な扉の開閉と長時間の開放は，庫内温度の上昇だけではなく，霜が付着する原因になる．扉付近に付着した霜は密閉度を維持するために除去しなければならない．保存容器に大量の試料を入れると凍結時に容器が破損することがある．小容器に分注できるものは小分けして凍結し，必要に応じて少量ずつ溶かして使用する．

H 滅菌装置

滅菌の目的は「すべての微生物を完全に殺滅するか除去して無菌的な状態にすること」であり，その目的を達成するために使用される機器が**滅菌装置**である．

滅菌装置は，微生物学的検査における培地類や器具の滅菌，医療機関におけるクリティカルな医療器具や医療廃棄物の滅菌，食品分野における長期保存食品の滅菌など，さまざまな分野で使用されている．

> 滅菌：sterilization

1 乾熱滅菌器

1 用途

乾熱滅菌は乾燥状態で加熱（乾熱）する方法で，160℃以上に加熱可能な熱源と外部放熱を防ぐ機能を備えた乾熱滅菌器を使用する．金属，ガラス製品，陶器などの耐熱性器具，湿熱では変質してしまう物質，湿熱では熱が浸透しにくい無水性の油脂（流動パラフィンなど）の滅菌に用いられ，通常の滅菌条件は「170℃で60分，160℃で120分，150℃で150分の加熱」である．試験管やフラスコ類は金属性キャップをつけてから，ピペット類は金属製の滅菌缶に入れてから，それ以外の器具類は滅菌後の無菌状態維持のために紙で包装してから，滅菌する．特殊な場合として，細菌の内毒素（エンドトキシン）に影響される検査，実験などに使用する器具は250℃で30分以上，加熱しなければならない．

> **クリティカルな医療器具**
> 病院感染予防対策における標準予防策（standard precautions）と感染経路別予防策（transmission-based precautions）では，「器具や物品が再利用される場合，その利用用途により滅菌または消毒をしなければならない」とされ，メスなどのクリティカル器具（皮膚や粘膜を貫通する，もしくは無菌組織や血管系に挿入される器材）にはすべての微生物を殺滅する滅菌が必要である．

2 種類

乾熱滅菌器は手動型の装置と自動型の装置に大別される．手動型のものは，一定の温度を維持させるために電気またはガスを熱源とし，切り替えスイッチやガスコックでそれぞれ手動操作する旧式の装置である．使用者が温度と滅菌時間をみずからの手でコントロールしなければならないので，過度の温度上昇，無意味な長時間の加熱などへの注意が必要となるため，現在は通常使用の自動型装置が故障した場合の代替器として使用される程度である．自動型のものには，一定の温度を維持させるのに熱源を温度調節器で自動的に制御を行う方式の装置や，マイクロコンピュータによって高精度の温度調整が行える電子式の全自動型装置（**図2-H-1**）がある．現在は全自動型のものが普及しており，使用温度範囲は40〜270℃，最高温度到達時間は60〜80分程度である．

> **湿熱**
> 高温水蒸気（加熱水蒸気）を含む熱．

> **内毒素（エンドトキシン）**
> グラム陰性細菌の細胞壁外膜の構成成分であるリポ多糖（LPS）を内毒素とよび，そのリピドA部分に毒素活性がある．リピドAは通常の乾熱滅菌では分解・不活化されず，医薬品などへの汚染が問題になることがある．

3 構造

装置の内装にはステンレス鋼板，外装には冷間圧延鋼板などが使用され，内

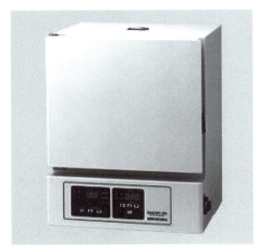

図 2-H-1　乾熱滅菌器 ADF-250
（HIRAYAMA，平山製作所）

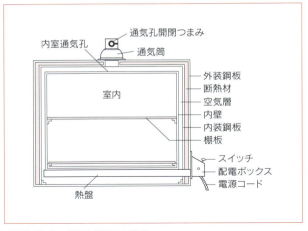

図 2-H-2　乾熱滅菌器の構造

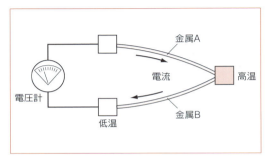

図 2-H-3　熱電対

壁と外壁の間には外部放熱を防ぐため断熱材としてガラスウールが使用されている．電気熱源には鉄・クロムワイヤヒータを使用し，熱容量としては 1.2～2.4 kW 程度のものがある．確実な滅菌効果を得るためには器内の温度分布を均一にすることが必要なので，機種により換気孔を設けて対流効果を促進するタイプ（自然対流方式，図 2-H-2）と，送風機（ファン）によって器内の空気を対流させるタイプ（強制対流方式）がある．温度調節には**熱電対**（図 2-H-3）で温度差を熱起電力のかたちで検出して，ヒータへの通電を調整する電子式自動温度調節器が汎用されている．

■ 高圧蒸気滅菌器（オートクレーブ）

1　用途，原理

高圧・高温の水蒸気（**湿熱**）によって，金属製，ガラス製，ゴム製，陶器製の器具類，紙製品，繊維製品，培地，試薬などを耐圧密閉容器内で滅菌する装置である．通常の滅菌条件は「121℃で15分の加熱」である．

熱電対（温度検出端）
異なる2本の金属または半導体を接続して回路（熱電対）をつくり，それぞれ2カ所の接点に温度差を与えると，回路に電圧が発生する．回路の片端を開放して電圧計を接続すると，熱の変化を電位の差（熱起電力）のかたちで検出することができる（図 2-H-3）．乾熱滅菌器の温度調節にはK熱電対［クロメル（ニッケルとクロムを主とした合金）とアルメル（ニッケルを主とした合金）の熱電対で，使用温度は範囲が −200℃～1,000℃］．

湿熱と乾熱の滅菌効率
熱を用いる滅菌では，乾熱よりも湿熱の方が滅菌効率がよい．このことは乾熱滅菌の条件（通常 160℃，45分）と高圧蒸気滅菌の条件（通常 121℃，15分）を比較することで理解できる．

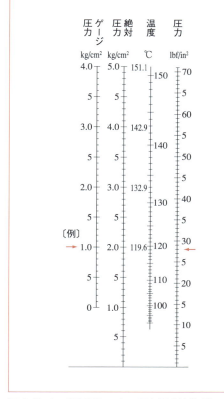

図 2-H-4 飽和蒸気による圧力温度換算グラフ

表 2-H-1 ISO 高圧蒸気滅菌条件

滅菌温度	保持時間
121℃	15 分
126℃	10 分
134℃	3 分

(ISO/DIS17665)

表 2-H-2 第十六改正日本薬局方による滅菌条件

滅菌温度	保持時間
115〜118℃	30 分
121〜124℃	15 分
126〜129℃	10 分

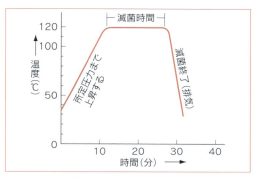

図 2-H-5 滅菌時間過程

　耐圧密閉容器内の水を電気またはガスの熱源で加熱して，発生した水蒸気で容器内の加圧を行い，細菌の芽胞を含めたすべての微生物を死滅させることができる．滅菌の条件を温度（絶対圧力）と時間で表すと，116.3℃（1.8 kg/cm² abs）30 分，119.6℃（2.0 kg/cm² abs）20 分，126.8℃（2.5 kg/cm² abs）15 分で，これらの水蒸気による圧力と温度の関係は図 2-H-4 のノモグラム（ノモグラフ）で換算できる．微生物学的に確立された滅菌温度と時間の条件は，表 2-H-1，2 のとおりである．ただし，これらの滅菌条件は，缶体内に飽和水蒸気を充満させた高圧状態で得られるので，滅菌時には缶体内に残存する空気を排除する必要がある．このため，滅菌する対象物は，空気が残存しないようなものにすべきである．また，高圧蒸気滅菌装置の空気除去性能が維持されているかを確認するボウィー・ディックテストを行うなど，常に一定の滅菌効果を得るための点検が必要である．

　なお，高圧蒸気滅菌は図 2-H-5 に示す過程で進行するので，滅菌の条件で示されている滅菌時間は所定圧力（所定温度）に達してから起算することになる．

ノモグラム（ノモグラフ）
数値の計算を簡単かつ能率的に行うためのグラフである．種々の状態量，事象間の関係をあらかじめ計算し，それぞれの関係をグラフに表したもので，単に直線を 1 本（または数本）ひくだけで換算することができる．

ボウィー・ディックテスト
化学的インジケータが内蔵されたテストパックを，高圧蒸気滅菌装置に単独で入れて一定の条件で滅菌する．滅菌後，化学的インジケータの変色が不十分な場合は空気除去性能に異常があることを示すため，装置の点検・修理が必要となる．

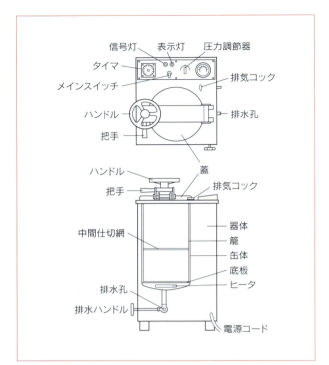

図 2-H-6　高圧蒸気滅菌器の構造

図 2-H-7　高圧蒸気滅菌器
(HIRAYAMA，平山製作所：オートクレーブ HA300-MVI)

2　構造

　基本構造は，高圧蒸気に耐える缶体（圧力がま），高圧蒸気を閉じ込める蓋，高圧蒸気を発生させる熱源装置，排気・排水装置，温度調節器，圧力調節器，圧力計，温度計である（**図 2-H-6**）．蓋の部分は高圧に耐える強固な構造で，ハンドルを使って強く締めつけることで器内を完全密閉する．また，蓋の内側には蒸気漏れを防ぐために耐熱耐湿性シリコンゴムパッキンが取りつけられている．マイクロコンピュータ制御による全自動の機種は，空だき防止装置（缶体内水位検知装置），過電流防止装置，缶体内圧力異常防止装置，缶体内・外壁過加熱防止装置，温度センサ断線検知装置，漏電ブレーカなどの安全装置を装備し，安全に作業できる構造になっている．以前はガス加熱式も使用されていたが，現在はマイクロコンピュータ制御による多様な滅菌プログラムを内蔵した電気加熱式の自動迅速高圧蒸気滅菌器（**図 2-H-7**）が普及している．

3　種類

　重力加圧脱気式高圧蒸気滅菌器と真空脱気プリバキューム式高圧蒸気滅菌器がある．重力加圧脱気式は缶体内の上方に蒸気，下方に空気が溜まる性質を利用し，蒸気の圧力で空気を上方から下方へ排除する方式である．真空脱気プリバキューム式の空気排除の方式には種々の方法があるが，重力加圧脱気式高圧蒸気滅菌器に比べて空気除去率が高いため，高温条件での滅菌を行うことが可

絶対圧力

完全真空の状態の圧力を 0 として測定した圧力で，単位は kg/cm^2 abs または kg/cm^2 絶対と書き示す．絶対圧力では大気圧は $1.033 kg/cm^2$ abs (0.1013 MPa abs) となるので，絶対圧力はゲージ圧力と大気圧の和で示される．たとえば，ゲージ圧が $1 kg/cm^2$ G (0.1 Mpa G) である場合の絶対圧力は $2.033 kg/cm^2$ abs (0.2013 MPa abs) である．なお，ゲージ圧力とは大気圧を圧力 0 として測定した圧力で，高圧蒸気滅菌器や圧力鍋などの圧力計では，通常ゲージ圧力が表示される．

能である．医療機関では一般的に真空脱気プリバキューム式高圧蒸気滅菌器が用いられ，134〜135℃，8〜10分間で使用されている．特殊な装置としては，手術室などで緊急時の器材滅菌に使用するハイスピード高圧蒸気滅菌装置（132℃，3分）がある．食品機関では，缶体内の急激な圧力・温度変化を制御しながらレトルト食品や缶詰などの滅菌に使用するレトルト食品用高圧蒸気滅菌器がある．

4　使用上の留意点

① 缶体内の水が不足するとヒータの温度が急速に上昇して空だきを起こす．空だき防止装置を装備している機種では装置が作動してヒータ回路を遮断するが，これを繰り返しているとヒータと缶体をいためてしまうので，全自動式の機種であっても水量には十分な注意が必要である．
② 被滅菌物の性質や量によって，缶体内と同様の設定温度に達するまでには時間差（滅菌タイムラグ，平衡時間）が生じるため注意が必要である．
③ 流動パラフィン（無水性の油脂）などは湿熱が浸透しにくいので，高圧蒸気滅菌を用いることができない．
④ 滅菌時間，滅菌温度は必ずしも一定ではなく，被滅菌物の種類などによって異なる．
⑤ 被滅菌物の内部に閉鎖状態の隙間（残留空気）があると，熱の伝導が不十分となり滅菌効果が低下する．
⑥ 滅菌終了後，急激に蒸気を排出させると，突沸現象を起こし，内容物が飛散する．

III　酸化エチレンガス（エチレンオキサイドガス，EOG）滅菌装置

1　用途

乾熱滅菌や高圧蒸気滅菌では滅菌できない材質（プラスチック，ゴムなど）の製品，光学機械，精密機器などを滅菌専用包装材内部に封入し，そのままの状態で，気化した**エチレンオキサイドガス（EOG）** を使用して自動的に滅菌する装置である．EOGは強力な浸透性と殺菌力をもち，器具器材を腐蝕，変形，変質させないので，内視鏡などの工学機械やカテーテルなどの複雑で細孔をもつものやプラスチック製品（注射器，プラスチックシャーレなど）の滅菌に有用である．

2　原理

微生物の核酸や蛋白質に作用し，不可逆的な**アルキル化**によって微生物を殺滅する．核酸では主にグアニンのアルキル化によってDNAの生合成が阻害され，蛋白質はアルキル化によって変性する．

EOGと労働安全衛生法
EOGを製造し，又は取り扱う事業者は，これらに従事する労働者の健康障害防止対策の徹底を図るとともに，2005年5月1日以降，6カ月以内ごとに1回，定期的に作業環境測定士による作業環境測定を行うこと．また，その結果報告書の保存の義務づけが定められている（労働安全衛生法第65条）．

アルキル化
核酸や蛋白質の官能基と反応して，アルキル基を付加あるいはアルキル基に置換すること．ここでは酸化エチレンがアルキル化を起こすアルキル化剤として働く．

3 構造

滅菌装置は滅菌器内を 50〜60℃に加温する熱源と 40％の湿度を保つための自動定量加湿装置を装備し，排気工程および滅菌工程，時間，ガス圧調整などのすべての操作は自動制御によって行われる．終了時には，真空ポンプによって 0.3 μm のフィルタを経由した除菌清浄空気を器内に導入し，**空気洗浄（エアレーション）** を行う構造になっている．

4 使用上の留意点

①EOG には生体に対する毒性があるので，滅菌終了後のエアレーションは十分に行い，被滅菌物にガスが残留しないようにしなければならない．

②EOG は引火性・爆発性を有しているので，安全のために炭酸ガスなどを混合した状態で使用するが，EOG の混合比が高いものは温度，圧力によって爆発する場合があるので取り扱いには厳重な注意が必要である．

③細管構造をもつ機材を確実に滅菌することが可能であるが，毒性が高く滅菌工程後のエアレーションに時間を要する（50℃で 12 時間以上，60℃で 8 時間以上）ので，高圧蒸気滅菌や後述のプラズマ滅菌を用いることができない場合に用いる滅菌法である．

④2001 年，EOG は発癌物質として「特定化学物質等障害予防規則（2005 年，特定化学物質障害予防規則に改称）」に基づいた管理が義務づけられ，使用機関では作業環境測定等が必要となった．

Ⅳ プラズマ滅菌装置

現在プラズマ滅菌として利用されているのは，「過酸化水素低温プラズマ滅菌（低温プラズマ滅菌）装置」である（**図 2-H-8**）．

1 用途

低温プラズマ滅菌は，滅菌温度が約 45〜55℃，湿度が約 10％の"低温・低湿滅菌"であるので，非耐熱・非耐湿性のカテーテル類，ゴム製品，電子部品を含む精密な医療器具などの滅菌に使用することができる．同様の滅菌物に用いられる EOG 滅菌に比べて毒性が低く（残有毒性がなく），滅菌終了後のエアレーションが必要ないので，安全かつ短時間（28 分〜1 時間程度）での滅菌が可能である．操作が簡単な全自動の「低温プラズマ滅菌システム」が開発，市販されており，医療の分野では欠くことのできない滅菌法の一つになっている．

2 原理

高真空の環境で過酸化水素分子（H_2O_2）を噴霧，拡散させ，そこへ高周波やマイクロ波などのエネルギーを付加すると**プラズマ**が発生する．低温プラズマ滅菌の機序は，過酸化水素本来の殺菌作用とともに，プラズマ発生時に生じる

> **プラズマ**
> 気体の構成原子または分子が電離し，陽イオンと電子に分かれた不安定な状態で，周囲の物質と反応しやすい．

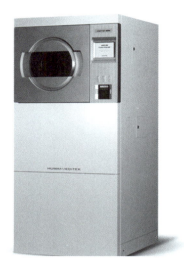

図 2-H-8　プラズマ滅菌装置　プラズテック HMTS-80E（株式会社エムエス）

紫外線とフリーラジカル（・OH ヒドロキシラジカル，・OOH ヒドロペルオキシラジカル）の複合作用によって微生物が死滅する．

3　滅菌の工程（プロセス）

滅菌物を装置内の滅菌チャンバーに入れて密閉すると，次のプロセスで滅菌が行われる．

① 減圧（0.3〜0.5 Torr 程度，1 Torr＝1 mmHg＝0.13 kPa）→② 過酸化水素の注入→③ 過酸化水素分子の気化拡散→④ 高周波による分子励起（プラズマ状態：プラズマ工程）→⑤ 空気置換．

4　使用上の留意点

① 滅菌の主体である過酸化水素を吸着してしまう液体，粉末，セルロース製品（天然繊維の紙類，リネン類）の滅菌には適さない．

② 滅菌物から汚れが十分に除去されていない場合は，汚れにより過酸化水素が十分に到達・作用できず滅菌不良となる可能性がある．洗浄によって汚れを除去したあとは，十分に乾燥してから滅菌操作を開始することが必要である．

I 測光装置

測光装置は紫外可視吸光光度法，赤外吸光光度法，原子吸光分析法，蛍光光度法など，光に基づく分析法を行うときに用いられる．まず，測光装置の理解と応用に必要な光に関する知識を整理する．

Ⅰ 光についての知識

1 光の性質とエネルギー

光は**電磁波**であり，その波長帯によりさまざまな名称でよばれる．**表 2-I-1** は電磁波の種類とその特性をまとめたものである．得られる分析情報は用いる光の波長により異なる．

光は波の性質（波動性）および粒子の性質（粒子性）を併せ持つ二重性を示す，次式に示すエネルギーをもつ光量子（光子）の流れである．

光量子1個のエネルギー　　$E_m = h\nu = \dfrac{hc}{\lambda}$

表 2-I-1　電磁波の種類と波長および分析法

波長	種類	電磁波の吸収/放射に関係する現象と分析法	エネルギー（kcal/mol）
20,000 m 2,000 m 200 m	長波 中波	核スピン現象 ・核磁気共鳴吸収法	$1.4 \times 10^{-9} \sim 1.4 \times 10^{-7}$
50 m 10 m	短波 超短波		$5.7 \times 10^{-7} \sim 2.9 \times 10^{-6}$ $2.9 \times 10^{-6} \sim 2.9 \times 10^{-5}$
1 m 5 mm	マイクロ波	電子スピン現象 ・電子スピン共鳴吸収法	$2.9 \times 10^{-5} \sim 5.7 \times 10^{-3}$
800 nm	赤外線	分子の振動・回転 ・赤外吸光光度法	$5.7 \times 10^{-3} \sim 3.6 \times 10^{1}$
400 nm	可視光線 紫外線	原子・分子の外殻軌道における電子遷移 ・紫外吸光光度法 ・可視吸光光度法 ・炎光光度法 ・原子吸光分析法 ・蛍光光度法	$3.6 \times 10^{1} \sim 7.2 \times 10^{1}$ $7.2 \times 10^{1} \sim 5.7 \times 10^{4}$
0.5 nm 10 pm	エックス線	原子内殻軌道における電子遷移 ・蛍光X線分析 ・発光X線分光分析	$5.7 \times 10^{4} \sim 2.9 \times 10^{6}$
	ガンマ線	原子核反応 ・γ線吸収分析	$2.9 \times 10^{6} <$

エネルギーは各種類の電磁波が表中の波長範囲にあるものとして計算した値を示す．

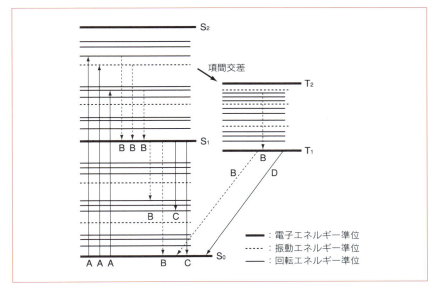

図 2-I-1　光の吸収による分子の励起と発光
A：光の吸収，B：無放射遷移，C：蛍光，D：リン光，S$_i$：一重項状態，T$_i$：三重項状態

光量子1モルのエネルギー　$E = NE_m = Nh\nu = \dfrac{Nhc}{\lambda}$ (J·s·mol^{-1})

〔ν：光の振動数（Hz），λ：光の波長（m），h：プランク定数（6.62×10^{-34} J·s），N：アボガドロ数（6.02×10^{23} mol^{-1}），c：光速度（3×10^8 m·s^{-1}）〕

光のエネルギーは光の振動数に比例し，波長に反比例する．たとえば，400 nm〔ナノメータ（ナノメートル），1 nm=10^{-9} m〕の光量子1モルあたりのエネルギーは次のように求められる．

$$E = \dfrac{6.02 \times 10^{23} \times 6.62 \times 10^{-34} \times 3 \times 10^8}{400 \times 10^{-9}}$$

$\quad = 2.989 \times 10^5$ J·mol^{-1} = 71.44 kcal·mol^{-1}

〔J：Joule（ジュール），4.184 J=1 cal〕

2　分子のエネルギー

分子は電子エネルギー（E_e），振動エネルギー（E_v）および回転エネルギー（E_r）をもち，その全エネルギー（E）は $E = E_e + E_v + E_r$ である．これらのエネルギーには，$E_e \gg E_v \gg E_r$ の関係がある．各エネルギーは E_e が 35～数百 kcal/mol で紫外部から可視部の光に，E_v が数 kcal/mol で赤外部の光に，E_r が 1 kcal/mol 以下で遠赤外部からマイクロ波領域の光に相当する．

分子には，エネルギー準位の異なる多数の分子軌道が存在する（**図 2-I-1**）．さらに，各エネルギー準位の分子軌道には多数の振動エネルギー準位があり，各振動エネルギー準位には多数の回転エネルギー準位が存在する．電子エネルギー準位間のエネルギー差は紫外部から可視部の光エネルギーに対応する．振

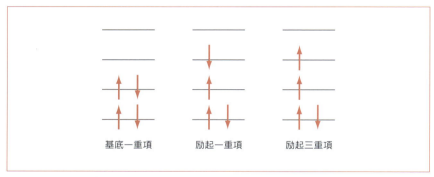

図 2-I-2　分子の励起状態
励起一重項では，遷移した電子と元の軌道に残る電子のスピンは逆である．励起三重項では，遷移した電子と元の軌道に残る電子のスピンは同じである．

動エネルギー準位間のエネルギー差は赤外部の光エネルギーに対応する．また，回転準位間のエネルギー差は遠赤外部からマイクロ波領域の電磁波のエネルギーに対応する．

3　光の吸収

分子中の電子は通常は基底状態であるエネルギーの最も低い電子エネルギー準位の任意の振動・回転エネルギー準位（E_1）に存在する．分子に光が照射されると，電子は光を吸収し，より高い電子エネルギー準位の任意の振動・回転エネルギー準位（E_2）に励起される．この電子遷移では，電子エネルギー準位に加え，振動および回転エネルギー準位も同時に変化する．そのため，エネルギーがわずかずつ異なる多数の遷移が同時に起こり，吸収スペクトルは波長がわずかずつ異なる連続した帯状（バンド）スペクトルになる．吸収される光は基底状態と励起状態間のエネルギー差（$\Delta E = E_2 - E_1$）に相当する波長の光である（$\lambda = Nhc/\Delta E$）．

一方，原子では，振動・回転エネルギーがなく，電子遷移は電子エネルギー準位間のみで起こる．そのため，その吸収スペクトルは分子の吸収とは違い，線スペクトルとなる．

4　励起原子・分子の運命

原子や分子の存在状態には，**図 2-I-2** のように電子スピンの違いから一重項状態と三重項状態があり，通常，原子や分子は基底一重項状態で存在する．原子や分子が励起一重項状態に遷移した場合，この状態はきわめて不安定であり，短時間後には次の①～③のいずれかの過程を経て基底状態に戻る．

　①振動・回転エネルギー準位をもたない原子では，吸収光と同じ波長の光，あるいは吸収光よりも長波長の光を放射しながら基底状態に戻る．この現象は**発光**とよばれ，放射される光は**蛍光**といわれる．吸収光と同じ波長の光放射は共鳴放射または共鳴蛍光とよばれる．共鳴放射のスペクトル線は

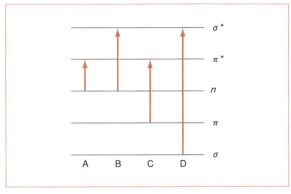

図 2-I-3　分子軌道の種類と電子遷移
A：$n\pi^*$遷移，B：$n\sigma^*$遷移，C：$\pi\pi^*$遷移，D：$\sigma\sigma^*$遷移

表 2-I-2　吸収光の色と余色の関係

吸収光の波長（nm）	吸収光の色	余色（透過光の色）
400～435	紫	黄緑
435～480	青	黄
480～490	緑青	橙
490～500	青緑	赤
500～560	緑	紫赤
560～580	黄緑	紫
580～595	黄	青
595～610	橙	緑青
610～750	赤	青緑
750～800	紫赤	緑

共鳴線とよばれ，ナトリウムなどの金属原子を加熱するときに起こる．
② 分子では，励起状態の電子は，1つには同じ電子エネルギー準位にある最低振動エネルギー準位まで光を放射せずに遷移し，ここから蛍光を放射しながら基底状態に戻る．この遷移では，蛍光エネルギーは吸収光エネルギーよりも小さくなり，蛍光波長は吸収光よりも長波長となる．減少したエネルギーは分子の熱エネルギーや分子同士の衝突エネルギーに変化する．光放射を伴わない低エネルギー準位への遷移は**無放射遷移**とよばれる．もう1つは，基底状態と励起状態のエネルギー曲線が交差する場合，電子はエネルギーを熱として失いながら無放射遷移により基底状態に戻る．
③ 励起一重項状態から項間交差により励起三重項状態に遷移した場合，スピン多重度が異なる状態間の電子遷移は禁止されている．そのため，電子はこの励起状態に長時間止まり，**リン光**を放射しながら基底状態に戻る．

5　光の吸収と分子軌道

分子中の電子は光を吸収し，基底状態の分子軌道から励起状態の分子軌道へ遷移する．分子軌道には，エネルギー準位の異なる結合性軌道のσ軌道およびπ軌道，反結合性軌道のσ^*軌道およびπ^*軌道，ならびに結合に関与しないn軌道がある（**図 2-I-3**）．電子はσ軌道，π軌道，n軌道に存在し，これらの軌道電子はσ電子，π電子，n電子とよばれる．最外側付近の電子は光を吸収してσ軌道からσ^*軌道（$\sigma\sigma^*$遷移），π軌道からπ^*軌道（$\pi\pi^*$遷移），n軌道からσ^*軌道（$n\sigma^*$遷移）またはπ^*軌道（$n\pi^*$遷移）へ遷移する．σ軌道からπ^*軌道，π軌道からσ^*軌道への遷移は禁制であり，起こらない．$\sigma\sigma^*$遷移は最も大きい光エネルギーを必要とし，遠紫外部の光の照射が必要である．$\pi\pi^*$遷移は一般には二重結合をもつ物質において紫外部から可視部の光の照射により起こり，遷移確率が大きく高い分子吸光係数を示す．$n\sigma^*$遷移および

nπ*遷移は遷移確率が小さく，その分子吸光係数は低い．紫外可視スペクトルは電子エネルギー準位間の電子遷移で起こることから電子スペクトルともよばれる．

6　溶液の色

　日光やタングステンランプ（白熱電球）の光は，可視部のすべての光を含む連続スペクトルであり，肉眼的には白色に見える．白色光が可視光線を吸収する物質が溶解した溶液に入射すると，光の吸収が起こり，吸収されない光は透過光となる．白色光から一部の特定の光が吸収されると，残った光は人の目には白色ではなく着色してみえるようになる．このように白色光が溶液を通過するとき，吸収される波長の光は**吸収光**，吸収されずに残った波長の光は**余色**とよばれる．余色が人に特定の色として感じさせる．

　表 2-I-2 は吸収光と余色の関係を示す．

7　発色団と助色団

　分子の発色は分子構造と密接な関係がある．発色を引き起こす原子団は**発色団**とよばれる．発色団はπ結合が存在する二重結合あるいは三重結合をもち，結合に関与しない非共有電子対をもつ原子を含むことが多い．また，発色団の発色に深色効果を及ぼす原子あるいは原子団は**助色団**とよばれる．助色団は非共有電子対をもつ，電気陰性度の大きい原子や電気陰性度の大きい原子を含む極性の大きい原子団が多い．深色効果は吸収波長を長波長側に移動させる効果を意味し，その逆の効果は浅色効果とよばれる．

　電気陰性度は原子が電子を引きつける大きさの定量的尺度であり，この値が大きい原子ほど電子を強く引きつける．酸素，窒素，炭素，水素で比較すると，O（3.5）＞N（3.0）＞C（2.5）＞H（2.1）である（Pauling の電気陰性度）．

II　分光光度計

1　用途

分光光度計は吸光光度法を実施するための装置であり，生体成分のみならず環境物質，食品成分など，さまざまな物質の定性・定量，分子構造の解析などに用いられる．

2　原理

1）光の吸収と Lambert-Beer の法則

　吸光光度法は溶液が光を吸収する性質を利用した分析法である．溶液に強度 I_0 の光が入射すると，光の一部が溶液により吸収され，入射光は強度 I の透過光となり溶液を通過する．溶液が吸収する光の波長は溶解物質に固有であり，物質ごとに異なる．

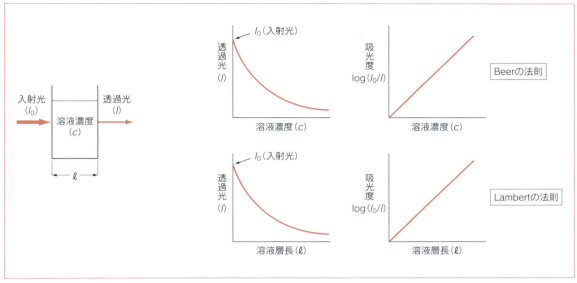

図 2-I-4　Lambert-Beer の法則

透過度は物質の溶液濃度（c）および光が通過する溶液層長（l）と図 2-I-4 のような関係がある．溶液層長が一定条件下では，透過度は溶液濃度が増加するに従って指数関数的に減少する．また，溶液濃度が一定条件下においても，透過度は溶液層長が増加するに従って溶液濃度を変化させたときと同様に減少する．ここで，$\log(I_0/I)$ を縦軸にとり，溶液層長および溶液濃度との関係を求めると，両者の関係は原点を通る直線となる．$\log(I_0/I)$ は吸光度（A）とよばれる．「溶液濃度が一定のとき，吸光度が光の通過する溶液層長に比例する」ことを **Lambert（ランベルト）の法則** とよぶ．また，「光の通過する溶液層長が一定のとき，吸光度が溶液濃度に比例する」ことを **Beer（ベール）の法則** とよぶ．両法則を組み合わせると，「吸光度は光の通過する溶液層長と溶液濃度との積に比例する」という光吸収を取り扱うときの基本法則である **Lambert-Beer の法則** が導かれる．

$$A = \log(I_0/I) = \varepsilon c l \quad \cdots\cdots\cdots(1)$$

図 2-I-4 に示した吸光度と溶液濃度との関係を表す図は検量線とよばれる．通常，吸光度は光が通過する溶液層長を 1.0 cm として測定される．ε は **分子吸光係数**（L・mol^{-1}・cm^{-1}）または **モル吸光係数** とよばれ，$l = 1.0$ cm のとき，1 mol/L 溶液が示す吸光度を表す．しかし，1 mol/L 溶液の調製は物質の溶解度から困難な場合が多く，一般には希薄溶液を調製し，その吸光度から算出される．また，透過光の入射光に対する百分率は **透過率**（$T\%$）とよばれる．

$$T\% = I/I_0 \times 100 \quad \cdots\cdots\cdots(2)$$

式（1）と式（2）を組み合わせると，吸光度と透過率との関係を表す次式が得られる．

$$A = 2 - \log T\% \quad \cdots\cdots\cdots(3)$$

透過度と吸光度

透過度（T）：入射光あたりの透過光の強度（I/I_0）
吸光度（A）：溶液に吸収される光の量（$\log(I_0/I) = -\log T$）

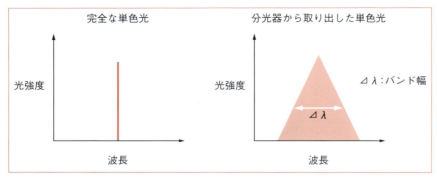

図 2-I-5　分光器から取り出した単色光（出典：日本分光株式会社技術資料より引用）

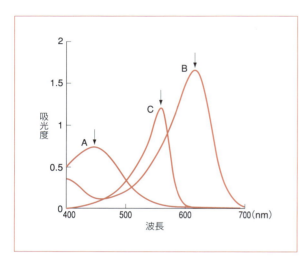

図 2-I-6　着色溶液の吸収スペクトル
A：ブロムクレゾールグリーン溶液（pH 2.4, 黄色），B：ブロムクレゾールグリーン溶液（pH 7.0, 青色），C：フェノールレッド溶液（pH 12.9, 赤紫色）．
矢印（→）は吸収極大波長を示す．
ブロムクレゾールグリーン（BCG）は pH 3.8〜5.4 で変色する pH 指示薬，フェノールレッド（PR）は pH 6.8〜8.2 で変色する pH 指示薬．

　Lambert-Beer の法則は単色光または単色光にきわめて近い光で成立する（**図 2-I-5**）．しかし，光の照射で ① 溶液成分が反応する場合，② 解離や会合する場合，③ 蛍光を発生する場合，④ 濁りが生じる場合には成立しない．
　吸光度は式（3）から 0〜∞ の値をとりうるが，吸光度が大きい領域では透過光強度が著しく小さくなり，吸光度の正確な測定はむずかしくなる．現在では吸光度の測定範囲は －6〜6 くらいまで可能な機器が市販されている．
　物質の光吸収に基づく測定法は**吸光光度法**あるいは**分光光度法**とよばれる．

2）測定波長の選択

　吸光光度法では，測定に用いる波長の選択が必要である．測定波長は次のように選択する．
　①空試験溶液（盲検）を対照として試験溶液の吸収スペクトルを測定する．
　②吸収スペクトルの吸収極大波長を測定波長として選択する．
　図 2-I-6 に水を対照として測定した吸収スペクトルの実例を示す．**吸収極大波長**における測定は感度が最も高く，設定波長が多少ずれても吸光度変化が少

なく，測定誤差が生じにくい．しかし，吸収極大波長において検体中に共存する物質の吸収，または共存物質の反応生成物に由来する吸収が存在するときは，これらの吸収が存在しない波長を選択する必要がある．また，吸収極大波長における吸光度が高すぎる場合にも，吸光度が低くなる波長を選択する．

3）分析方法

濃度既知の複数の標準液を用いて濃度と吸光度との関係を表す検量線を作成し，濃度未知試料の吸光度をこれに照合し，その濃度を求める．

3　種類

試料からの透過光を光電池，光電管，光電子増倍管などで電流に変換する測定法は**光電法**とよばれる．また，測定に必要な光をモノクロメータで選択する測定法は**分光法**とよばれる．最近の装置は回折格子と光電子増倍管を用いる光電分光光度計が多い．光をフィルタで選択する装置は光電光度計とよばれる．

測光方式からは**シングルビーム（単光束）型**と**ダブルビーム（複光束）型**に分けられる．シングルビーム型では，吸光度は対照セルと試料セルに別々に光を照射し測定される．両者の吸光度測定には時間的ずれがあるため，光源あるいは検出器に変動があれば，その影響を受ける．ダブルビーム型では，光束を短時間間隔で通過と遮断ができるチョッパーにより光束を対照セルと試料セルの両方に入射させるため，たとえ光源の強度が多少変動しても吸光度測定はほとんど影響されない．**図 2-I-7** は市販装置の光学系の一例である．

4　構造

分光光度計は多くのメーカーで製造され，市販されている．これらの機器の基本構成は**図 2-I-8** のように，① 光源部，② 波長選択部，③ 試料部，④ 測光部からなる．吸光光度法で用いる測定装置の構成要素を**表 2-I-3** に示す．

1）光源部

光源部は測定に必要な光を供給する．光源は紫外吸光光度法では水素放電管，重水素放電管が 180〜400 nm の連続光源として，可視吸光光度法ではタングステンランプ，ハロゲンランプが 320〜3,000 nm の連続光源として用いられる（**図 2-I-9**）．水素放電管は水素ガスのアーク放電により，重水素放電管は重水素ガスのアーク放電により，連続スペクトルを放射する．重水素放電管の紫外部領域の放射強度は水素放電管に比べ 3 倍程度大きい．ハロゲンランプはタングステンランプに微量のハロゲン族元素を添加封入している．このランプでは，高熱下で蒸発したタングステンがランプ内面のガラス壁に沈着し起こる黒化現象を抑制する工夫がなされており，安定な発光が得られる．

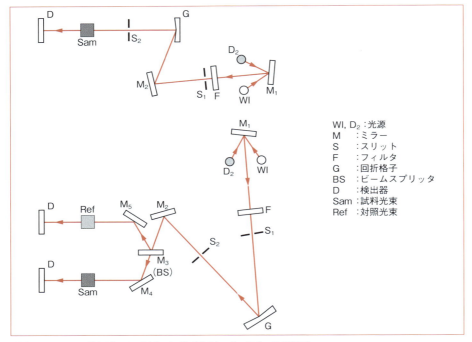

図 2-I-7　シングルビーム（上）とダブルビーム（下）の光学系
（出典：日本分光株式会社技術資料より引用）

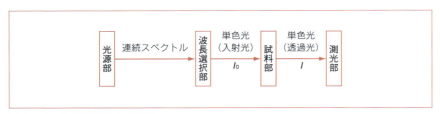

図 2-I-8　分光光度計の概念図

表 2-I-3　吸光光度法で用いる測定装置の構成要素

装置構成部	可視吸光光度法	紫外吸光光度法	原子吸光分析法
光源部	タングステンランプ ハロゲンランプ	水素放電管 重水素放電管	中空陰極ランプ （ホローカソードランプ）
波長選択部	フィルタ ガラスプリズム 石英プリズム 回折格子	フィルタ 石英プリズム 回折格子	石英プリズム 回折格子
試料部*	ガラスセル 石英セル	石英セル	予混合式バーナー 全噴霧式バーナー 黒鉛炉アトマイザ 炭素炉アトマイザ
測光部	光電池 フォトダイオード 光電管 光電子増倍管	光電池 フォトダイオード 光電管 光電子増倍管	光電池 フォトダイオード 光電管 光電子増倍管

*原子吸光分析法では，試料原子化部とする

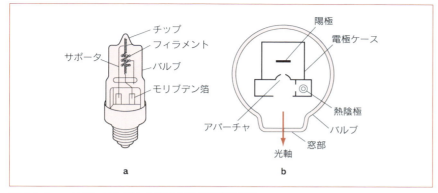

図 2-I-9　ハロゲンランプおよび重水素放電管の構造
a：ハロゲンランプ（ウシオ電機の技術資料より，改変），b：重水素放電管（ミトリカガラスの技術資料より，改変）

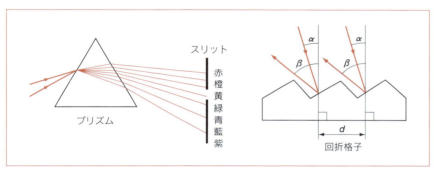

図 2-I-10　モノクロメータによる分光

2）波長選択部

　光源部の光は種々の波長を含む連続光であり，波長選択部はこの光から測定に必要な波長の単色光だけを選択する．この目的には**フィルタ**または**モノクロメータ**が用いられる．

　フィルタは光源の光から特定の波長の光だけを通過させる装置であり，色ガラスフィルタ，干渉フィルタなどがある．フィルタは連続的な波長選択ができず，選択する光の波長ごとにその種類を変える必要がある．

　モノクロメータは光源の光を分散させ，必要な波長の単色光を出口スリットの位置を変え選択する装置であり，**プリズム**および**回折格子**がある（**図 2-I-10**）．プリズムは屈折率が波長で異なることに基づき，波長純度は波長が短くなるほど高まる．その材質は，紫外線の分光では石英製，可視光線の分光では石英製またはガラス製とする．回折格子は光の回折現象に基づき，ガラス平面または金属平面に等間隔（例：1,440 本/mm）で光を反射する溝を刻んだものである．この溝に入射する光は分散され，干渉により同位相の光は強め合い，異位相の光は打ち消し合う．同位相になる条件は次式で表され，光が強め合う角度は波長により異なる．回折格子では，波長純度は 1 cm あたりの溝の数が

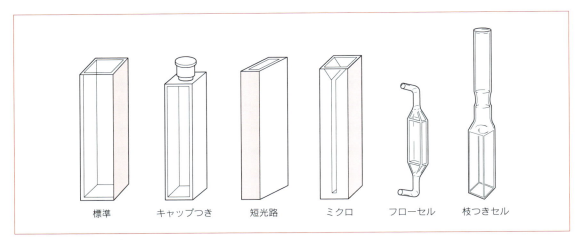

図 2-I-11　分光光度計用のセル

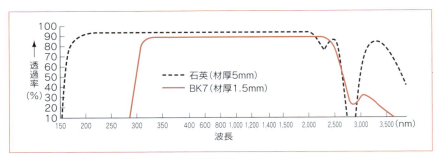

図 2-I-12　石英セルとガラスセルの光の透過率
……：石英セル，──：ガラスセル（ミトリカガラスの技術資料より，改変）

多いほど高まり，波長によらない．

$$n\lambda = d\,(\sin\alpha \pm \sin\beta)$$

〔n：スペクトルの次数（＝1，2，3，…），λ：光の波長，d：回折格子の溝間隔，α：光の入射角，β：光の反射角〕

3）試料部

　ここには測定試料を入れた吸収セルが置かれる．セルには，角型，試験管型などがある（図 2-I-11）．溶媒が揮発性のときには，摺り合わせの蓋つきセルを用いて溶媒の蒸発を防いで測定する．また，セルは空のままで使用しない．空のセルは内面で光を反射し，正しい吸光度を示さない．

　紫外吸光光度法と可視吸光光度法では材質の異なるセルを用いる．ガラスセルは紫外線を吸収するので，紫外吸光光度法では，おおむね200～1,300 nmの範囲の測定ができる石英セルを用いる．可視吸光光度法では，石英セルおよび340～1,200 nmの範囲で測定できるガラスセルの両方が使用できる．図 2-I-12 は，石英セルとガラスセルの光の透過率と波長の関係を示す．

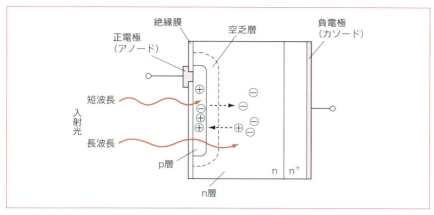

図 2-I-13 フォトダイオードの構造（浜松ホトニクスの技術資料より，改変）

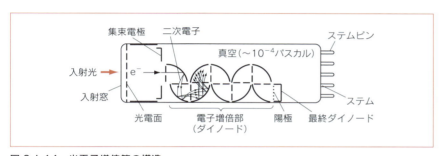

図 2-I-14 光電子増倍管の構造
ヘッドオン型光電子増倍管（ボックス型ダイノード）の断面図（浜松ホトニクスの技術資料より，改変）

4）測光部

　試料溶液からの透過光はフォトダイオード，光電池，光電管，光電子増倍管などで電流に変換される．フォトダイオードはp型半導体とn型半導体からなり，pn接合部への光照射により半導体中に電子正孔対が生じ，これらがキャリアとなり電流が流れる（**図 2-I-13**）．光電子増倍管は光を電子に変換する陰極，集束電極，電子増倍部，電子を捕捉する陽極からなる（**図 2-I-14**）．陰極は電子を放出しやすいアルカリ金属を主成分とする化合物で被覆され，ここで光は光電効果により光電子に変換される．陰極から放出された電子は陰極よりも高電位のダイノードに引かれ衝突し，二次電子を放出させる．この二次電子はさらに高電位のダイノードに引かれ衝突し，より多くの二次電子を放出させる．この電子の衝突および二次電子の放出が10回ほど繰り返されると，最初の電子は100万倍ほどに増倍される．増倍された電子は陽極に達し大電流となる．

> **ダイオードとダイノード**
> **ダイオード**：電気の流れを一方向のみにする電子部品．
> **ダイノード**：光電子増倍管の電子増倍部．入射した光を二次電子として増倍する．

5 使用上の留意点

1) 機器の設置場所
①強い振動や衝撃がなく，日光が当たらない，高温・高湿度にならない場所に設置する．
②腐食性のガスが発生しない場所に設置する．

2) セルの洗浄と保管
洗浄は中性洗剤で行うが，汚れが落ちにくいときにはエタノールなどの有機溶媒，濃塩酸，濃硝酸を使用する．洗浄に際して，セル表面はガーゼや脱脂綿で軽く拭き取り，傷をつけないようにする．

セルは頻繁に使用するときには，洗浄後に蒸留水，塩酸，または有機溶媒に浸けておき，測定時に使用する溶媒ですすぐ．長期間使用しないときは，洗浄後，蒸留水ですすぎ室温で乾燥し，ほこりが入らない容器で保管する．

3) セルブランクの確認
用いる複数のセルが同じ吸収を示すかどうかを確認する．確認は1個のセルに精製水を入れ，これを対照に精製水を満たした他のセルの吸光度を測定する．吸光度が0.001以下のとき差はないと考える．

4) セル光路長の確認
セルの光路長が10.0 mmになっているかどうかは，重クロム酸カリウム溶液の吸光度を測定することにより確認できる．この溶液の吸光度および透過率の波長による変化は表2-I-4のとおりである．この溶液を満たしたセルの吸収極大波長付近の370 nmにおける吸光度が0.995であれば，セルの光路長は$10.0 \times 0.995/0.987 = 10.08$ mmと計算される．

5) 波長目盛りの校正
波長目盛りの校正は，波長が既知の線スペクトルを放射する水素放電管，重水素放電管あるいは低圧水銀放電管を光源に用いて行う．まず，これらの光源から放射される波長が確定されている線スペクトルの前後の狭い波長範囲の吸光度を測定し，波長と吸光度との関係をプロットする．右側および左側の直線部分を延長したとき，2本の直線が交差した点が線スペクトルの波長（λ_1）を示す（図2-I-15）．これが既知の線スペクトルの波長（λ_2）とずれているときには波長目盛りの調整が必要である．

表 2-I-4　重クロム酸溶液の分光学的特性

（測定温度：25℃）

波長 (nm)	透過率 (%)	吸光度	波長 (nm)	透過率 (%)	吸光度
220	35.8	0.446	340	48.3	0.316
230	67.4	0.171	350	27.6	0.559
240	50.7	0.295	360	14.8	0.830
250	31.9	0.496	370	10.3	0.987
260	23.3	0.633	380	11.7	0.932
270	18.0	0.745	390	20.2	0.695
280	19.4	0.712	400	40.2	0.396
290	37.3	0.428	420	75.1	0.124
300	70.9	0.149	440	88.2	0.054
310	89.5	0.048	460	96.0	0.018
320	86.4	0.063	480	99.1	0.004
330	71.0	0.149	500	100	0.000

重クロム酸溶液：容量分析用標準試薬の$K_2Cr_2O_7$を 0.0303 g とり，0.05 mol/L 水酸化カリウム溶液に溶解して 1,000 mL とする．
（山本勇麓：比色分析．共立出版，1975，p.21 より，改変）

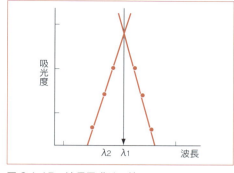

図 2-I-15　波長目盛りの校正
λ_1：測定で得られた線スペクトル波長，λ_2：光源ランプの線スペクトル波長

Ⅲ 蛍光光度計

1 用途

　蛍光分析法は感度が高いこと，選択性に優れていることから微量成分の定量に応用されるようになり，現在では生体成分のみならず，環境物質，食品成分の分析から生化学，特にアミノ酸分析，蛋白質の高次構造研究などに広く用いられている．物質から放射される蛍光の測定に基づく蛍光光度法を行うための機器が蛍光光度計あるいは蛍光分光光度計である．

1）蛍光とリン光

　基底状態から種々の振動・回転準位の励起一重項状態に遷移した電子が励起状態における最低の振動準位まで無放射遷移し，ここから基底状態の種々の振動・回転準位に遷移するとき**蛍光**が放射される．多くの物質は吸収した光エネルギーの一部を熱エネルギーとして失うため，蛍光波長は吸収光よりも長波長になる．また，電子が項間交差により励起一重項状態から励起三重項状態に遷移した場合には，分子は**リン光**とよばれる光を徐々に放射しながら基底状態に戻る（→ p.74〜75）．蛍光は物質に光が照射されているときにだけ放射され，リン光は物質への光照射が停止されたあとにも放射される．残光時間は蛍光では 10^{-8} 秒よりも短く，リン光では 10^{-4} 秒よりも長い．**図 2-I-16** および**図 2-I-17** に蛍光とリン光が放射される違いを示した．

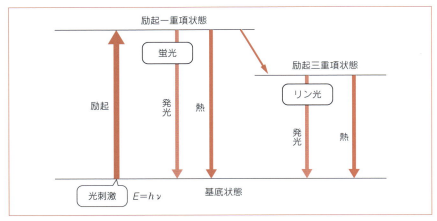

図 2-I-16　発光の種類とエネルギー（出典：日本分光株式会社技術資料より引用）

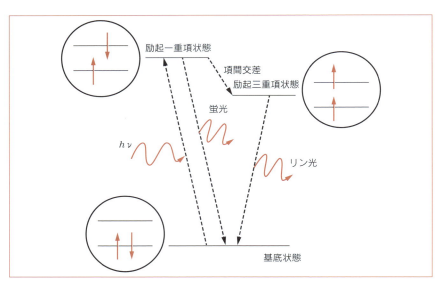

図 2-I-17　蛍光とリン光の違い（出典：日本分光株式会社技術資料より，改変）

2）励起スペクトルと蛍光スペクトル

励起スペクトルは蛍光波長を固定し，励起波長と蛍光強度との関係をプロットしたものである．また，**蛍光スペクトル**は励起波長を固定し，蛍光波長と蛍光強度との関係をプロットしたものである．通常は最大蛍光強度を示す波長を励起波長と蛍光波長に選択する．

3）蛍光強度と溶液濃度

図 2-I-18 のように，励起光の照射面積を A，励起光が通過する溶液層長を l，溶液濃度を c とすると，蛍光強度は蛍光物質濃度と次のような関係にある．

$$E_\mathrm{p} = ABI_0 acl \left\{ 1 - \frac{acl}{2!} + \frac{(acl)^2}{3!} \cdots \cdots \right\}$$

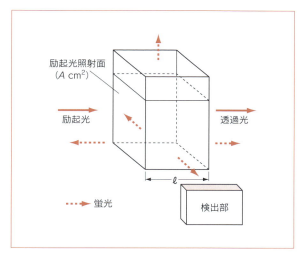

図 2-I-18 蛍光光度法の測定原理

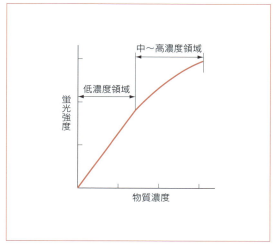

図 2-I-19 蛍光光度法の検量線
蛍光強度は蛍光物質濃度が同じでも測定機器の種類によって異なる.

溶液濃度 c が小さいときには，右辺の第 2 項以降は無視できるので，
$$E_p = ABI_0 acl = K\phi I_0 acl$$
〔E_p：蛍光強度，B：定数，I_0：励起光強度，a：被測定物質に固有な定数，ϕ：蛍光量子収率（発光した蛍光光量子の数/吸収した励起光量子の数）〕

ここで，A，B，I_0，a，l，K，ϕ は測定対象および測定装置に依存する定数である．蛍光強度は測定物質が低濃度のときは蛍光物質濃度と直線関係を示し，測定物質が高濃度になると，両者の直線関係は失われる（**図 2-I-19**）．直線濃度領域では，c が小さくなると E_p が小さくなるので，蛍光の検出は困難になる．そのため，市販の測定装置は放射強度の大きい光源を用い励起光強度 I_0 を増大させ，E_p を高めている．また，蛍光試薬を用いて量子収率の高い蛍光物質への誘導も感度を高める手段として行われる．吸収光エネルギーの一部は内部転換などで失われるため，量子収率は 1 未満の値となる．光照射により直接蛍光を発する物質は少なく，蛍光試薬で蛍光物質に誘導することが一般的である．<u>蛍光光度法は蛍光強度の絶対値を測定するため，吸光光度法よりも高感度で特異的である</u>．

4）蛍光強度の影響因子

蛍光物質の蛍光は種々の要因で変化する．特に蛍光強度を低下させる作用は**消光作用**とよばれ，次のような要因が知られている．

① 濃度消光：蛍光物質濃度が高くなると，放射蛍光が基底状態の分子により吸収され，蛍光強度は低下する．このような現象は濃度消光とよばれる．
② 常磁性イオンによる消光：Fe^{3+}，Ni^{2+}，Cr^{3+}，Cu^{2+} などの常磁性イオンにより蛍光強度は低下する．

蛍光試薬
蛍光をもたない分析目的成分と反応して蛍光物質を生成させる．蛍光物質に誘導するためには，蛍光修飾試薬（蛍光ラベル化剤）および溶媒が必要である．蛍光修飾試薬は蛍光をもたないが，分析目的物質と結合し蛍光を発する物質を生成する．蛍光分析には発光をもたないか，または精製されたきわめて低蛍光の溶媒を使用する必要がある．

無蛍光溶媒
2-プロパノール（イソプロパノール），2-メチル-1-プロパノール（イソブタノール），シクロヘキサン，N,N-ジメチルホルムアミド，ヘキサン，ベンゼン，メタノール

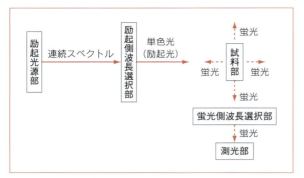

図 2-I-20 蛍光光度計の概念図

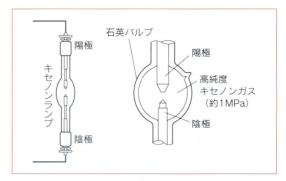

図 2-I-21 キセノンランプの構造
（浜松ホトニクスの技術資料より，改変）

③溶媒による消光：蛍光強度は溶媒の種類で変化し，消光作用は結合エネルギーが大きい分子からなる溶媒において著しい．
④溶存酸素による消光：溶存酸素は励起一重項状態から励起三重項状態への遷移（項間交差）を容易にし，蛍光強度を低下させる．

5）分析方法

濃度既知の標準液を用いて濃度と蛍光強度との関係を表す検量線を作成し，濃度未知試料の蛍光強度をこれに照合し，その濃度を求める．

2　構造

蛍光測定装置は，①励起光源部，②励起側波長選択部，③試料部，④蛍光側波長選択部，⑤測光部からなる（**図 2-I-20**）．蛍光光度法では，励起光と蛍光の波長が異なるため，励起側と蛍光側の両方に波長選択部が必要になる．波長選択部がフィルタの装置を**蛍光光度計**，モノクロメータの装置を**蛍光分光光度計**とよぶ．

1）励起光源部

蛍光強度が励起光強度に比例することから，光源には放射強度の大きい水銀ランプまたはキセノンランプが用いられる．水銀ランプには低圧，高圧，超高圧水銀ランプがあり，線スペクトルを放射する．キセノンランプ（**図 2-I-21**）は数気圧のキセノンガスを封入したものであり，紫外部から赤外部に至る波長領域の連続スペクトルを放射する．

2）励起側波長選択部

モノクロメータ（プリズム，回折格子）あるいはフィルタを用いて分光し，単色光の励起光を得る．

3）試料部

試料セルは4方向が透明で無蛍光の石英セルを用いる．ただし，励起光が可視部のときにはガラスセルも使用できる．

4）蛍光側波長選択部

一方向から試料に照射された励起光は蛍光として全空間に放射される．蛍光は励起光の混入を避けるため，励起光の光路と直角方向でモノクロメータまたはフィルタで分光される．

5）測光部

蛍光側波長選択部で分光された蛍光は光電子増倍管で電流に変換される．

3　使用上の留意点

①蛍光強度はpHにより影響されるので，測定溶液のpHは一定に保つ．
②蛍光強度は温度の上昇により低下するので，測定中の温度は一定に保つ．
③蛍光強度が時間により変化するものがあるので，蛍光の安定性を検討する必要がある．
④共存塩類は消光作用を示すので，その妨害作用について検討する必要がある．
⑤蛍光強度は測定装置の種類で異なる相対値であり，他装置のデータとは比較できない．
⑥濃度が高すぎると，励起光が溶液内部まで届かなくなり，蛍光強度と蛍光物質濃度との直線関係はなくなる．
⑦試薬の純度が低い場合，不純物が蛍光を発したり，消光作用を及ぼすことがある．

Ⅳ 原子吸光光度計

1　用途

原子吸光分析法は加熱燃焼によっても消滅しない金属元素のみを測定対象とし，生体のみならず環境，食品など，さまざまな試料の分析に広く用いられている．ガス燃焼による加熱で原子化された試料中の金属原子により起こる光の吸収を測定し，分析するための機器が**原子吸光光度計**である．

2　原理

1）金属化合物の原子化

原子化した原子にこれと同じ元素から放射されたスペクトル線を照射すると，**原子吸光**とよばれる光吸収が観測される．原子吸光分析法では，試料中の金属化合物を解離，原子化する必要がある．霧状にされた金属化合物を含む試

表 2-I-5　フレームにおける基底状態と励起状態の原子数比

族	元素	共鳴線 (nm)	N/N_0 2,000 K	N/N_0 3,000 K	N/N_0 4,000 K
IA	Li	670.8	4.3×10^{-5}	1.6×10^{-3}	9.3×10^{-3}
	Na	589.0	9.8×10^{-6}	5.8×10^{-4}	4.4×10^{-3}
	K	766.5	1.7×10^{-4}	3.8×10^{-3}	1.8×10^{-2}
	Cs	852.1	4.3×10^{-4}	7.1×10^{-3}	2.9×10^{-2}
IIA	Mg	285.2	3.2×10^{-11}	1.5×10^{-7}	9.8×10^{-4}
	Ca	422.7	1.2×10^{-7}	3.5×10^{-5}	6.0×10^{-4}
	Sr	460.7	4.9×10^{-7}	8.9×10^{-5}	1.2×10^{-3}
	Ba	553.6	6.7×10^{-6}	5.1×10^{-4}	4.5×10^{-3}
VIB	Cr	357.9	2.2×10^{-9}	1.8×10^{-6}	5.2×10^{-5}
VIIIB	Fe	372.0	4.8×10^{-9}	3.0×10^{-6}	7.6×10^{-5}
	Co	240.7	1.2×10^{-13}	2.6×10^{-9}	3.8×10^{-7}
	Ni	232.0	4.0×10^{-14}	1.3×10^{-9}	2.2×10^{-7}
IB	Cu	324.8	4.7×10^{-10}	7.6×10^{-7}	3.1×10^{-5}
IIB	Zn	213.7	6.9×10^{-15}	5.2×10^{-10}	1.4×10^{-7}
	Cd	228.8	6.4×10^{-14}	2.3×10^{-9}	4.4×10^{-7}

N_0：基底状態の原子数，N：励起状態の原子数，K：ケルビン

料溶液がガスのフレームで加熱されると，溶媒が蒸発し，金属化合物は気化し，ガス状分子となる．さらに，このガス状分子は解離し基底状態の中性原子となる．原子吸光分析法を実施するためには加熱は基底状態の金属原子を生成させるだけでよいが，さらに加熱を続け温度を上昇させると，一部の中性原子の電子はエネルギーがより高い原子軌道に励起される．加熱温度がさらに高まると，中性原子のイオン化も同時に起こる．フレーム中に存在する基底状態と励起状態の金属原子数の比は加熱温度に依存する（**表 2-I-5**）．

2）原子吸光における光吸収の法則

原子化原子が存在するフレーム層に照射された入射光（I_0）は原子により吸収され，透過光（I）となりフレーム層を通過する．このときの吸光度は次のように表される．

$$\log(I_0/I) = Kcl$$

（K：吸光係数，c：溶液濃度，l：光が通過するフレーム層の長さ）

このように原子吸光分析法でも溶液と同様にLambert-Beer類似の法則が成立する．吸光度はフレーム中に存在する基底状態の原子数に比例する．フレーム中の原子数は試料の供給速度，ガス圧，ガス流速，試料中の物質濃度に依存する．

3）原子吸光スペクトルの特性

一般に溶液中の分子は広い波長範囲の光を吸収するが，原子化金属の吸収光

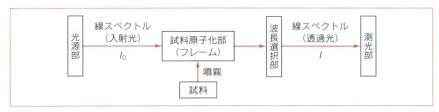

図 2-I-22　原子吸光光度計の概念図

は 0.002 nm 程度の非常に線幅の狭い線スペクトルである．そのため，個々の金属元素に固有な線スペクトルの吸収だけが検出できれば，他物質の吸収スペクトル線と重なる可能性はきわめて低く，選択性の高い測定が可能となる．

しかし，光源がタングステンランプや重水素放電管の場合，技術的に得られるスペクトル線幅は 0.1 nm くらいが限度である．そのため，これらの光源からの単光色では，すべての線スペクトルがフレーム中で吸収されても透過光と入射光の強度にはほとんど差はなく，入射光（I_0）と透過光（I）の強度比（I_0/I）は 1 に近く，分析に必要な吸光度値は得られない．そのため，原子吸光分析法では線幅のきわめて狭いスペクトル線を放射する<u>中空陰極ランプ（ホローカソードランプ）</u>が光源に用いられる．

4）分析方法

試料濃度は検量線法，標準添加法または内標準法により測定される．

3　種類

原子吸光光度計は，試料の原子化方式からはフレーム法とフレームレス（ファーネス）法があり，また，共存物質によるバックグラウンドの補正方式からは重水素ランプ法，偏光ゼーマン法，高速自己反転法などがある．

4　構造

原子吸光光度計は，① 光源部，② 試料原子化部，③ 波長選択部，④ 測光部からなる（**図 2-I-22**）．

1）光源部

光源の中空陰極ランプ（**図 2-I-23**）には，低圧の不活性ガスとともに陽極および中空円筒状の陰極がガラスまたは石英製の窓を備えたガラス管に封入されている．陰極は測定金属またはその合金からなり，このランプの放電で陰極から放出された電子が不活性ガスの原子に衝突し，原子をイオン化させる．イオン化原子は陰極に衝突し，金属原子を気化させる．気化した原子は電子との衝突により励起され，金属元素特有の線幅のきわめて狭いスペクトル線を放射しながら基底状態に戻る．

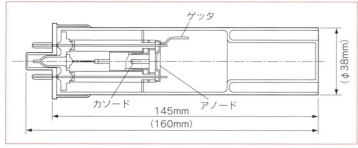

図 2-I-23 中空陰極ランプ（ホローカソードランプ）
（日立製作所の技術資料より，改変）

表 2-I-6 フレーム形成ガス

可燃ガス	支燃ガス	温度（℃）
プロパン	空気	1,925
プロパン	酸素	2,776
水素	空気	2,050
水素	酸素	2,660
アセチレン	空気	2,300
アセチレン	酸素	3,110
アセチレン	亜酸化窒素	3,000

（氏平祐輔：化学分析．昭晃堂，1993，p.94 より，改変）

$Ar + エネルギー \rightarrow Ar^+ + e^-$（Ar：アルゴン）
$Ar^+ \rightarrow$ 陰極に衝突 $\rightarrow$ 金属原子 M の気化・励起
励起金属原子 M $\rightarrow$ 金属原子 M ＋ 発光

2）試料原子化部

フレーム方式およびフレームレス方式がある．

フレーム方式は金属化合物をバーナーのフレームで加熱，原子化させる試料原子化装置と中空陰極ランプから放射されたスペクトル線を照射する光学系からなる．バーナーには全噴霧バーナーと予混合バーナーがある．前者は支燃ガスとともに吸引された試料を直接フレーム中に噴霧し，可燃ガスとともに燃焼させる．後者は支燃ガスで試料を噴霧し，噴霧室で可燃ガスとあらかじめ混合し，これをバーナーヘッドに導き燃焼させる．フレームの燃焼温度は可燃ガスと支燃ガスの組み合わせによる（表 2-I-6）．

分析感度は支燃ガスと可燃ガスの混合比に依存し，最適混合比は元素ごとに異なる．また，フレームの位置で原子分布が異なるので，感度は光の照射位置により変化する．感度は光の通過距離を長くすることで高まるが，バーナーの長さには限度がある．そのため，フレーム中を通過してきた光を鏡で元のフレーム中に何回か反射させ，感度を高めるマルチパス方式がある．

ガスの燃焼によらず試料を原子化するフレームレス方式は，電気加熱方式と冷蒸気方式に分けられる．電気加熱方式は，電流により 2,600～3,000℃に加熱された黒鉛炉または白金などの耐熱性に優れた金属線に試料溶液を付着させ，熱により試料中の被検元素を解離，原子化させる．加熱は酸化を防ぐためにアルゴンまたは窒素を流しながら行う．黒鉛炉原子吸光分析法は，分析感度が多くの金属元素においてフレーム方式よりも格段に高く，少ない試料で ppb 濃度レベルの高感度分析ができる．冷蒸気方式は水銀の分析に用いられる．

3）波長選択部

中空陰極ランプから放射され，フレーム中の原子に照射された線スペクトルから測定に必要な光を選択する．回折格子やプリズムが用いられる．

4）測光部

フレームを透過してきたスペクトル線は光電管，光電子増倍管などで電流に変換される．

5 使用上の留意点

測定に際しては次の事項に留意する必要がある．
① 光源ランプの劣化に注意する．
② スペクトル線の選択：測定に用いるスペクトル線は共存物質の発光に影響されないものを選択する．
③ フレーム形成ガスの選択：フレーム温度は可燃ガスおよび支燃ガスの種類に依存するため，分析金属特性に合ったガスを選択する．
④ ガス圧およびガス流速：フレーム中への試料供給量はガス圧とガス流速により変化するので，これらの条件の選定は重要である．
⑤ バーナーの高さ：分析原子はフレーム中で不均一，非一様に分布するため，吸光度は光束が通過するバーナーの位置により異なる．そのため，吸光度とバーナーの高さとの関係について検討する必要がある．
⑥ 試料粘度：試料粘度は吸引速度や噴霧粒子の大きさに影響するため，試料溶液と標準液の粘度を同程度にする．
⑦ バーナーに付いた汚れは速やかに取り除き，噴霧器ノズルの詰まりや汚れに注意する．
⑧ ガスの漏れがないか注意する．ガスボンベはできるだけ屋外に設置する．

J 顕微鏡装置

1 生物顕微鏡

1 目的，用途

生物顕微鏡とは生物標本を観察するために開発された光学顕微鏡で，対物レンズと接眼レンズからなる結像光学部と，照明装置，コンデンサレンズ，鏡筒，ステージなどから構成されている．

臨床検査の分野では欠くことのできない分析・診断装置であり，病理学的検査，微生物学的検査，血液学的検査，免疫学的検査，尿・糞便等一般検査など多くの分野で利用される共通機器である．

2 光学顕微鏡の種類

光学顕微鏡は大きく，型式による分類と照明方法による分類の2つに分けられる．

1) 型式による分類

正立顕微鏡：試料の上から観察を行う．臨床検査の観察法はほとんどがこれを使用する（図2-J-1）．

倒立顕微鏡：試料の下から観察を行う．細胞培養や生の細胞を取り扱うときに使用する（図2-J-2）．

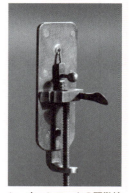

レーウェンフックの顕微鏡
©Jeroen Rouwkema
初めて顕微鏡をつくり，そして生物を観察したのはアントニ・ファン・レーウェンフック（Antonie van Leeuwenhoek，1632～1723年）である．レーウェンフックはオランダの織物商人であったが，趣味としてレンズを磨き，顕微鏡を作製した．その性能は分解能が1.35～4μm，倍率は100～266倍も得られたようである．その観察記録はイギリス王立協会に認められ王立協会の会員となり，一流科学者として迎え入れられた．

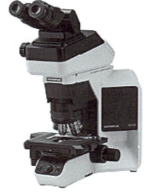

図2-J-1 正立顕微鏡
（オリンパス：BX46，オリンパス提供）

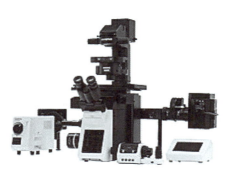

図2-J-2 倒立顕微鏡
（オリンパス：IX83：2 Deck，オリンパス提供）

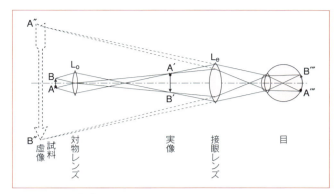

図 2-J-3 顕微鏡の原理

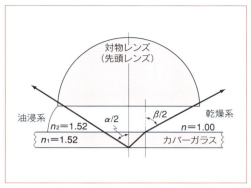

図 2-J-4 対物レンズの開口数

2）照明方法による分類

透過照明法：試料を透過した光を観察する方法で，一般的な生物試料が対象となる．明視野，暗視野，位相差，偏光，微分干渉などの鏡検法がある．

反射照明法：試料に当たって反射した光を観察する方法で，金属や鉱物の観察に利用される．蛍光鏡検法が代表的である．

3　原理

　光学顕微鏡は2つの凸レンズを組み合わせ，試料（標本）を拡大観察するものである．図 2-J-3 に示すように，試料に近い凸レンズ L_o を**対物レンズ**，肉眼に近い凸レンズ L_e を**接眼レンズ**とよぶ．試料は対物レンズで1～100倍まで拡大され，実像 A'B' をつくる．さらに接眼レンズにより8～15倍に拡大され，虚像 A''B'' をつくる．私たちはこの虚像を観察していることになる．

1）倍率

　倍率は物体の大きさと結像した像の大きさの比で表され，対物レンズの倍率に接眼レンズの倍率を乗じたものとして表される．

　総合倍率 (M) ＝対物レンズの倍率 M_o ×接眼レンズの倍率 M_e

2）実視野

　顕微鏡で観察できる試料上の大きさの直径を**実視野**という．

$$実視野 = \frac{接眼レンズの視野数}{対物レンズの倍率}$$

　対物レンズの倍率が小さいほど，また接眼レンズの視野数が大きいほど，実視野は大きくなる．

3）視野数

　標本のどれだけの範囲を観察できるかは，**視野数**によって決まる．実視野は

視野数をそのときの対物レンズの倍率で割った数値にmmをつければよい．

視野数＝実視野の直径（mm）×対物レンズの倍率

4）開口数

開口数（numerical aperture；N. A.）は，対物レンズやコンデンサレンズの性能を決めるのに重要な数値で，分解能や焦点深度，明るさに関係する．対物レンズが光を集められる範囲を開口数という．

開口数（N. A.）＝$n \times \sin\theta$

（n：試料と対物レンズ先端の間の媒質がもつ屈折率で，乾燥系の場合$n=1$，油浸系の場合$n=1.515$，θ：対物レンズに入射する光線のなかで光軸と最大の角度をなす角）

<u>開口数が大きいほど，明るさや分解能に優れ，性能もよく，レンズも明るい</u>（図2-J-4）．

5）焦点深度

焦点深度とは，ピントを合わせた試料の上下（厚さ）にどのくらいの範囲までピントが合ってみえるかを示す数値である．

焦点深度（Δ）＝$\dfrac{n}{2\cdot(N.A.)^2} \times \lambda + \dfrac{n}{M\cdot(N.A.)} \times \dfrac{1}{7}$

（n：試料と対物レンズとの間の媒質の屈折率，M：総合倍率，λ：使用波長，N. A.：開口数）

<u>開口数や総合倍率が大きいほど，焦点深度は浅くなる</u>．開口数の大きな高倍率のレンズを使用すると，分解能は向上するが焦点深度が浅くなるため，コンデンサの開口絞りを絞る方法などが行われる．

6）分解能

分解能は微細なところまで見分けられる能力のことで，標本中の見分けられる2点の最小距離を示す．

$\delta = \dfrac{0.61\lambda}{N.A.}$　（λ：使用波長，N. A.：開口数）

<u>分解能を高めるためには，より波長の短い光を用いるか，開口数を大きくすればよい</u>．

7）作動距離

作動距離とは，ピントを合わせたときの対物レンズの先端と試料表面までの距離をいう．10倍以下の対物レンズでは作動距離が5mm以上なので問題がないが，40倍以上だと0.5mm以下になるため，ピント合わせには注意が必要である．

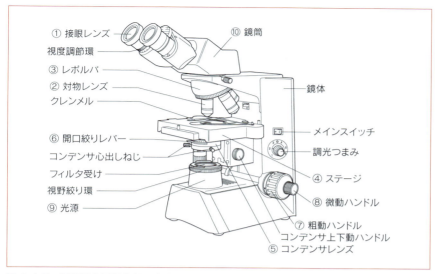

図 2-J-5　顕微鏡主要操作部の名称
①〜⑩は本文の説明（p.97〜105の1)〜10)）に対応．

8) 像の明るさ

像の明るさは光源の輝度に比例する．また，対物レンズの開口数の二乗に比例し，総合倍率の二乗に反比例する．

4　構造

一般的な生物顕微鏡の外観と名称を**図 2-J-5** に示す．

1) 接眼レンズ

接眼レンズは，肉眼で観察するために対物レンズによってできた像を拡大させ，虚像を形成させるという目的をもつ．一般的には×10のレンズが用いられる．接眼レンズは片側あるいは両側に視度調節機能をもっており，左右の眼の視力の違いを補正することができる．また，接眼レンズの前焦点の部分には視野絞りがついており，余分な光をさえぎっている．そこにマイクロメータなどを入れると，目盛りと像が同一焦点で得られることになる．

接眼レンズには肉眼観察用のほかに写真撮影用がある．この場合，フィルム面で実像が結ばれるよう収差補正がしてある．また，機能的分類として，視野絞りがレンズの内側にある内焦点接眼レンズと，外側にある外焦点接眼レンズがある．

2) 対物レンズ

光学顕微鏡の標本情報の取り入れ口で，性能を決定する重要な装置である．**対物レンズ**は収差の補正レベルにより分類される．**収差**とは，レンズによりつくられた像と理想的な像とのズレをいう．レンズの収差には，光の屈折率が波

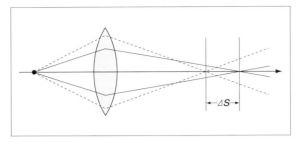

図 2-J-6　球面収差

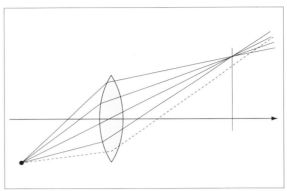

図 2-J-7　コマ収差

長によって違うことにより，ズレて不鮮明になる**色収差**，波長ごとに生じる**単色収差**などがある．色収差には軸上色収差と倍率色収差があり，この収差が残ると像の周辺に色がつく．色収差が除去されることを色消し（アクロマチック）という．

(1) 単色収差

　単色収差は5収差ともいわれ，球面収差，コマ収差，非点収差，像面湾曲，歪曲収差がある．

　球面収差：レンズが球面でできているため起こる収差．レンズの中心付近を通った光は焦点に結像しても辺縁部を通った光が焦点に結像しないため，像は全体的にぼけてしまう．大口径のレンズになるほど，この収差が起こりやすくなる（**図 2-J-6**）．

　コマ収差：レンズの光軸線に斜めに入射する光が1点に集まらないため，像の周辺部の焦点が不鮮明になる．像の周辺が尾を引いた彗星のようになってしまう．球面収差が補正されたレンズの周辺部にみられる現象である（**図 2-J-7**）．

　非点収差：縦の断面で集められた光と横の断面で集められた光が異なる位置に集まるため，上下または左右に伸び縮みする収差．点が棒のようになってしまう．人の眼による乱視は，眼の非点収差による現象である．球面収差とコマ収差を補正してあるレンズで光軸から離れたところの点を結像させると起こる（**図 2-J-8**）．

　像面湾曲：平面物体の像が球面上に湾曲してしまう収差．中心部と周辺部のピントが違ってしまう．したがって，画面中心にピントを合わせると周辺部がぼけてしまい，逆に周辺にピントを合わせると中心部がぼける（**図 2-J-9**）．

　歪曲収差：レンズに入射する光の角度に応じて倍率が異なる収差．よって像の倍率が変わるため，物体と像の形状が相似形にならず，歪んでしまう．物体が糸巻き型または樽型になる（**図 2-J-10**）．

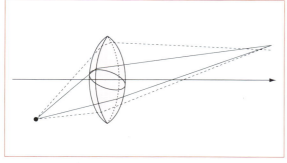

図 2-J-8　非点収差

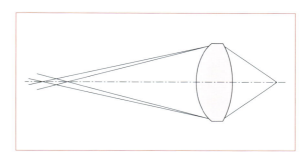

図 2-J-9　像面湾曲

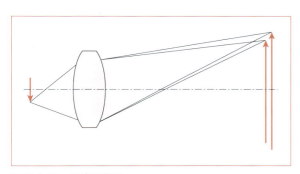

図 2-J-10　歪曲収差

図 2-J-11　軸上色収差

図 2-J-12　倍率色収差

(2) 色収差

　対物レンズの素材であるガラスは，光の波長によって屈折率が異なる．そのため，光がレンズを通ると波長ごとに分散されて，像に色ずれや色のにじみが生じる．これを色収差という．色収差には軸上色収差と倍率色収差がある．

　軸上色収差：波長ごとに焦点距離が異なるため，光軸上の結像位置にずれが生じ，色のにじみが起こる（**図 2-J-11**）．

　倍率色収差：波長によって結像倍率が異なるため，像に色のにじみや色ずれが生じる現象．（**図 2-J-12**）

(3) 収差補正したレンズの種類

　収差補正のレベルの違いにより下記のレンズがある．

　アクロマート：基準波長に対して赤（C線）と青（F線）で補正されている

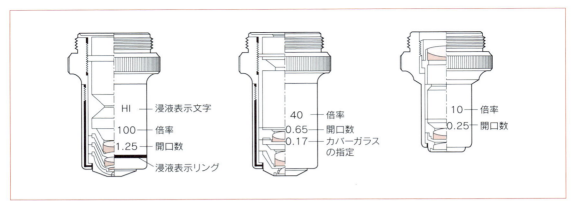

図 2-J-13 対物レンズの構造と表示

表 2-J-1 対物レンズの倍率とカラーコード

倍率	1.25×	2.5×	4～5×	10×	20～32×	40～50×	60～63×	100×
色	黒	茶	赤	黄	緑	青	濃紺	白

表 2-J-2 対物レンズの利用条件とカラーコード

条件	油浸	水浸	グリセリン浸	多重液浸
色	黒	白	オレンジ	赤

レンズで一般観察用である．中心部はピントが合うが周辺部はぼける．
　プランアクロマート：基準波長に対して赤（C線）と青（F線）で補正され，さらに像面湾曲などの諸収差を補正した対物レンズ．視野中心部のみならず周辺部も解像度，コントラストともによい．撮影に適している．
　プランアポクロマート：基準波長に対して赤（C線）と青（F線）と紫（g線）で補正され，さらに像面湾曲などの諸収差を補正した対物レンズ．色収差の補正が可視光全般にわたっており，分解能，色再現性，平坦性などきわめて良好な最高級の対物レンズである．
　また用途の違いにより，落射蛍光用対物レンズ，偏光用対物レンズ，位相差用対物レンズ，そして血液像などの観察のための開口数が0.4を超えるノーカバー対物レンズ，油浸レンズなどがある．油浸レンズは対物レンズと試料の間を指定のオイル（イマージョンオイル）で油浸にして使用する．
　対物レンズには，**図 2-J-13** に示すようにレンズの性能が刻印されている．また，倍率や利用条件とカラーコードは，**表 2-J-1，2** にあるように区分されている．ただし，表示の方法や名称は各メーカーで違いがある．

3）レボルバ

　レボルバは，数個の対物レンズを装着し，回転操作により対物レンズを変換

して倍率を変える装置である．対物レンズは常に光軸上にセットされなくてはならないため，対物レンズを変換する場合には必ずレボルバを持って回転変換しなければならない．

4）ステージ

標本を光軸に対して直角に保持しながら移動させる装置．X軸，Y軸方向のみ移動可能なメカニカルステージや，偏光顕微鏡のように360度回転可能な回転ステージなどがある．

ステージ上にはクレンメルがあり，スライドガラスを固定したり，視野を変えるための移動を行う．

5）コンデンサレンズ

コンデンサレンズは，光源から出た光束を集め標本を強く照射することで対物レンズに合った照明条件をつくり，解像度をよくする働きがある．像の分解能や焦点深度，コントラスト，明るさにも影響を与え，対物レンズの性能を十分に発揮させるのに必要な装置である．コンデンサの性能は開口数，照野，物体距離によって決まる．

（1）開口数

コンデンサレンズの開口数は，使用する対物レンズの開口数と同程度のものが必要である．もし対物レンズの開口数のほうが大きければ，対物レンズの性能を十分発揮することができない．

（2）照野

コンデンサレンズの照明可能な範囲を示す．

（3）物体距離

コンデンサレンズと標本の距離をいう．

コンデンサレンズの種類としては，2枚の凸レンズによる組み合わせで比較的簡易な顕微鏡に利用されているアッベコンデンサレンズと，色収差や球面収差を補正してあるアクロマートコンデンサレンズ，そして球面収差，コマ収差，色収差，像面湾曲まで補正された最高級のアクロマチックアプラナートコンデンサレンズなどがある．また，対物レンズが低倍率のときと高倍率のときを1つのコンデンサレンズで満足させることはむずかしいため，コンデンサの先玉レンズを光路に出し入れすることができるスイングアウトコンデンサもある．対物レンズの性能（➡ p.97）に合わせたコンデンサレンズを選択する必要がある．

6）開口絞りレバー

使用対物レンズの開口数とコンデンサの開口数を合わせる装置．一般に，顕微鏡標本はコントラストが低いため，対物レンズの開口数の70〜80％程度にするのが適当とされている．

7）粗動装置

　標本のピントを合わせるための装置で，対物レンズとステージの間隔を早く調整するときや低倍率での対物レンズのピント合わせに使用する．

8）微動装置

　高倍率の対物レンズでのピント合わせに使用する．正確なピントは，粗動装置と微動装置を使って合わせる．

9）光源

　光学顕微鏡の光源は，以前は低電圧のタングステンランプ（6 V，30 W）が使用されていたが，現在では高輝度で劣化が少なく寿命の長いハロゲンランプ（6 V，20 W）が使用されるようになった．

　ハロゲンガスを電球内に封入し，電球内の温度を200℃以上に加熱すると，蒸発したタングステンとハロゲンが反応しハロゲン化タングステンが生じ，フィラメントに分解付着する．この結果，高輝度で経時変化の少ない光源となる．しかし，ハロゲンランプは高温で使用されるため，放熱の問題が生じる．また，電球の表面が指紋のような油で汚れていると破損の要因になるため，素手で電球を持ってはならない．誤って汚れが付着した場合にはアルコールなどで拭き取る必要がある．

　顕微鏡の照明は試料を一様に照らし，しかも自然な白色光であることが望ましい（図2-J-14）．

　照明法には明視野照明法，暗視野照明法，斜光照明法，落射照明法などがあり，それぞれの目的に合った照明法がある．明視野照明法は一般的な照明法で，そのうち，ケラー照明法は光学顕微鏡の照明法として優れており，現在ほとんどの顕微鏡に採用されている．また，臨界照明法（クリティカル照明法）は低倍率での観察や写真撮影用の顕微鏡に用いられている．

（1）明視野照明法

❶ ケラー照明法

　アウグスト・ケラー（イエナ大学教授，Carl Zeiss 社開発最高責任者）によって発明された照明法で，視野絞りと開口絞りの2つの絞りをもつことが特徴である（図2-J-15）．光源像を対物レンズの後側焦点位置に結ばせ，視野絞り像を標本面に結ばせる．その結果，ムラのない，フレアやゴーストのない照明が可能であり，必要な視野のみ照明できるため顕微鏡写真撮影に適している．

　ケラー照明実現のための条件は下記のとおりである．
　①光源像をコンデンサの焦点面に投影させ，光束が移動しないようにすること．
　②視野絞りが標本面に正しく結像すること．
　③コンデンサの開口絞りの開口径を一様に照明すること．
　④対物レンズの開口数に見合うだけの照明系の開口数があること．

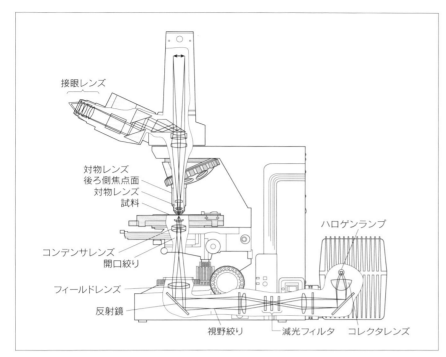

図 2-J-14 顕微鏡（ニコン）の光路図

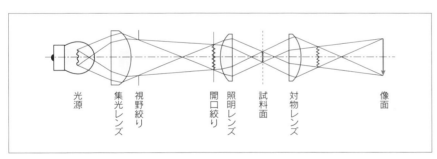

図 2-J-15 ケラー照明法

⑤コンデンサの収差がないこと．
⑥視野絞りと開口絞りが独立して動くこと．

❷ 臨界照明法（クリティカル照明法）

臨界照明法は，平行な光束をコンデンサの開口絞りいっぱいに取り入れて照明し，光源像を標本面に結像させる方法である（図 2-J-16）．

標本上に光源のフィラメントのコイル状の形状が結像した像として現れ，標本面にムラが生じてしまう．臨界照明は，明るく，高コントラストが得られやすいという長所があるが，均一な照明が得られないという短所がある．

(2) 暗視野照明法

光源からの照明光を直接観察するのではなく，標本に入射，反射屈折，散乱

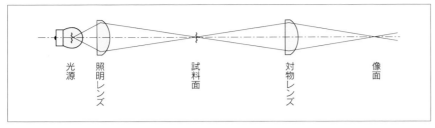

図 2-J-16　臨界（クリティカル）照明法

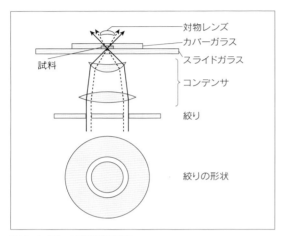

図 2-J-17　暗視野照明法

した光を観察する方法である．きわめて小さい物質や未染色の物質，コントラストの弱い物質など，また免疫組織化学染色の酵素抗体法などに利用され，暗いバックグラウンドのなかに物質が光り輝いてみえる．図 2-J-17 に示すように，入射光の光軸とのなす角をきわめて大きくすると，物体のないときに照明光は対物レンズに入らず，真っ暗である．しかし物体があるとそこで反射・屈折・散乱を起こし，その光が対物レンズを通して観察できる．暗視野照明を行うには暗視野コンデンサが必要である．

暗視野コンデンサを用いる場合に注意しなければならないことは下記のとおりである．

①オイルコンデンサを用いる場合には指定のオイルを用い，コンデンサレンズと標本の間を十分なオイルで満たし，気泡が入らないようにする．
②暗視野コンデンサの開口数は，対物レンズの開口数よりも大きくなければならない．
③暗視野コンデンサの位置はカバーガラスの下面に焦点を結ぶようにする．
④スライドガラスの厚さは 1.2 mm 以下でなければならない．
⑤スライドガラスのゴミは十分除去しておかなければならない．

10）鏡筒

現在では単眼の鏡筒は少なくなり，双眼鏡筒が多くなった．両眼で観察することは，網膜上での像のコントラストがよく，色彩が鮮明で，長時間観察しても疲れが少ない．双眼鏡筒には，瞳孔間隔や左右視度差など個人によって差があるものを調整するための装置（眼幅調節装置，視度調節リング）が備わっている．

5 顕微鏡観察法
1）観察方法

①顕微鏡の電源を入れ，ランプを点灯させる．適当な明るさになるまで調光ダイヤルで光の強さを調節する．

②標本のセット：片方の手でクレンメルの弓状のレバーを開き，標本をセットする．必ず標本面を光軸に対し垂直にセットする．

③ピントを合わせる：双眼式の場合は，眼幅調節装置でもって接眼レンズを両眼の間隔に合わせる．眼幅調節座に眼幅目盛りがついているため，自分の眼幅を記憶しておくとよい．

　次に，視度調節のないほう（通常，右側）の接眼レンズのピントを合わせる．その後，視度調節リングのついている接眼レンズのリングを用いて片方の眼のピントを合わせる．これにより左右視度差を補正することができる．

　標本のピント合わせは，対物レンズとステージにのっている標本の距離をみながら，粗動装置で対物レンズの作動距離よりも少し下げるくらいまで近づける．その後，接眼レンズで標本を観察しながら粗動装置でステージを下げて行う．高倍率の対物レンズの場合，ステージを上げながらピントを合わせると，対物レンズと標本を衝突させ，破損させることがある．最終的には微動装置を用いて正確なピントを合わせる．

④視野絞りの心出し：絞り環を回して視野絞りを最小付近まで絞り込む．コンデンサ上下ハンドルで視野絞り像を標本面に結ばせる．心出しネジ2個を用いて，視野絞り像が視野と同心になるよう調節する．絞り像が視野より少し大きくなるまで絞りを開く（**図 2-J-18**）．

⑤開口絞りの調節：照明系の開口数を調節する．使用対物レンズの開口数と合わせることにより，解像力，コントラストのよい像が得られる．

⑥観察の手順：必ず低倍率から高倍率の対物レンズの順で観察を行う．低倍率レンズから観察する理由は，実視野が広いこと，作動距離が大きいこと，焦点深度が深いこと，像のコントラストがよいことなどがある．いきなり高倍率で観察しようとすると，観察するまで手間と時間がかかる．

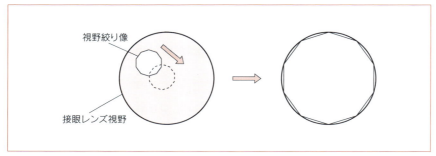

図 2-J-18　視野絞りの心出し

表 2-J-3　カバーガラス

呼び名	厚さ (mm)	使用標本と使用理由
No.0	0.06〜0.12	塗抹標本の永久標本化用．薄いので見え方が塗抹状態に近い
No.1	0.12〜0.17	一般用．封入剤の厚さを含めるとほぼ 0.17 mm．対物レンズ設計時想定している値（対物レンズ表示値）に等しい
No.2	0.17〜0.25	高倍率対物レンズには使用不可．特殊
No.1-S	0.15〜0.18	特殊

注：カバーガラスの厚さ幅が広いが，市販品は正規分布しており大部分がその中央値付近に属している．

2）標本の周辺条件

(1) カバーガラスとスライドガラス

　カバーガラスの正しい選択が重要である．特に対物レンズの開口数が大きい場合，カバーガラスの厚さにより像が崩れてしまう．開口数が 0.65 以上の対物レンズの場合では，最もよい像が得られるカバーガラスの厚さを 0.17 mm としている（表 2-J-3）．No.1 のカバーガラスは 0.12〜0.17 mm で，封入剤の厚みを加えるとほぼ 0.17 mm になる．

(2) 顕微鏡計測法

　顕微鏡計測法は，接眼レンズの前焦点面に置いた接眼ミクロメータの目盛りと標本上においた対物ミクロメータの目盛りを対比させて，標本の目的物の長さを測定する方法である．

❶ 接眼ミクロメータと対物ミクロメータ

　接眼ミクロメータは直径 19 mm，厚さ 1 mm のガラスの中央に 10 mm を100 等分した目盛りが刻まれたもので，接眼レンズの視野絞り上に挿入して使用する．

　対物ミクロメータは 26×76 mm のスライドガラスの中央に 1 mm を 100 等分した目盛りが刻まれたもので，ステージにのせて使用する．

❷ 計測法

　①接眼ミクロメータを目盛り数字が正像となるように接眼レンズの視野絞りのところに取りつける．

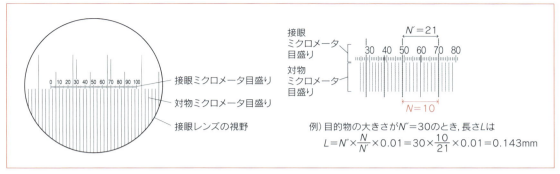

図 2-J-19　顕微鏡計測法

② 対物ミクロメータをステージに取りつけ，焦点調節する．
③ 対物ミクロメータと接眼ミクロメータの目盛り線が一致する 2 カ所の間の目盛り（ピッチ）の数を N（対物ミクロメータの目盛り数），N'（接眼ミクロメータの目盛り数）とすると，接眼ミクロメータの 1 目盛りは次式で表される．

$$\frac{N}{N'} \times 0.01 \text{ mm} \cdots\cdots(この数値を記録しておく)$$

④ 対物ミクロメータと標本を入れ替えることで，標本上の目的物の長さ L を接眼ミクロメータの N'' 目盛りから次式で計算できる（**図 2-J-19**）．

$$L = N'' \times \frac{N}{N'} \times 0.01 \text{ mm}$$

6　生物顕微鏡取り扱い上の注意点

① 顕微鏡に衝撃を与えてはいけない．遠くに移動する場合は箱に入れ，固定して動かないようにする．持ち運びするときはアームと底を両手で持つ．机上に設置する場合には引きずらず，持ち上げて移動させる．
② ほこりがかぶらないようにし，使用しないときは防塵カバーをかぶせる．
③ 対物レンズのレボルバへの取りつけは両手を使用し，対物レンズを落としたり，無理に回してネジ部を傷めてはならない．対物レンズはレボルバを時計回りに回したときに倍率が上がるように取りつける．
④ 対物レンズの変換は，対物レンズをつかむのではなく，必ずレボルバを回転させて行う．対物レンズをつかんで回転させると，対物レンズが緩み焦点が合わなくなったり，レンズが落下することもある．
⑤ ステージへの標本の取りつけは，標本の上下や表裏を間違えないようにする．
⑥ 焦点を合わせるときは低倍率レンズで合わせてから高倍率に変える．また，標本とレンズを破損させないように焦点調節に注意する．
⑦ 接眼レンズを外して対物レンズ射出ひとみを観察する．射出ひとみ内が均

　射出ひとみ

顕微鏡の光学系には「ひとみ」があり，すべての光が均一に通過する部分でヒトの瞳と同じ役割をする．コンデンサ，対物レンズ，接眼レンズにはひとみが 2 つあり，光が入射する側（光源側）のひとみを「入射ひとみ」，射出する側（観察者側）のひとみを「射出ひとみ」という．

一な照明光で満たされていることをみる．開口絞りの絞り忘れやコンデンサの降下，浸液内の泡などを発見することができる．
⑧油浸レンズを使用した場合は，レンズの先についたオイルをクリーニングペーパーで吸い取り，その後専用の洗浄液か無水アルコールをつけたクリーニングペーパーで丁寧に清掃する．
⑨接眼レンズの上面のほこりなどの汚れはブロワーで吹き飛ばして除去する．その後，レンズペーパーなどにエーテルアルコールを染み込ませて清掃する．
⑩顕微鏡は湿気のないところに保管する．長期に保管する場合はレンズのカビ発生を抑えるために湿度管理されたデシケータ内に入れる．

7　顕微鏡の周辺装置

　顕微鏡を用いた観察に必要な周辺装置に画像を記録する写真撮影装置がある．以前は銀塩フィルムによる写真撮影が行われてきたが，現在はデジタルカメラ撮影が主流となっている．同様に生の標本観察・記録のためにも高画像デジタルカメラによる動画撮影を行い，コンピュータによる解析・処理・保存が行われている．また，顕微測光装置は細胞が発する蛍光や透過率を測定するもので，核酸の定量や細胞中のカルシウムイオン濃度の解析を行うことができる．

II 実体顕微鏡

1　目的，用途

　実体顕微鏡は，標本をそのまま大きくして観察することができる．正立像で立体的に水平垂直方向に歪みのない像をつくる．実視野が広いことや作動距離が長いことが特徴である．落射型照明の場合，標本の表面で反射した光を観察するため，生物を生きたまま観察できる．半導体，精密機器，金属などの工業製品の観察に使われるほか，耳鼻咽喉科，眼科，脳神経外科，歯科などにおいて使用されている．臨床検査では，細菌のコロニーや真菌の観察，寄生虫や細胞培養などの観察に，また電子顕微鏡での切片作製の際に用いられている．

2　実体顕微鏡の種類

　実体顕微鏡は，光学系の設計により大きく2つに分けられる．

1）グリノー式光学系

　2つの対物レンズを用いて2つの像を別々につくる．これを2つの接眼レンズでみると3次元の立体像をみることができる．標本の周りの空間が広くとれ，作業性に優れている．コンパクトで深い焦点深度をもち，低価格という長所がある（図2-J-20）．

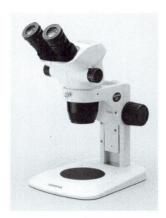
図 2-J-20 グリノー式光学系実体顕微鏡（オリンパス：SZ61，オリンパス提供）

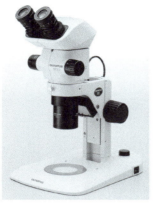
図 2-J-21 ガリレオ式平行光学系実体顕微鏡（オリンパス：SZX7 双眼組合せ，オリンパス提供）

2）ガリレオ式平行光学系

1つの対物レンズを2つの観察光路で共通に使用して観察する方法で，像の平坦性に優れ，高倍率，開口数が大きく，像が明るくて解像力がよい．インターフェースを設けることにより，TVカメラでのモニタ観察など多彩なアクセサリーを取りつけることができる（**図 2-J-21**）．

III 位相差顕微鏡

1 目的，用途

位相差顕微鏡はフリッツ・ゼルニケによって発明された顕微鏡で，生きた細胞や微生物などの無染色の標本の観察に用いられる．ヒトの目は色や明暗の差を識別することはできるが，これらに差のない物体を識別することはできない．光は物体を透過することで波長や明暗が変化するため，それを目で識別できる．無色透明の物体の場合でも，物体の屈折率が周りの屈折率と異なっていれば光が透過するときに位相がずれるため，目でみることが可能となる．

2 原理

位相差とは**図 2-J-22** に示すように，仮に水とガラスそれぞれに同じ光を通すと，屈折率の差からガラスを透過した光は，水を透過した光とズレが生じる．これを**位相の差**という．この位相の差を利用して無色透明な標本を観察する方法である．

位相差照明法は，物体の屈折率の違いと厚さの違いからなる光の伝搬速度が異なることを利用し，波長の位相のズレを観察する方法である．ズレを大きくして観察しやすくするために**位相板**が使われる．通常，1/4波長を進める方法

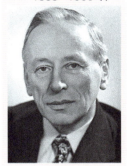
フリッツ・ゼルニケ（Fritz Zernike，1888〜1966年）

フリッツ・ゼルニケはオランダの物理学者で，1953年位相差顕微鏡の発明でノーベル物理学賞を受賞した．反射回折格子を用いて光の位相位置が観測できることを発見し，染色しない透明な標本でもまた生きたままの生物でも屈折率の違いで観察できることを見出した．

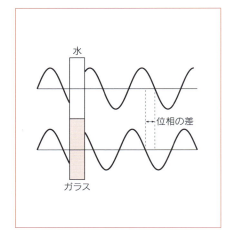

図 2-J-22　位相差

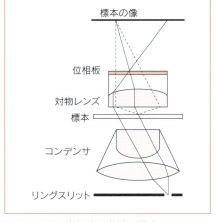

図 2-J-23　位相差顕微鏡の構成

（標本がバックよりも明るくみえる）をブライトコントラストまたはネガティブコントラストといい，1/4波長遅らせる方法（標本がバックよりも暗くみえる）をダークコントラストまたはポジティブコントラストという．図 2-J-23 のように，**リングスリット**から照明された標本は透過する直進光と回折光により像を結ぶ．その直進光と回折光に位相の遅れを与える位相板を対物レンズの後焦点面に置いてある．直進光だけの背景と直進光と回折光が干渉しあった合成波による物体の像との間に，明暗のコントラストが生じるようになる．

3　構造

位相差観察のためには，射出ひとみに位相板が取りつけてある位相差対物レンズと，対物レンズの倍率ごとに対応したリングスリットをもつターレットを備えた位相差コンデンサが必要である（**図 2-J-24**）．また，位相差法のコントラストをよくするため，緑色フィルタを用いる．

4　観察法

①位相差コンデンサのターレットのゼロ孔を用いてコンデンサの開口絞りの心出しを行う．
②位相差対物レンズの倍率に対応したリング絞りを選ぶ．
③心出し望遠鏡を用いてリング状絞りを心出しして位相リングに一致させる（**図 2-J-25**）．

5　位相差顕微鏡取り扱い上の注意点

①対物レンズとコンデンサレンズの組み合わせを正しくする．
②対物レンズごとに位相板の位相合わせを行う．
③標本に合った位相板を選択する（ネガティブか，ポジティブか）．

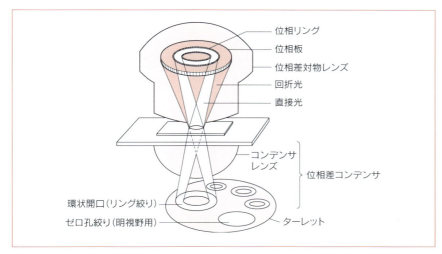

図 2-J-24 位相差法

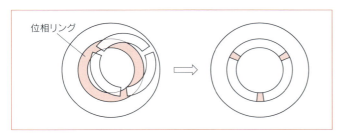

図 2-J-25 位相リングの調整

④JIS規格に合ったスライドガラス，カバーガラスを用いる．
⑤標本と封入剤の屈折率が大きく違ったり，位相差の大きすぎる標本や厚い標本の場合，位相差像の周囲に明暗の光輪ができるハローという現象が起きてしまう．これを補うため，微分干渉検鏡法が行われている．

Ⅳ 偏光顕微鏡

1 目的，用途

標本には，物質中の光の進み方が一定の物質である等方体と，**複屈折性**である異方体がある．これらを見分ける方法として**偏光**が用いられる．偏光顕微鏡は，複屈折性をもつ岩石や結晶などの固体物質の光学的性質を測定する方法として利用されてきた．臨床検査では，骨や歯，組織線維，アミロイド，中性脂肪，染色体，尿沈渣や尿酸結晶などが複屈折性を有しているため，その観察に使用される．

> **複屈折性**
> 複屈折性とは，光線がある種の物質を透過したときに，その偏光（光の振動方向）によって2つの光線に分けられることをいう．

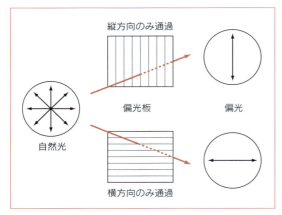

図2-J-26　偏光板の働き

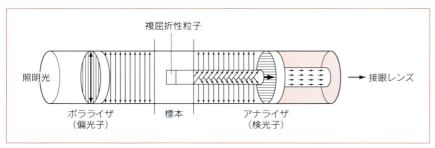

図2-J-27　偏光法（レンズは省略）

2　原理

　光は進行方向に対して垂直な平面内で振動している．普通の光はあらゆる振動面の光が混ざっている．振動面が一方向に限られた光を**偏光**という．自然光から偏光を取り出すには**偏光板**が必要で，偏光板を縦方向に入れると縦方向の光だけが通過し，横方向は消されてしまう（**図2-J-26**）．平面偏光で複屈折性の物質を照らすと，複屈折性物質内では偏光はその物質の固有な2つの振動面に分かれ，異なる速度で進む．光の出口で入射偏光の振動面に対して垂直な平面偏光しか通さないようにすると，複屈折性物質を通過した光だけが観察される．

3　構造

　偏光顕微鏡は，集光レンズの部分にポラライザ（偏光子）を，対物レンズと接眼レンズの間にアナライザ（検光子）を備えた顕微鏡である．ポラライザは入射光から特定の方向にのみ振動する成分だけを透過させて直線偏光させるものである．ポラライザを標本の前の光路に，アナライザを後ろの光路に挿入し，回転させながら偏光効果の大きい位置を決める（**図2-J-27**）．
　ポラライザの振動とアナライザの振動が直交している場合をクロスニコル（直交ニコル）といい，平行している場合を平行ニコルという．

4 観察法

①コンデンサと対物レンズを正しく調整する．
②コンデンサ下部のフィルタホルダにポラライザを，接眼レンズの上にアナライザを取りつける．
③ポラライザとアナライザの偏光面が互いに直角になるようにする．
④ポラライザ，アナライザを回転させて視野が最も暗くなるように調整する．
⑤標本をステージに取りつけ，光る部分を見出す．

Ⅴ 蛍光顕微鏡

1 目的，用途

蛍光顕微鏡は，物質に紫外線や可視光線などの特定の光を照明することで標本から出る**蛍光**を観察するものである．臨床検査では，主に蛍光抗体法での蛍光免疫染色標本の観察に用いられている．また，細胞内のDNAやRNAの観察，生体細胞のカルシウムイオンの動態観察や定量に用いられ，細胞生物学や分子生物学の分野での利用も多い．対象にする物質の大きさが小さくてもその存在を特異的に検出できることや，蛍光の明るさや色を識別できることから，複数の対象を同時に観察することが可能である．

2 原理

物質に外部から紫外線やX線を当てると，特定の波長の光を出す蛍光やリン光の現象が認められる（→ p.85～86）．これは図2-J-28に示すように，物質に紫外線などが照射されると，その物質の原子がエネルギーを吸収することにより電子が基底状態から励起状態に遷移し，その後，安定を保てなくなった電子が光として放出して再び基底状態に戻る．このときに照射する光を**励起光**という．蛍光は励起光が照射されるとすぐに発光し，照射を止めると発光が止まる．リン光は励起光の照射を止めたあともしばらくは発光している．蛍光は励起光の波長よりも長く，退色したり消光したりする．このことから，永久標本はできないことや，電子顕微鏡の標本にならないという欠点がある．また，溶媒や温度，pHなどの蛍光物質の周りの状態によって波長や強度が変化する特徴がある．

3 構造

蛍光顕微鏡は，生物顕微鏡に落射蛍光照明装置を組み合わせたものである（図2-J-29）．

図2-J-30に示すように，光源から出た光はコレクタレンズによって集められ，熱線吸収フィルタや赤色カットフィルタを通り，励起フィルタで標本に当てるのに必要な波長だけを通過させてダイクロイックミラーに入射させる．ダイクロイックミラーは，励起光と蛍光を分離するための光学素子である．短波

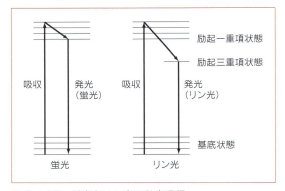

図 2-J-28　蛍光とリン光の発光過程

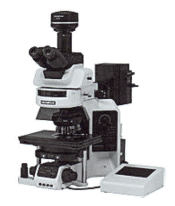

図 2-J-29　蛍光顕微鏡
（オリンパス：BX63，オリンパス提供）

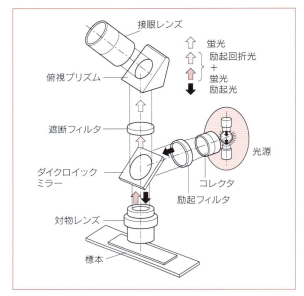

図 2-J-30　落射型蛍光法

長を反射させ，長波長を透過させる特徴をもつ．励起光が入射すると短波長の励起光帯だけが対物レンズに反射し，蛍光の波長は長波長のため全光量がダイクロイックミラーを透過して接眼レンズに達する．

4　観察法

①必要以外は励起光を標本に当てないようにするため，シャッターを閉じる．
②コンデンサを下げてステージの間に遮光シートを取りつける．
③電源を入れ，水銀ランプを点灯させる．明るくなるまで5～10分かかる．
④標本をステージに取りつける．
⑤使用した蛍光試薬に適する蛍光キューブを顕微鏡にセットする．
⑥シャッターを開け，標本上に励起光を照射させると蛍光が発する．
⑦ピントを合わせる．
⑧コレクタレンズのフォーカス調整や励起光の強度調整を行う．
⑨観察を行う．

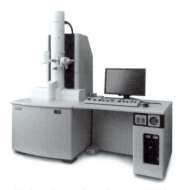

図 2-J-31　透過型電子顕微鏡（TEM）
（日立ハイテクノロジーズ社製：透過電子顕微鏡 HT7700）

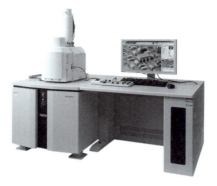

図 2-J-32　走査型電子顕微鏡（SEM）
（日立ハイテクノロジーズ社製：走査電子顕微鏡 SU3500）

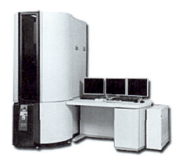

図 2-J-33　走査型透過電子顕微鏡（STEM）
（日立ハイテクノロジーズ社製：走査透過電子顕微鏡 HD-2700）

Ⅵ 電子顕微鏡

1 目的，用途

　1931 年，エルンスト・ルスカは，磁界型電子レンズをつくることに成功し，透過型電子顕微鏡（TEM）を発明した．当初は最高倍率 2 万倍，分解能 50 nm 程度であったものが，改良が加えられ，現在では最高倍率 150 万倍以上，分解能 0.1 nm まで性能が向上している．

　電子顕微鏡は医学生物学の研究法の一つとして，生命の最小単位である細胞の解明に使用されてきた．また，酵素組織化学や免疫組織化学において物質の存在部位や分布の特定に利用されている．さらに新興感染症の出現により，細菌やウイルスなどの発見に欠くことのできない分析・診断装置であり，疾病の診断や治療の開発に寄与している．

2 電子顕微鏡の種類

　電子顕微鏡の種類には，**透過型電子顕微鏡**（transmission electron microscope；**TEM**，**図 2-J-31**）のほか，**走査型電子顕微鏡**（scanning electron microscope；**SEM**，**図 2-J-32**），走査型透過電子顕微鏡（scanning transmission electron microscope；STEM，**図 2-J-33**），分析電子顕微鏡（analytical electron microscope；AEM）などがある．TEM は，生物切片などウルトラミクロトームで超薄切した標本を透過した電子線を電子レンズで拡大する顕微鏡で，光学顕微鏡と同様な構成になっている．SEM は，試料表面上で細く絞った電子プローブを走査して表面の組成や凹凸などの立体的形状を測定するものである．

エルンスト・ルスカ
（Ernst August Friedrich Ruska，1906～1988 年）

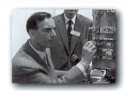

エルンスト・ルスカはドイツの物理学者で 1986 年電子顕微鏡の基礎研究と開発の業績でノーベル物理学賞を受賞した．1931 年ベルリン工科大学においてマックス・クノールと最初の電子顕微鏡（TEM）を開発した．その当時は倍率が 17 倍程度だったがその後改良を加え，2 年後には倍率を 1 万 2,000 倍にまで向上させた．マックス・クノールは走査型電子顕微鏡の開発にも携わっていたが，残念ながらルスカがノーベル賞を受賞したときには没後 17 年が経っていた．

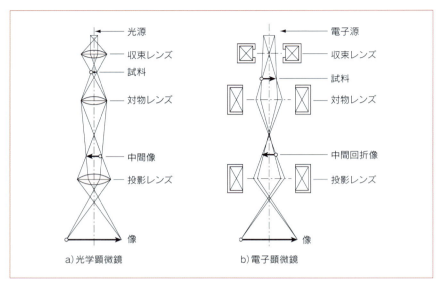

図 2-J-34　光学顕微鏡と電子顕微鏡の構成

3　原理
1）透過型電子顕微鏡（TEM）

透過型電子顕微鏡の光学的な構成は，光学顕微鏡と対比するとわかりやすい（図 2-J-34）．電子顕微鏡は，光学顕微鏡の光源の代わりに電子源が，ガラスレンズの代わりに鉄とコイルでできた電子レンズが用いられている．

(1) 電子線

電子線は，高温に熱せられた物体の表面やX線，紫外線が照射された金属表面から出てくる．透過型電子顕微鏡では，タングステンフィラメントに電圧をかけて高温になることにより，そこから出てくる熱電子を用いる．熱電子は負の荷電粒子のため高電圧がかかることにより加速され，熱電子となる．電子線は，試料を構成する分子や原子によって散乱したり，活性分子の影響を受けやすい．そのため，観察するには試料を十分薄くし，活性分子を排除した真空状態が必要となる．電子の波長（λ）は，ド・ブロイの関係式により加速電圧（V）から求められる．

$$\lambda = \frac{1.23}{\sqrt{V}} \text{nm}$$

(2) 電子レンズ

光学レンズが光束に対して作用するのと同様に，電子束を収束させるために磁界あるいは電界を利用したレンズを電子レンズという．電子レンズは，励磁コイル，ポールピース，磁気ヨークから成り立っている．図 2-J-35 に示すように，コイルは細い銅線が巻かれており，その周りは純鉄の磁気ヨークで被覆されているが，ポールピースの部分で開いている．ヨークからポールピースに

ド・ブロイの関係式

ルイ・ド・ブロイは，電子や陽子，中性子などの粒子には波動性があるということを提唱した．物質がもつ波はド・ブロイ波または物質波といい，その波長をド・ブロイ波長という．光の運動量 p はプランク定数 h（$h = 6.63 \times 10^{-34}$[J·s]）と波長 λ を用いると $p = h/\lambda$ で表される．これを変形すると，$\lambda = h/p$ となる．これに運動量の式 $p = mv$（m：質量，v：速度）を代入すると，
$\lambda = h/mv$
となる．これをド・ブロイの関係式という．
また，電子の運動エネルギー $eV = mv^2/2$ より $p = \sqrt{2meV}$ となるので，これをド・ブロイの式に代入すると $\lambda = 1.23/\sqrt{V}$ となる（m：電子の質量 9.1×10^{-31} kg，e：電気素量 1.60×10^{-19} C，V：加速電圧）．

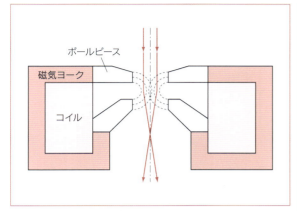

図 2-J-35　電子レンズ

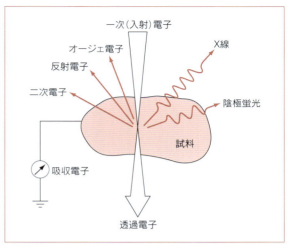

図 2-J-36　一次電子と試料の相互作用

流れ込んだ磁束は，フレミングの左手の法則に従う力を受けて回転，屈折をする．これにより凸レンズと同じように電子線は1点に収斂する．電子レンズにも光学レンズと同様に球面収差，色収差，非点収差などがあり，できるだけぼけを小さく抑える必要がある．非点収差は，レンズをつくる磁場の不均一性やレンズの汚れ，光軸調整の不良などが原因で，屈折がX軸とY軸で異なるために生じる．非点収差があると像は一方向に歪んで観察される．補正にはスティグマトールという補正装置を使う．また，補正は，像観測モードではカーボン膜穴の縁のフレネル縞，回折像モードでは火面の模様を観察しながら行う．

2）走査型電子顕微鏡（SEM）

走査型電子顕微鏡は，電子ビームを二次元走査しながら試料表面の微小領域に照射して，このときに発生した二次電子を検出して CRT（ブラウン管）に映し出す装置である．

電子線を試料に照射した場合，一部は透過するが，二次電子，反射電子，オージェ電子，陰極蛍光，X線などが発生する（**図 2-J-36**）．二次電子は保有エネルギーが小さく，試料表面から発生したものだけが真空中に放出される．この二次電子を検出することにより，凹凸のある試料でも全面に焦点の合った立体像を得ることができる．

4　構造
1）透過型電子顕微鏡（TEM）

透過型電子顕微鏡は，電子銃，対物絞り，電子レンズ（コンデンサレンズ，対物レンズ，投影レンズ），蛍光スクリーンからなる（**図 2-J-37**）．

（1）電子銃

光学顕微鏡の光源に相当するのが電子銃である．電子銃は一般的にヘアピン

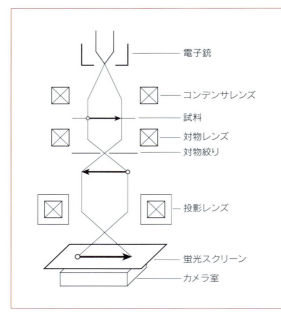

図 2-J-37　TEM の構成

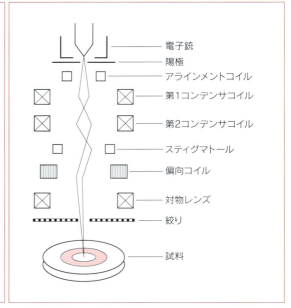

図 2-J-38　SEM の構成

型のタングステンフィラメントが使われているが，最近では，高輝度の LaB_6（六ほう化ランタン）や電界放出型フィラメント（FE 型フィラメント）が用いられている．この FE 型フィラメントの電子ビーム密度は，通常のタングステンフィラメントの約 1,000 倍にもなる．

(2) 照射系

コンデンサレンズの部分を照射系といい，電子銃から発射された電子線を収束して試料に照射するためのものである．

(3) 結像系

結像系は試料透過像の結像と拡大が行われ，対物レンズ，投影レンズなどからなる．対物レンズは透過像の焦点を合わせ，投影レンズで拡大して蛍光板に投影させる．

(4) 観察室とカメラ室

蛍光板に電子線が照射されると電子線によって蛍光が発せられ，像として肉眼で観察できるようになる．蛍光板上の像をルーペで観察し，焦点合わせや写真撮影のための条件設定が行われる．

2）走査型電子顕微鏡（SEM）

一般的な走査型電子顕微鏡の構造を**図 2-J-38** に示す．SEM の本体は電子銃，電子レンズ，電子光学系，試料室からなる．電子銃から放出された電子ビームを電子レンズで縮小して試料面に結像させ，放出する二次電子線を検出する．

(1) 電子銃

走査型電子顕微鏡の電子銃は，電子源からの電子放出の方式により，熱電子放出型と電界放出型（FE）に大別される．FE 型は輝度が高い，電子源径が小さい，放出電子のエネルギー幅が小さいなどの特性をもち，高分解能 SEM の電子銃に使用されている．

(2) 電子レンズ

電子レンズの真下に位置するコンデンサレンズは二次電子像の明るさや電子銃の縮小率を調整するためのものである．対物レンズは最も重要なレンズで，この性能が像の質を決定する．球面収差係数，色収差係数の小さい対物レンズほどよいものといえる．対物レンズには，一般的な対物レンズであるアウトレンズ方式や低収差強励磁対物レンズであるインレンズ方式，そして磁極ギャップを試料に対面させたシュノーケルレンズ方式などがある．

(3) 電子ビームの走査

電子ビームの走査はラスター走査である．観察視野の走査する時間や走査本数などが変えられるようになっている．

(4) 試料室

試料室とは試料を取りつけるための真空チャンバーをいう．試料の移動や傾斜，対物レンズの作動距離の調整などを行うことができる．

5 観察法

1）透過型電子顕微鏡（TEM）

透過型電子顕微鏡の観察手順は，試料の採取→切り出し→固定→脱水→包埋→超薄切→電子染色→観察→記録となる．

2）走査型電子顕微鏡（SEM）

走査型電子顕微鏡の観察手順は，試料の採取→切り出し→固定→脱水→乾燥→導電性の付与→観察→記録となる．SEM は試料表面を観察するため，超薄切は行わない．

VII デジタル撮影装置

1 目的，用途

デジタル撮影装置は，臓器や組織標本を撮影し，画像として客観的な記録とその保存を目的に使用される．たとえば，患部の状態を記録するための撮影，手術時の記録のための撮影，手術時の摘出物の撮影，長期間保管できない染色された組織標本の撮影，電子顕微鏡像の撮影，眼底写真（図 2-J-39），内視鏡像，X 線撮影像，サーモグラフィの撮影などがある．この撮影された画像をもとに，観察や解析，診断などが行われる．ここでは，デジタル撮影装置として，一般的なデジタルカメラをもとに原理，構造・機構について述べる．

試料と電子レンズの位置

アウトドアレンズ方式は電子線が対物レンズを通過したあとに試料が置かれ，信号電子はレンズ下面と試料の間にある検出器で捕集される．このレンズは大形試料や磁性をもつ試料観察に適する．

インレンズ方式は試料を対物レンズの中に入れるため試料サイズが数 mm 角に制限されるが，焦点距離を極限まで小さくすることができるため，超高分解能観察が行える．ただし，試料が磁場の影響を受ける場合には利用できない．

インレンズ方式の欠点を補う方式がシュノーケルレンズ方式である．対物レンズの下に試料を置く方式はアウトレンズと同様だが，焦点距離を短くすることでインレンズと同等の高分解能化とアウトレンズ同等の大形試料観察が可能である．

ラスター走査

電子線描画を行うときに，フィールド全体を電子プローブでラスター状に走査して描画を行う方法である．画面上の座標を指定して点，直線，曲線，面などを直接描画するベクター走査と違い時間がかかるが，描画したパターンの相対的な位置関係が高精度で得られる特徴がある．

電子顕微鏡の標本作製

透過型電子顕微鏡，走査型電子顕微鏡の標本作製については，『最新臨床検査学講座 病理学/病理検査学』を参照のこと．

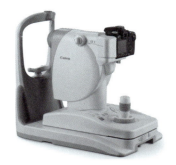

図2-J-39　無散瞳デジタル眼底カメラ（CR-2 キヤノン）

2　デジタルカメラ

　カメラは，対象（被写体）を撮影し，保存する光学機器である．デジタルカメラは，フィルムに相当する感光部分にCCD（Charge Coupled Device）やCMOS（Complementary MOS）のような撮像素子を用い，被写体を電気的な画像に変換し，デジタルデータとして記憶するカメラである．デジタルカメラは，静止画と動画を撮影できるが，一般的には，静止画を撮影するデジタルスチルカメラを指す．デジタルカメラに対し，フィルムを使用したカメラは，アナログカメラ（銀塩カメラ）とよばれる．

　カメラには，レンズとカメラが一体になったタイプとレンズを交換することができるレンズ交換式タイプがある．また，レンズ交換式カメラには，カメラ内部に鏡（ミラー）とペンタプリズムを内蔵し，レンズからの像を，ミラーを使ってファインダーからみることができる一眼レフカメラと，ミラーを省き光学式のファインダーではなく，電子ビューファインダーや液晶ディスプレイで像を確認するカメラも登場している．これは一眼レフカメラと区別するために一眼カメラあるいはミラーレス一眼とよばれている．

3　原理

1）撮影原理

　一般的な一眼レフカメラの場合，被写体からの光をレンズで収束し，シャッター幕が開くと，イメージセンサ（撮像素子）に結像する．イメージセンサは，被写体（光学像）の情報を電気的信号に変換（AD変換）したのち，信号処理を経て画像データとして保存する（**図2-J-40**）．信号処理では，色補間処理（デモザイキング），ホワイトバランス，ガンマ補正などの処理が行われる．**図2-J-41**に一眼レフカメラの仕組みを示す．

2）焦点距離

　凸レンズの主点から結像点までの距離を**焦点距離**という．この焦点距離の値から，撮影できる範囲（**画角**）を考えることができる．焦点距離が短いほど広

デジタルカメラ

デジタルカメラは，1975年，イーストマン・コダックの開発担当者スティーブ・サッソンが世界で初めて開発した．画像サイズは100×100ピクセルで，記録にはカセットテープが用いられた．

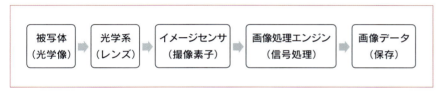

図 2-J-40　デジタル画像ができるまでの流れ

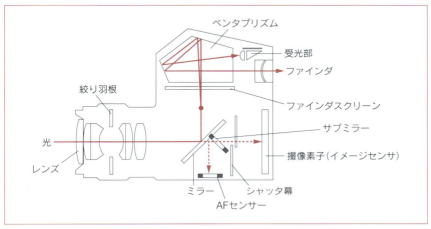

図 2-J-41　一眼レフカメラの仕組み

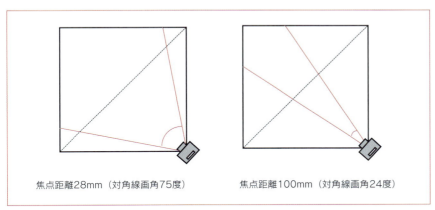

図 2-J-42　焦点距離と画角の関係

い範囲を撮影できる（**図 2-J-42**）．しかし，同じ焦点距離でも撮像素子の大きさによって画角が異なる．このため，撮像素子の大きさを一定にしたときの焦点距離が追記されていることが多い．一般的には，35 mm フィルムの大きさが併記される．たとえば，APS-C サイズの撮像素子のカメラレンズが焦点距離 50 mm の場合，35 mm 判換算だと約 1.6 倍の 80 mm 相当となる．焦点距離 50 mm のレンズを APS-C サイズと 35 ミリ判のカメラに取り付け撮影した写

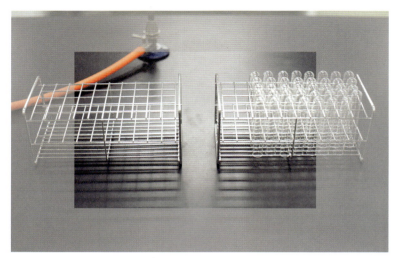

図 2-J-43　撮像素子のサイズと画角の関係

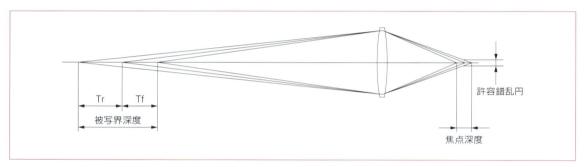

図 2-J-44　被写界深度（富士フイルム）

真を示す（**図 2-J-43**）．35 ミリ判のカメラでは白地を含む外側まで撮影でき，APS-C サイズのカメラでは白地のない内枠（濃いグレー部分）までの画角となる．この画角は 35 ミリ判では，80 mm のレンズ相当となる．

3）被写界深度

　被写体に焦点を合わせたとき，立体的な被写体でも焦点を合わせた箇所とその前後の範囲でもピントが合っているようにみえる．この焦点の合っているようにみえる範囲のことを**被写界深度**という（**図 2-J-44**）．これは，像のボケがある一定以下であると，肉眼ではボケているようにみえないためである．この焦点の合っているかのようなボケの大きさを**許容錯乱円**という．レンズに対して焦点の後方を後方被写界深度といい，レンズに対して焦点の前方を前方被写界深度という．被写界深度は，目的に合わせて調整する必要がある．たとえば，臓器の撮影のような記録写真は，臓器すべてに焦点が合っていなければならないため，被写界深度を深く（広く）設定する必要がある．

(1) 被写界深度の求め方

f：焦点距離（mm），F：F値（絞り値➡p.124），δ：許容錯乱円径（mm），L：被写体距離（mm）とすると，

後方被写界深度　$Tr = \dfrac{\delta \cdot F \cdot L^2}{f^2 - \delta \cdot F \cdot L}$

前方被写界深度　$Tf = \dfrac{\delta \cdot F \cdot L^2}{f^2 + \delta \cdot F \cdot L}$

被写界深度　$= Tr + Tf$

焦点深度　$= 2\delta \cdot F$

このように被写界深度は，被写体までの距離（L），レンズの絞り（F），焦点距離（f）で調節可能である．

4）露出

露出とは，撮像素子がとらえた光の量である．絞りとシャッタースピードを操作することで，光の量を調整し，適切な被写体を画像に再現することができる．また露出は撮像素子の受光感度であるISOの値によっても変化する．

5）ダイナミックレンジ

ダイナミックレンジとは，露出の寛容度（latitude）のことである．被写体の明暗を画像の濃淡として再現できる範囲である．このため，寛容度を超える明るさの被写体は白くとび，暗い被写体は黒くつぶれた写真となる．デジタルカメラの寛容度はネガフィルムに比べて狭い．

6）ホワイトバランス

ホワイトバランスとは，被写体の白の基準点を調整する機能のことである．これにより光源の色（色温度）や光源の分光分布が異なっても，被写体本来の色を再現することができる．ホワイトバランスは，色温度と色偏差で調整する．たとえば，晴天時の正午の太陽光の色温度はおよそ6,500 K（ケルビン）であり，夕日ではおよそ2,000 Kである．調整を行った場合，被写体は同じような色になるが，調整をしなかった場合，被写体の色は全く異なる色となる．また，光源が一般的な蛍光灯では，昼光色（6,500 K）と表示されていても含まれる光の成分（分光分布）に偏りがあるため，色温度のみの調整では，色カブリという現象が起こる．そこで，色温度だけでなく色偏差の調整，つまりホワイトバランスの調整を必要とする．このようにホワイトバランスは，光源の違いを調整し，被写体の色を一定に保つ役割をもつ．

 ダイナミックレンジ
近年では，ハイダイナミックレンジイメージング（high dynamic range imaging；HDRI）という露出の異なる同じ写真を合成することで，狭いダイナミックレンジをカバーする手法がカメラの機能に備わっていることがある．この手法は，コントラストを下げることにより，幅広いダイナミックレンジを再現するものである．

 色温度
色温度とは，光源が発している光の入りを数値で表現したもの．単位はK（ケルビン）を用いる．

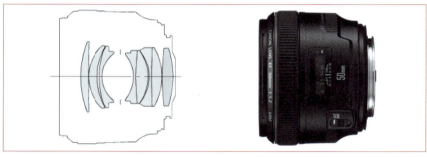

図 2-J-45　レンズ構成例（EF 50 mm F1.2L USM キヤノン）

4　構造・機構

1）カメラレンズ

(1) レンズ

　被写体の光を収束させ，撮像素子に結像させるためのもの．通常，複数枚のレンズを組み合わせて，カメラのレンズとする（**図 2-J-45**）．カメラのレンズには**焦点距離**が明記されている．一般的に 35 mm 判換算で 50 mm が，人間の視覚の画角に近いといわれている．焦点距離が短いほど，撮影範囲（画角）は広くなり，カメラから近い被写体は大きく，遠い被写体は小さくなり遠近感（パースペクティブ）が強調される．また，焦点距離が長いほど撮影範囲は狭くなり，被写体は大きく写り，近くの被写体と遠くの被写体の遠近感が弱まり，距離が圧縮されたように感じる．このほか，レンズには**絞り値（F値）**が明記されている．F値は，このレンズの焦点距離の最も小さい値（開放絞り）を表している．カメラのレンズには，焦点距離が固定された単焦点レンズと焦点距離をある程度変更することができるズームレンズがある．ズームレンズは，焦点距離を目的に合わせて変更できる利点がある．単焦点レンズは，焦点距離を変更できないが，ズームレンズより開放F値が小さく明るいという利点がある．

(2) 絞り

　絞りはカメラのレンズ部に内蔵されており，撮像素子に当たる光の量を調整することができる．絞りはF値で表され，F値を $\sqrt{2}$ 倍すると，光の量は 1/2 になる．F値を大きくすることを「絞る」といい，$\sqrt{2}$ 倍することを「1段絞る」という．F値を小さくすることを「開く」といい，$1/\sqrt{2}$ 倍すると光の量は 2倍となる．F値を $1/\sqrt{2}$ 倍することを「1段開く」という．F値の表し方は，F1，F1.4，F2，F2.8，…となる．

2）撮像素子

　撮像素子は，アナログカメラにおけるフィルムにあたり，感光部分である．デジタルカメラの場合，CMOS，CCD などの素子で受け取った光を電気信号に変換する部分である．近年では，CMOS を用いたイメージセンサが主流である．CMOS センサの画素部は，センサ部と信号電荷量を電圧に変換する画素ア

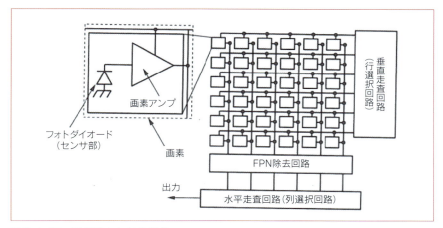

図 2-J-46　CMOS センサの構成
(映像情報メディア学会編：CMOS イメージセンサ．相澤清晴, 浜本隆之（編著）, コロナ社, 2012)

ンプで構成されている（**図 2-J-46**）．撮像素子の大きさは画質に影響し，撮像素子が大きいほど高画質となる．大きさは，一部アナログカメラのフィルムのサイズを踏襲しており，35 ミリ判（フルサイズ）の場合，約 36×24 mm，APS-C の場合，約 22.5×15 mm，フォーサーズ（4/3 型）の場合，約 17.3×13 mm，1/1.8 型の場合，約 6.9×5.2 mm，1/2.5 型の場合，約 5.7×4.3 mm となる．ただし，メーカーや同一メーカーでも機種が異なると若干のサイズの違いがある．

(1) ISO 感度

ISO 感度とは，**国際標準化機構（ISO）**で策定され，どの程度の弱い光までとらえることができるかを表す．アナログカメラの場合，フィルムの ISO 感度が決まっており，撮影環境に合わせてフィルムを変えるが，デジタルカメラの場合，撮像素子にあたった光を電気信号に変換し，その信号を増幅することで ISO 感度の変更が可能であるため，撮像素子の交換の必要はない．ISO 感度の値が大きくなるほど，高感度で弱い光をとらえることができる．ただし，後述するノイズの問題もあるため，用途に合わせた設定が必要である．

3) シャッタースピード

シャッタースピードとは，レンズから集光された光と撮像素子を遮るシャッターが開いている時間である．シャッタースピードの時間の間だけ，撮像素子に光があたり感光する．単位は通常，秒で表し，1 秒，1/2 秒，1/4 秒，1/15 秒，…となる．値が小さくなるほど速いシャッタースピードで，1 段階速い値に切り替えることを「1 段速くする」という．逆に，1 段階遅くすることを「1 段遅くする」という．シャッタースピードが速くなると，光が撮像素子にあたる時間は短くなり，遅くなると時間は長くなる．この感光している間に，被写体が動いた場合やカメラが動いた場合は，ブレた写真となる．被写体が動いて

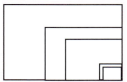

撮像素子の大きさ比較

外側の枠から 35 mm，APS-C, フォーサーズ(4/3 型)，1/1.8 型，1/2.5 型

対角長

1/1.8 型や 1/2.5 型は，センサの対角長を表すが，1 インチに対してではなく，過去にビデオカメラで使用されていた撮像管という部品のイメージサークルをもとにしている．たとえば，1/1.8 型の場合，対角長は約 8.9 mm となる．

ISO : International Organization for Standardization

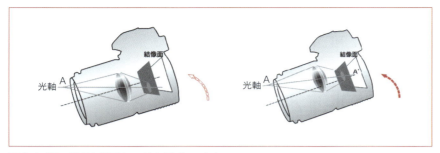

図 2-J-47　手ぶれ補正システム例（ニコン）
左：手ブレ補正なしの場合，本来の結像位置からずれて結像する．
右：補正用レンズがブレに合わせて移動することで，本来の結像する位置に光軸を維持する．

ブレることを被写体ブレ，カメラが動いてブレる場合，カメラを持っている手でブレるため，手ブレという．一般的には，1/焦点距離（35 mm 判換算）秒以下のシャッタースピードでは，手ブレが発生しやすくなる．近年では，手ブレを補正する機能を備えたカメラが多く存在する．カメラのブレに合わせて補正用のレンズを動かし，結像を正確な位置に維持することでブレを最小限に抑える（**図 2-J-47**）．またカメラによっては，レンズでの手ブレ補正（レンズシフト方式）ではなく，撮像素子をブレに合わせて移動させ，光軸を維持する方式（イメージセンサーシフト方式）もある．

5　デジタル写真
1）画像
（1）画像の種類
　画像には，画像を色のついた点（ドット，dot）の配列で表現した**ラスタ形式**（ビットマップ画像）と，線や面の位置座標と色の情報で表現した**ベクター形式**の2種類がある．デジタルカメラで撮影されたデジタル画像は，ラスタ形式が用いられる．ラスタ形式では，色の情報をもった最小単位である点（ドット，dot）のことを**画素（ピクセル，pixel）**という．

（2）カラーモデル
　デジタルカメラで撮影した画像の色は，RGB カラーモデルによる色の表現法で再現される．これは，赤（Red），緑（Green），青（Blue）の3つの原色を組み合わせて色を表現する方法で，加法混色による色の表現方法の1つである．ほかには，CMYK カラーモデルがあり，プリンタなどで出力される色の表現法である．

　一般的なデジタル画像は，この RGB カラーモデルを利用した色空間である **sRGB（standard RGB）**が用いられる．sRGB は，国際電気標準会議（IEC）が定めた国際標準規格であり，この規格に準拠したディスプレイ，プリンタ，デジタルカメラを用いることで，再現される色の差異を少なくすることが可能である．このほか，Adobe Systems が定義した色空間である AdobeRGB があ

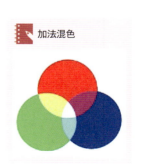

る．AdobeRGB は sRGB に比べ，広範囲の色の再現領域をもち，DTP（DeskTop Publishing）の分野などでは標準的に用いられる．

(3) 階調

色の濃淡を数値化したもの．たとえば，白と黒のみで表現されるモノクロの場合，2 階調であるが，階調が多いほど色の変化を滑らかに表現できる．階調の値は，ビット（bit）で表すことも多い．N bit は 2^n であるため，2 階調は 1 bit，4 階調は 2 bit である．一般的なディスプレイは RGB 空間のそれぞれの色を 256（8 bit）階調で表現するため，256（R）×256（G）×256（B）の 1,677 万 7,216 色が表現でき，24 ビットフルカラーとよばれる．医用画像では，X 線写真のようなグレイスケール画像を再現するために 1,024（10 bit）階調や 4,096（12 bit）階調をもった画像もあり，これに対応したディスプレイもある．

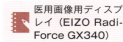
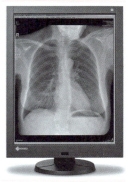

医用画像用ディスプレイ（EIZO RadiForce GX340）

(4) 保存形式

デジタルデータを記憶装置に記録するには，さまざまな保存形式がある．一般的に画像ファイルの保存形式は，画像情報あるいは保存容量に着目して分けられることが多い．保存容量を小さくする圧縮形式や画像情報を損なわない形で保存する非圧縮形式，圧縮し保存容量を小さくしても元の画像情報を再現することのできる可逆圧縮形式がある．

よく知られている圧縮形式には，**JPEG**（Joint Photographic Experts Group）方式があり，保存形式では **JFIF**（JPEG file Interchange Format）を使用している．一般的に JPEG ファイルといった場合，この JFIF 形式のファイルを指す．また非圧縮・可逆圧縮形式の保存形式には，**TIFF**（Tagged Image File Format）形式が使われることが多い．TIFF は，さまざまな符号化方式を保存でき，アプリケーションにあまり依存しない．このほかに，AD 変換処理直後のデータを保存した **RAW**（Raw image format）データがある．RAW データは，RGB 変換などの信号処理を行っていない未加工のデータで，保存後，ホワイトバランスの修正や目的に合わせた処理を行い，画像ファイルとして保存することができる．この操作をアナログカメラのフィルムの処理になぞらえて現像という．RAW 形式は，メーカー独自の仕様であるため，アプリケーションに依存し，各メーカーの RAW 形式間の互換性はない．

適切に圧縮された画像は，ヒトの肉眼では変化は感じられない．しかし，本来の画像より情報量が少ないため，デジタル画像の色情報を解析する場合は注意が必要である．また，圧縮率を上げるとその分保存容量は小さくなるが，過度な圧縮は，デジタル画像の劣化をまねき，ノイズが表れるため，用途に合わせた圧縮率を設定することが重要である．

(5) ノイズ

ノイズとは，本来の被写体にはない画像の乱れのことであり，さまざまな種類がある．カメラ機器によるノイズとしては，撮像素子に付着した細かなホコリや汚れが原因で起こるセンサスポットや，長時間露光の熱によって発生するノイズ，ISO 感度を上げたことによる高感度ノイズなどがある．これらのノイ

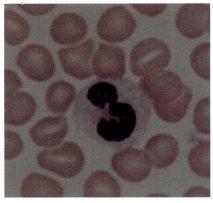 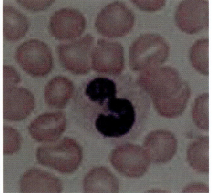

　　　　　元の画像　　　　　　　　ブロックノイズの発生した画像

図 2-J-48　ブロックノイズ

ズは，カメラの清掃，冷却，ISO 感度の低感度への変更により改善する．また，これらのノイズを低減する機能が備わっている機種もある．ほかに画像データを保存するときの圧縮形式により発生するノイズもある．**ブロックノイズ**は，JPEG 方式の圧縮で発生するブロック状のノイズで，圧縮率を高めることで顕著に現れる（**図 2-J-48**）．また**モスキートノイズ**も同様で，蚊のような小さな虫が飛びまわっているようにみえるノイズであり，画像中の色の変化が激しい部分に発生する．圧縮によるノイズは，圧縮率を低くすることで，ノイズの発生を低減することができる．

2）出力

　保存された画像データをみるためには，データを出力する必要がある．出力方法は，主にディスプレイによる表示とプリンタによる印刷がある．

　パソコンのディスプレイの解像度は，**dpi**（dot per inch）あるいは **ppi**（pixel per inch）で表される．この dot あるいは pixel は，ディスプレイの物理的な色を表現できる最小の単位である．デジタル画像の表示をディスプレイのサイズに合わせたとき，つまり等倍表示したとき，デジタル画像の 1 ピクセルとディスプレイの 1 ピクセルが対応する．本来の画像のサイズ以上の大きさに拡大するとディスプレイの複数のピクセルに画像の 1 ピクセルの色が割り振られるため，ジャギーといわれるギザギザした画像となる．

　インクジェットプリンタの印刷解像度の単位は，dpi（dot per inch）である．これは，1inch あたりに吐き出されるインク（ドット）の数である．ドットは，プリンタに充塡されたインクの色であるため，デジタル画像の 1 ピクセルの色を再現する場合，複数のドットを組み合わせて表現しなければならない．dpi の値が高いほど高画質になるが，必要なインクの量が増え，印刷時間も長くなるため，用途に合わせた設定が必要である．

 ディスプレイ

Apple 社の Retina ディスプレイは，ppi が非常に大きく，1 画素のサイズは，眼の分解能を超えるほど小さい．このため，肉眼では画素としてとらえられないために高精細に感じる．

 最小の単位

写実絵画を収集しているホキ美術館（千葉県土気市）では，巨大な海の絵画が展示されている．近くに寄ると，さまざまな色の点が描かれているが，遠くからみると海の絵画となる．ディスプレイに写る画像も同様にドットは 1 種類の色であるが，複数集まり，遠く（縮小）からみると像となる．

K 電気化学装置

1 pHメータ

1 用途
pHは水溶液系で起こるさまざまな反応に関与している．そのため，pHの測定はきわめて重要であり，pHメータは医学，生物，農業，化学工業などさまざまな領域において必須の測定機器である．

2 種類
pHは水素イオンに感応する**pH指示電極**により電気化学的に測定される．pH指示電極には，水素電極，キンヒドロン電極，アンチモン電極，ガラス電極，イオン感応性電界効果型トランジスタ（ISFET）がある．

3 原理
1）電極電位
一般に金属Mをそのイオン（M^{n+}）を含む溶液中に浸けるか，または白金線を浸漬したそのイオンを含む溶液にガスを通気すると，次の化学平衡が生じ，金属と溶液間に**ネルンスト（Nernst）の式**で表される電位が発生する．

$$M^{n+} + ne^- \rightleftarrows M$$

$$E = E^0 + \frac{RT}{nF}\ln(a_M^{n+}) = E^0 + \frac{2.303RT}{nF}\log(a_M^{n+}) \quad \cdots\cdots (1)$$

〔E：電極電位（V），E^0：標準電極電位（V），R：気体定数（8.314 J·mol^{-1}·K^{-1}），T：測定温度（K），F：ファラデー定数（96,500 C·mol^{-1}），n：酸化還元反応に伴う移動電子数，a_M^{n+}：イオン活量〕

ln
lnは自然対数を表す記号で，「$\log_e$」のこと．
$e \fallingdotseq 2.7183$．
$\ln X \fallingdotseq 2.303 \log_{10} X$

2）pH指示電極
(1) 水素電極

水素電極は白金黒つき白金電極を被検液に浸漬し，これに1atmの水素ガスを通気する（図2-K-1）．この電極はpH測定の標準電極であり，全pH領域の測定に適用できる．

電極反応と電極電位は次のとおりである．

$$H_2 \rightleftarrows 2H（白金に吸着）\rightleftarrows 2H^+ + 2e^-$$

$$E_H = E_H^0 + \frac{RT}{F}\ln(a_H^+) = E_H^0 + \frac{2.303RT}{F}\log(a_H^+)$$

水素電極の標準電極電位は$E_H^0 = 0$ Vと規約されており，水素イオン活量がa_H^+のときの電極電位は25℃（298 K）では次のようになる．

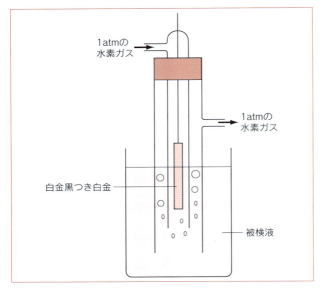

図 2-K-1　水素電極の構造

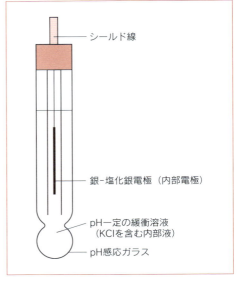

図 2-K-2　ガラス電極の構造

$$E_H = \frac{2.303 \times 8.314 \times 298}{96,500} \log(a_H^+)$$
$$= 0.0591 \log(a_H^+) = -0.0591 \text{pH}$$
$$\text{pH} = \frac{-E_H}{0.0591} \quad \cdots\cdots\cdots\cdots\cdots\cdots\cdots\cdots\cdots\cdots\cdots\cdots (2)$$

式（2）から水素電極電位がわかれば，溶液の pH が算出できる．水素電極電位はこの電極と電極電位が既知の基準電極を組み合わせた電池を作製し，その起電力の測定から求められる．電極電位を測定するときの基準電極は標準水素電極（NHE）である．この電極は白金黒つき白金電極を水素イオン活量（a_H^+）が 1.0 mol/L の塩酸（1.228 mol/L の塩酸に相当）に浸漬し，これに 1 atm の水素ガスを通気する．この電極がすべての温度で示す電位は 0 V と規約されている．pH 測定のための電池は次のような電池図で表される．

Pt, H$_2$ (1 atm) |H$^+$ (a_H^+=1) ‖ H$^+$ (a_H^+) |H$_2$ (1atm), Pt
　　　　　NHE　　　　　　　　　　水素電極

〔‖：両方の電極を連結するための塩橋，a_H^+：被検液の水素イオン活量（mol/L）〕

この電池の起電力（E）は被検液中の水素電極電位を E_H，NHE の電極電位を E_S とすると，$E = E_H - E_S = E_H - 0 = E_H$ であり，被検液中の水素電極電位は得られた電池の起電力と等しくなる．

(2) ガラス電極

ガラス電極は水素イオンに透過性を示す薄く加工された pH 感応ガラス膜，高絶縁体のガラスまたはポリマーからなる本体，内部液，内部電極から構成される．ガラス薄膜内には pH が一定の内部液（pH$_s$）と，内部電極として銀-塩

化銀電極が封入されている（**図 2-K-2**）．内部液の緩衝溶液には塩化カリウムが一定濃度で溶解され，ガラス膜内の電位および内部電極の電位が一定に維持される．ガラス膜はアルカリ金属の酸化物を含み，水素イオンに透過性を示す．ガラス電極が電極内部液と異なる pH の被検液（pH_x）に浸漬されると，ガラス膜には式（3）に示すガラス膜内外の pH 差（$\Delta pH = pH_x - pH_s$）に比例する電位（E）が生じる．この電位はネルンストの式に従い，内部電極により外部に導出され，基準電極（比較電極）を対照に測定することで被検液の pH_x が算出される．

$$E = k + 0.0591\,(pH_x - pH_s)$$
$$= k + 0.0591\Delta pH \quad \langle 25℃の値 \rangle \cdots\cdots\cdots\cdots(3)$$
$$pH_x = \frac{E - k + 0.0591\,pH_s}{0.0591} \quad (k:電極ごとに異なる定数)$$

❶ ガラス電極の不斉電位

式（3）において，k はガラスの組成，ガラス膜の製造法，ガラス膜形状などに関係する個々の電極ごとに異なる定数で，時間とともに変化する．この定数は電極のガラス薄膜の内面と外面の歪みの違いなどにより生じる 0～10 mV の不斉電位を含む．不斉電位は電極ごとに異なるため，<u>測定時には常に pH 標準液により pH メータの校正が必要である</u>．電極電位は理論的には 1 pH の変化により 25℃では 59.1 mV だけ変化する．しかし，この電位変化は電極の使用による劣化で低下し，電極は使用できなくなる．

❷ ガラス電極の酸誤差とアルカリ誤差

ガラス電極による pH 測定は酸化剤，還元剤，塩類，コロイドなどの共存物質や溶液の着色の影響をほとんど受けない．しかし，強酸性および強アルカリ性の溶液では，電極電位はネルンストの式からずれる．この現象は酸誤差およびアルカリ誤差とよばれ，<u>測定値は真値よりも酸誤差では高くなり，アルカリ誤差では低くなる</u>．測定範囲はおおむね pH 1～13 である．

（3） ISFET

イオン感応性電界効果型トランジスタ（ion sensitive field effect transistor；**ISFET**）は，電界効果型トランジスタ（FET）のゲート上をイオン感応膜で被覆したものである（**図 2-K-3**）．この膜に電解質溶液が接触すると，特定のイオン濃度の対数に比例した，ネルンストの式に従う電位が発生する．SiO_2 を Si_3N_4 で被覆すると，水素イオン感応膜として機能し pH 測定用の ISFET になる．さらに，イオン感応膜の種類を変えることにより種々のイオンセンサが作製できる．たとえば，バリノマイシンを含むポリ塩化ビニル膜で Si_3N_4 層を被覆すると，カリウムイオンセンサになる．SiO_2 を酸素透過膜のテフロンで被覆すると，酸素ガスセンサとなる．ISFET は電極抵抗がきわめて低く，小型化，マイクロ化ができる．また，半導体製造技術により，複数の物質が同時測定できる多機能性センサが量産化されている．

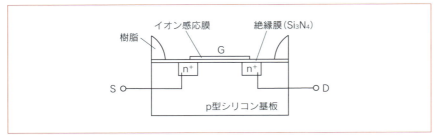

図 2-K-3　イオン感応性電界効果型トランジスタ（ISFET）の構造
S：ソース，D：ドレイン，G：ゲート〔木村　純：バイオセンサー（軽部征夫監修），シーエムシー出版より，改変〕

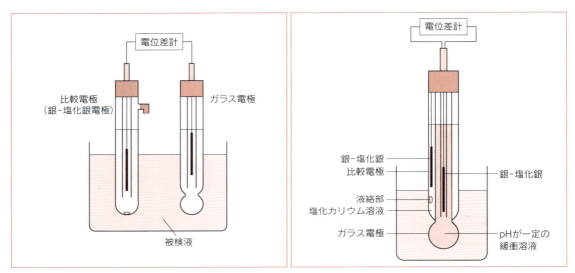

図 2-K-4　電極法による pH 測定の概念図　　図 2-K-5　pH 測定用複合電極の模式図

4　構造

pH メータは，pH 指示電極，比較電極，電位差計から構成される．使用時には，pH 標準液による校正が必要である．pH メータは pH 指示電極と比較電極間の電位差そのものではなく，pH が直読できるように設計されている．**図 2-K-4** は pH 測定の概念図を示す．

1）pH 指示電極

水素ガスを用いる水素電極は取り扱いが不便であるため，pH メータの pH 指示電極は主にガラス電極であるが，最近では ISFET も用いられている．ガラス電極で発生した電位は銀-塩化銀電極を比較電極として測定される．pH 測定用電極には，ガラス電極と比較電極が 1 本のガラス管中に一体化された，応答が速く取り扱いが簡便な複合電極もある（**図 2-K-5**）．

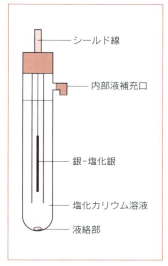

図 2-K-6 銀-塩化銀電極の構造

表 2-K-1 調製 pH 標準液の種類と pH (JIS Z8802)

温度 (℃)	種類				
	シュウ酸塩	フタル酸塩	中性リン酸塩	ホウ酸塩	炭酸塩
0	1.67	4.01	6.89	9.46	10.32
5	1.67	4.01	6.95	9.39	10.25
10	1.67	4.00	6.92	9.33	10.18
15	1.67	4.00	6.90	9.27	10.12
20	1.68	4.00	6.88	9.22	10.07
25	1.68	4.01	6.86	9.18	10.02
30	1.69	4.01	6.85	9.14	9.97
35	1.69	4.02	6.84	9.10	9.93
40	1.70	4.03	6.84	9.07	
50	1.71	4.06	6.83	9.01	
60	1.73	4.10	6.84	8.96	

表は JIS Z8802 のデータを一部抜粋して作成した.
各標準液の調製方法は次のとおりである.
　シュウ酸塩：0.05 mol/L $KH_3(C_2O_4)_2・2H_2O$
　フタル酸塩：0.05 mol/L $C_6H_4(COOK)(COOH)$
　中性リン酸塩：0.025 mol/L KH_2PO_4＋0.025 mol/L Na_2HPO_4
　ホウ酸塩：0.01 mol/L $Na_2B_4O_7・10H_2O$
　炭酸塩：0.025 mol/L $NaHCO_3$＋0.025 mol/L Na_2CO_3

2) 比較電極 (銀-塩化銀電極)

　銀-塩化銀電極は金属銀線を塩化銀で薄く被覆し, 塩化銀で飽和した一定濃度の塩化カリウム溶液中に浸漬したものである (図 2-K-6). 電極先端部に液絡部があり, これは試料溶液と内部液を接続し, 回路抵抗を下げる. その電極反応と電極電位は次のとおりであり, 電極電位は塩化カリウム濃度だけに依存する. 0.1 mol/L および 1.0 mol/L KCl 溶液におけるこの電極の 25℃での電極電位は, それぞれ＋0.289 V および＋0.236 V である.

$$AgCl(s) + e^- \rightleftarrows Ag + Cl^-$$

$$E = E^0 - \frac{RT}{F}\ln[Cl^-] = E^0 - \frac{2.303RT}{F}\log[Cl^-]$$

(s) は固体 (solid) を意味する.

3) pH メータの校正

　ガラス電極電位は不斉電位などの存在により水素電極電位とは完全には一致しないため, pH メータは使用時に温度変化が明確な 2 種類の pH 標準液を用いて校正しなければならない. pH 標準液には, 規格 pH 標準液と調製 pH 標準液がある. 規格 pH 標準液はトレーサビリティが明確な供給体系によって製造, 販売され, 高精度が要求される測定に使用される. 調製 pH 標準液は標準液の

組成と調製方法などが決められ，これに従って使用者が調製し使用する．調製pH標準液には，シュウ酸塩標準液，フタル酸塩標準液，中性リン酸塩標準液，ホウ酸塩標準液，炭酸塩標準液がある（**表 2-K-1**）．

5 使用上の留意点

1）pHメータの校正
①標準液の温度は被検液の温度に±1℃以内で一致させる．
②長期間保存した標準液はpHが変化している可能性があり，新しい標準液の値と比較してから用いる．
③一度使用した標準液は廃棄し再使用しない．

2）ガラス電極
①長く乾燥状態にあった電極は，使用前には12時間以上，精製水に浸けてから使用する．
②使用後の電極は水でよく洗浄し，短期間で再使用するときには精製水に浸けておく．長期間使用しないときには，電極は先端部を精製水でぬらしたゴムキャップで保護し，保管する．

3）比較電極
①内部液は補充口の近くまで満たし，測定中，内部液面を被検液面よりも高くする．
②長期間使用しないときは，内部液の補充口をゴム栓で閉じ，内部液を満たしたゴムキャップで液絡部を保護する．
③内部液の蒸発により KCl が結晶化し，固化した場合，温水を繰り返し電極内に流し込み，完全に結晶を溶解して取り除き，新しい内部液を補充する．電位の安定には時間がかかる．結晶が残ると，液絡部の抵抗が高くなり電位が不安定になる．
④電極電位は KCl 濃度に依存して変化するので，内部液の蒸発による濃縮に注意する．

II イオン選択性電極

1 用途

イオンの分析には，**イオン選択性電極**を用いた電気化学的測定法が広く用いられるようになった．この電極は比較電極と組み合わせることで簡単に試料中のイオン濃度が測定でき，さらに小型化，マイクロ化できるため，この電極を組み込んだ臨床検査用のイオン測定装置も開発されている．

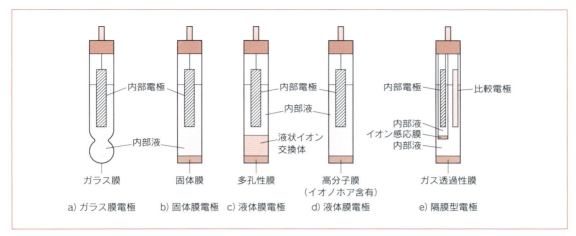

図 2-K-7 イオン選択性電極の種類

表 2-K-2 イオン選択性電極の種類と測定イオン

イオン	感応膜の組成[1]	測定範囲[2]	電極の種類[2]
CN^-	$AgI+Ag_2S$, AgI, Ag_2S	0.03~2,600 mg/L	固体膜電極
Cl^-	$AgCl+Ag_2S$, $AgCl$	0.4~35,000 mg/L	〃
S^{2-}	Ag_2S	0.3~32,000 mg/L	〃
I^-	$AgI+Ag_2S$, AgI	0.01~13,000 mg/L	〃
Br^-	$AgBr+Ag_2S$, $AgBr$	0.8~80,000 mg/L	〃
Cu^{2+}	$CuS+Ag_2S$	0.06~6,400 mg/L	〃
Cd^{2+}	$CdS+Ag_2S$	0.1~11,000 mg/L	〃
Pb^{2+}	$PbS+Ag_2S$	2~20,000 mg/L	〃
Ag^+	Ag_2S	0.01~110,000 mg/L	〃
SCN^-	$AgSCN+Ag_2S$	0.6~5,800 mg/L	〃
F^-	LaF_3	0.02~19,000 mg/L	〃
Na^+	Na 感応ガラス	2.3~230,000 mg/L	ガラス膜電極
K^+	バリノマイシン	0.04~39,000 mg/L	液体膜電極
Ca^{2+}	ジデシルリン酸	0.4~40,080 mg/L	〃
NH_4^+	pH 感応ガラス	0.1~1,000 mg/L	隔膜型電極

[1] 田中誠之,飯田芳男:機器分析.裳華房,2002, p.260 より
[2] 堀場製作所の技術資料「pH/イオンメーター」より

2 種類

　イオン選択性電極には,ガラス膜電極,固体膜電極,液体膜電極,隔膜型電極などがある(**図 2-K-7**).電極法では数桁に及ぶ広範のイオン濃度が測定できる(**表 2-K-2**).イオン選択性電極はポリ塩化ビニルなどの不良導体物質からなる円筒形の本体の先端にイオン選択性膜が装着されている.円筒の中に

表 2-K-3 ガラス膜組成と感応イオン

イオン	組成
H^+	SiO_2–CaO–Na_2O
Li^+	SiO_2–Al_2O_3–Li_2O (60:25:15)
Na^+	SiO_2–Al_2O_3–Na_2O (71:18:11)
K^+	SiO_2–Al_2O_3–Na_2O (65:15:27)

(氏平祐輔:化学分析. 昭晃堂, 1993, p.62 より, 改変)

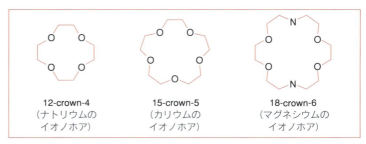

図 2-K-8 クラウンエーテルの分子構造

は,測定目的のイオンを含む内部液と発生した電位を導出する内部電極が封入されている.

1) ガラス膜電極

特定のイオンだけに透過性をもつ薄いガラス膜からなり,イオン濃度の対数に比例した,ネルンストの式に従う電位を発生する.pH 測定のガラス電極はガラス膜電極の一つであり,ガラス組成で感応イオンは異なる(**表 2-K-3**).

2) 固体膜電極

特定のイオンと結合しやすい物質の単結晶膜や難溶性金属塩を加圧加工した固体膜は,そのイオン溶液と接触すると,イオン濃度の対数に比例した,ネルンストの式に従う電位を発生するイオン感応膜となる.また,これらの物質をシリコンゴムやポリ塩化ビニル中に分散させた固体膜も同様に機能する.

3) 液体膜電極

液体膜電極には,感応物質に液状イオン交換体およびイオノホア(ニュートラルキャリア,中性リガンド)を用いる2種類がある.前者は水に不溶の液状イオン交換体を多孔性膜に保持したものであり,特定イオンのイオン感応膜として機能する.後者は可塑剤で軟化されたポリ塩化ビニル(PVC)などの高分子材料にイオンを特異的に捕捉するイオノホア,膜溶媒およびカウンターアニオン排除剤を添加して作製される.添加イオノホアを変えることで,種々のイオン感応膜が作製できる.**図 2-K-8** に示す**クラウンエーテル**は代表的なイオノホアである.この物質は環内にイオンを捕捉する空孔をもち,捕捉イオンの種類は空孔の大きさで決まる.空孔の大きさは環を形成する原子数により調節できるため,さまざまなイオンに特異性を示す化合物が合成されている〔この物質は x-crown-y-ether と命名され,x は環中の原子数,y は環中のヘテロ(酸素や窒素)原子数を示し,ether は省略されることもある〕.

4) 隔膜型電極

隔膜型電極は1本の管の中にイオン選択性電極と比較電極が組み込まれ,下

イオノホア
生体膜に作用して特定のイオンの透過性を高める働きをもつ化合物の総称.イオンを包み込んだかたちで膜内を移動するキャリア型と,膜にイオンが通過できるチャネルを形成するチャネル型がある.

部にガス透過性膜を有する．ガス透過性膜の種類を変え，pH測定のガラス電極と組み合わせることでCO_2，NH_3，NO_2などのガス感応電極となる．

3　原理
1）電極電位

特定のイオンに感応する薄膜の内外に濃度の異なるイオン溶液が存在すると，電極には膜内外のイオン濃度比の対数に比例する電位が発生する．この電位はネルンストの式に従い，比較電極と組み合わせた電池の起電力の測定からイオン濃度が算出される．

外部液	感応膜	内部液
a_2	E	a_1

イオン濃度が$a_2>a_1$または$a_2<a_1$のとき，感応膜に電位（E）が発生する．

$$E = K_0 + \frac{2.303RT}{nF}\log\left(\frac{a_2}{a_1}\right) = K + \frac{2.303RT}{nF}\log(a_2) \cdots\cdots\cdots\cdots(1)$$

〔E：電極電位，n：イオンの電荷数，K_0，K：電極ごとに異なる定数，a_1：内部液のイオン濃度（活量），a_2：外部液（被検液）のイオン濃度（活量）〕

この式から，外部液の濃度が内部液の10倍である場合の電極電位は，25℃では，$K_0=0$であれば1価イオンで59.1 mV，2価イオンで29.6 mVである．

$$E = K_0 + \frac{2.303 \times 8.314 \times 298}{n \times 96,500}\log(10)$$

$$ = K_0 + \frac{0.0591}{n}\log(10)$$

$$ = K_0 + \frac{0.0591}{n}$$

2）選択係数

イオン選択性電極の電位は共存イオンにより影響される．測定イオンの感応度を1.0とするとき，共存イオンの相対感応度は選択係数とよばれる．選択係数が小さい電極ほど，共存イオンの影響は少ない．共存イオンが関与するときの電極電位は次のように表される．

$$E = K + \frac{0.0591}{n}\log(a_i + k_{ij}a_j^{n/z})$$

〔a_i：測定対象イオンの濃度（活量），k_{ij}：選択係数，a_j：共存イオンの濃度（活量），z：共存イオンの電荷数〕

3）分析方法

式（1）から，電極電位は被検液中のイオン濃度により決まる．しかし，式（1）の定数Kは電極ごとに異なり，電極電位の測定結果からイオン濃度を直接計算することはできない．そのため，濃度が既知の標準液を数種類用いて電極

電位の測定を行い，イオン濃度と電極電位の関係を表す検量線を作成し，未知試料中のイオン濃度を測定する．

4 構造

イオン計は，イオン選択性電極，比較電極，電位差計からなり，装置の構成はpHメータと基本的には同じである．

被検液にイオン選択性電極と比較電極を浸漬し，この電池の起電力を測定する．比較電極の電位は試料中のイオン濃度によらず一定である．

5 使用上の留意点

①共存イオン，共存物質，界面活性剤，pHなどの影響について検討しておく．
②電極電位は被検液と標準液の測定イオンの活量係数を近似させ測定する．
③被検液と標準液で電極電位が平衡値に達するまでの応答時間を比較しておく．
④電極の種類により使用後の保守・管理方法が異なることに留意する．

III 酸素電極

1 用途

酸素電極は臨床検査領域では血液酸素分圧，生体組織・臓器酸素分圧，血清グルコースなどの生体成分濃度の測定など，さまざまな目的に応用される．

2 種類

市販の酸素電極には，**隔膜型ガルバニ電池式電極**と**隔膜型ポーラログラフ式電極（クラーク電極）**がある．また，酸素電極は生物由来の特異性に優れた分子識別素子と組み合わされ，生体成分測定のバイオセンサとして応用される．

3 原理および構造

図2-K-9は隔膜型ガルバニ電池式電極と隔膜型ポーラログラフ式電極の概念図である．また，**表2-K-4**は両電極の酸化還元反応を示す．

1) 隔膜型ガルバニ電池式電極

電解液に溶解する卑金属と溶解しない貴金属を電解液に浸漬すると，卑金属が溶解し電極（陰極）に電子が供与される．この電子は回路を通じてもう一方の電極（陽極）に移動し，試料から酸素透過性膜を透過してきた酸素を還元する．この両極で起こる酸化還元反応により電流が流れる．たとえば，Ag（陽極），Pb（陰極），KOH（電解液）を組み合わせた酸素電極は，自らの起電力で駆動する．このような方式は隔膜型ガルバニ電池式電極とよばれる．

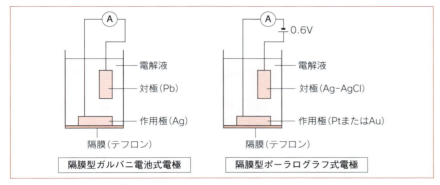

図 2-K-9　酸素電極の構造

表 2-K-4　酸素電極の種類と電極反応

電極反応	隔膜型ガルバニ電池式電極	隔膜型ポーラログラフ式電極
陽極	陰極から供与された電子で酸素を還元する $O_2+2H_2O+4e^- \rightarrow 4OH^-$	銀が電極に電子を与え溶解し，塩化物イオンと反応し，難溶の塩化銀を生成する $Ag \rightleftarrows Ag^+ + e^-$ $Ag^+ + Cl^- \rightleftarrows AgCl$
陰極	鉛が溶解し，陰極に電子を供与する $2Pb \rightarrow 2Pb^{2+} + 4e^-$	酸素が電極から供与される電子で還元され，過酸化水素と水酸化物イオンを生成する．生成した過酸化水素はさらに還元され，水酸化物イオンに変化する $O_2+2H_2O+2e^- \rightleftarrows H_2O_2+2OH^-$ $H_2O_2+2e^- \rightleftarrows 2OH^-$
全反応	$2Pb+O_2+2H_2O \rightarrow 2Pb^{2+}+4OH^-$	$4Ag+O_2+2H_2O \rightleftarrows 4Ag^+ + 4OH^-$
特徴	自らの起電力で駆動	外部電源による駆動が必要

2）隔膜型ポーラログラフ式電極

　隔膜型ポーラログラフ式電極は，電解質溶液（KCl）に銀–塩化銀電極と白金電極が浸漬され，両極間に 0.6 V 程度の電圧が印加され駆動される．流れる電流が酸素濃度に比例するため，この電極は酸素濃度の測定に用いられる．実用の酸素電極は酸素以外の物質の電極反応を防ぐために，酸素透過性膜（テフロン膜）を用いて酸素だけを電極に拡散させている．このような構造の電極は隔膜型ポーラログラフ式電極とよばれる．

4　酸素電極の応用

　酸素電極は，電極の酸素透過性膜を，分子識別能を有する固定化酵素膜で被覆することで種々の生体関連物質を特異的に検出する**バイオセンサ**となる（**表2-K-5**）．たとえば，グルコースオキシダーゼ（GOD）固定化膜で酸素透過性膜を被覆した酸素電極を，グルコースを含む試料溶液中に浸漬すると，酵素固定化膜内でグルコースの酸化反応が進行する．膜を透過する酸素濃度は試料中

表 2-K-5　酸素電極のバイオセンサへの応用例

測定物質	固定化酵素
グルコース	グルコースオキシダーゼ
ピルビン酸	ピルビン酸キナーゼ
尿酸	ウリカーゼ
モノアミン	モノアミンオキシダーゼ
カテコール	カテコール-1,2-オキシゲナーゼ
L-リジン	L-リジンカルボキシラーゼ，アミンオキシダーゼ
L-アルギニン	L-アルギニンデカルボキシラーゼ，アミンオキシダーゼ

（軽部征夫：バイオセンサー．共立出版，1992，p.40～41 より，改変）

のグルコース濃度に依存する．膜を透過した酸素は電流に変換され，試料中のグルコース濃度が測定される．この原理を応用したものが CGM 機器である．

Ⅳ 持続グルコースモニタ（CGM）機器

1 用途

持続皮下グルコース検査で用いる**持続グルコースモニタ（continuous glucose monitoring；CGM）機器**とは，皮下組織に専用のセンサを装着し，皮下の組織間質液中のグルコース濃度を測定する機器である．1日のグルコース濃度の変動を観察することによって，自己血糖測定（self monitoring of blood glucose；SMBG）ではわからなかった血糖の「動き」を的確にとらえることができる．現在のセンサは小型・軽量化されており，センサ装着中に入浴や運動が可能なため，「血糖値は高くないのに HbA1c が低くならない」，「日中や夜間の低血糖が起こっていないか心配」など，普段の生活における血糖変動の問題点が確認できる．

持続皮下グルコース検査［別冊 PDF］
手技については，以下の QR コードからご参照ください．
（URL は p.xvi 参照）

2 種類

現在の CGM は，用途により，医療従事者が患者にセンサを装着し患者自身はグルコース値を確認できない状態で生活，センサを取り外したあとに血糖変動パターンを解析するプロフェッショナル CGM（レトロスペクティブ CGM ともいう）と，患者自身がセンサを装着し日常のグルコース値を常に確認できるパーソナル CGM に分けられる．さらに，パーソナル CGM では，装置の仕様によりアラート機能を有し，自動的にグルコース値のデータが送信されるリアルタイム CGM（real-time CGM；rtCGM）と，専用のリーダーでセンサをスキャンすることでグルコース値を表示することができる間歇スキャン式 CGM（intermittently scanned CGM；isCGM）に分けられる．

近年，CGM 機器はさまざまな改良が行われ，性能が向上した機器が次々と

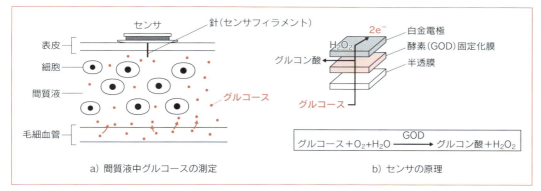

図 2-K-10　CGM 機器の測定原理

市販されている．

3　原理

血液中と間質液中のグルコース濃度がほぼ等しいことを応用している．皮下の細胞の間には毛細血管から移行した間質液で満たされており，ここに長さ数 mm のセンサフィラメントを穿刺し留置する．センサにはグルコースオキシダーゼ（GOD）が含まれており，間質液のグルコースと連続的に反応させて生成された H_2O_2 を電気信号に変換することでグルコース濃度測定を行う（**図 2-K-10**）．

CGM では皮下間質液中のグルコース濃度を測定するため，SMBG で測定する手頭血の血糖値とは厳密には異なる．また，CGM の測定値は実際の血糖値との間にタイムラグ（5〜15 分程度）があり，血糖値より遅れて上昇または下降する傾向があることを理解しておく必要がある．

4　構造

CGM 装置には機種によって異なるが，センサを皮下に装着するためのアプリケータ，センサおよびトランスミッタ，送信されるデータを読み取る装置で構成される（**図 2-K-11**）．

1）アプリケータ

センサを装着するための補助器具．センサをセット後，装着したい部位にしっかりと押し付けながら，アプリケータのボタンを押し，センサおよび針を皮下に穿刺する．

2）センサ

500 円玉大程度の大きさの薄型の円形センサを上腕の後ろ側の皮下に装着する（装着可能部位には機種や年齢によって，上腕，腹部，殿部がある）．センサ

> **CGM 検査中の SMBG での較正**
> CGM のセンサグルコース値（皮下間質液のグルコース濃度）と血糖値（血液中のグルコース濃度）には若干の乖離があり，CGM のセンサグルコース値を血糖値に近似した値にするため，1 日数回，SMBG にて測定した血糖値を用いて較正を行う．しかしながら，現在の CGM 機器は，工場出荷時に較正が実施済みであり，CGM 検査中の SMBG での較正は不要となっている．

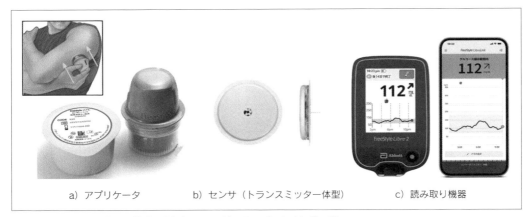

図 2-K-11　CGM 機器の構成の例（Abbott 社：FreeStyle リブレ 2）
a：センサアプリケータを装着部位にあて，しっかりと下に押し込むとセンサが押し出され，センサについた針が皮下に穿刺され装着される．
b：センサは 500 円玉程度の大きさで，皮膚装着側の中央部には針（センサフィラメント）がついており，トランスミッタが内蔵されている．
c：読み取り機器は，専用のモニタまたは専用アプリをダウンロードしたスマートフォンを使用する．
（Abbott 社ホームページ　https://www.myfreestyle.jp/patient/　2024 年 10 月 20 日閲覧）

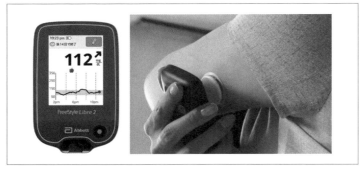

図 2-K-12　データの読み取り（Abbott 社：FreeStyle リブレ 2 Reader）
（Abbott 社ホームページ　https://www.myfreestyle.jp/patient/　2024 年 10 月 20 日閲覧）

中央部にあるセンサフィラメントが皮下間質液中のグルコースと連続的に反応，グルコースを測定しながら記録する（専用のリーダーまたはアプリを入れたモバイル機器に，センサに記録されたグルコース値がワイヤレスで送信される）（図 2-K-12）．

3）トランスミッタ（変機器）

トランスミッタはセンサから電気信号を受信し，間質液中のグルコース濃度に換算する．機種によって，センサと一体型のものと分離型のものがある．分離型のトランスミッタは充電式で，使い回しが可能である．測定値は数分ごとに，無線通信によってモバイル機器に送信する．モバイル機器は，トランス

ミッタの情報を受信し，ディスプレイにグルコース情報を表示するとともに，インターネット上のソフトウェアに送信する．

4）読み取り機器

専用のモニタ装置のほか，専用アプリをダウンロードしたモバイル機器（スマートフォンなど）でデータを受け取ることができる．専用モニタあるいはモバイル機器の画面には血糖値と変動グラフが示され，血糖値の上昇あるいは低下が矢印で示される（**図2-K-12**）．高血糖や低血糖時にアラート（音や振動で知らせる）する機能，アルゴリズムが変動を予測し高血糖や低血糖をきたすことを事前に知らせる機能もある．

5　データ解析

各CGM装置には解析するための専用ソフトウェアがある．利用者がPCと機器を接続することで蓄積されたデータやレポートを確認することができる．近年，患者自身のモバイル機器でCGMデータやレポートを確認できるようになったため，インターネットを介したデータのクラウドシェアリングも可能となった．**図2-K-13**にリブレViewのデータレポートを示す．

6　使用上の留意点

①CGMの精度を示す指標として，センサが測定したグルコース値と静脈から測定した血糖値の平均的な相対誤差を表す平均絶対的相対的差異（mean absolute relative difference；MARD）がある．MARDは各CGM装置で異なるが，おおよそ10％前後である．特に低血糖領域（70 mg/dL未満）や著しい高血糖領域（250 mg/dL以上）の場合は精度が悪いのでSMBGによる確認が必要となる．また，センサを穿刺した直後は，センサグルコース値が不安定なため，装着後数時間経過したあとに利用する．

②各CGM機器で機能や穿刺部位，環境条件が異なるため，使用前に取扱説明書を必ず確認する．

③放射線検査など（X線，CT，MRI）におけるセンサへの影響について十分な検証が行われていない．そのため，放射線検査などを受けるときはセンサを取り外す．CGMセンサ内に金属が使用されているため，MRI検査ではCGMの脱着は必須である．

④電磁波による干渉の可能性があるため，原則，ペースメーカーなど他の埋め込み式医療機器と一緒には使用しない．

⑤センサ装着時の出血，固定テープの皮膚反応，センサの脱落などがあり，これらについて患者に伝えておく必要がある．

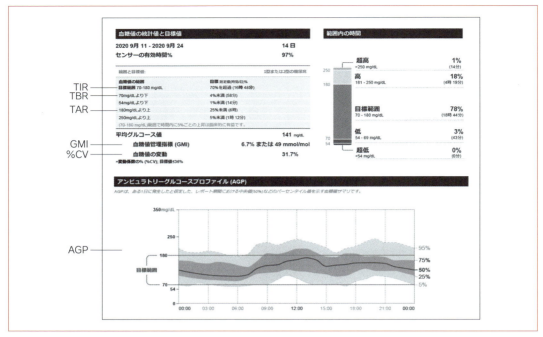

図 2-K-13 データレポートの例（Abbott 社：リブレ View）
グルコース値の日内変動の把握には，AGP（Ambulatory Glucose Profile）（下段）が用いられている．AGP は過去数日間のグルコース値の日内パターンを視覚化したもので，時間帯ごとにグルコース値の中央値，25～75 パーセンタイルの領域，5～95 パーセンタイルの領域が示されている．
血糖評価の指標として平均グルコース値，glucose management indicator（GMI），変動係数（%CV）のほか，目標血糖範囲内（70～180 mg/dL）の時間が占める割合を表す time in range（TIR），目標範囲（180 mg/dL）を超える割合を表す time above range（TAR），目標範囲未満（70 mg/dL）の占める割合を表す time below range（TBR）がある（上段）．
また，日々の血糖変動として，0 時から 24 時までの期間を表示し，日別の変化を確認する．クラウド上にてデータを管理することで，医療従事者や患者の家族がクラウド上のデータにアクセスすることができ，離れた場所からも患者のグルコース値のモニタリングをすることができる．統合データ管理（複数人の CGM データを一元的に管理）も可能で，医療従事者はクラウドサービスに一度アクセスしておけば複数人の CGM データを確認できるようになっている．
（Abbott 社ホームページより転載　https://www.myfreestyle.jp/hcp/support/libreview/feature.html　2024 年 10 月 20 日閲覧）

Ⅴ 血液ガス分析装置

1 用途

血液ガス分析装置は動脈血液中の酸素分圧（P_{O_2}），炭酸ガス分圧（P_{CO_2}）および pH を測定する．これらの検査項目は生体の呼吸機能，酸-塩基平衡の把握に不可欠であり，臨床的には緊急検査項目として重要である．

2 種類

血液ガス分析装置は技術進歩による小型化が進み，手のひらに収まる携帯用も市販されている．これらの分析装置では，血液ガスとともに呼吸機能，酸-塩基平衡の評価に重要な電解質も測定項目として組み入れられている．

3　原理

血液の P_{O_2}, P_{CO_2}, pH は電極法により測定される．電極法は採取した血液そのもので検査できるため，採血後できるだけすみやかな検査が要求される項目の測定法として最適である．<u>pH はガラス電極で，P_{O_2} は酸素電極で，P_{CO_2} は隔膜型炭酸ガス電極で測定される</u>．隔膜型炭酸ガス電極［セバリングハウス（Severinghaus）電極］は炭酸ガス透過性膜をもち，試料の炭素ガスがこの膜を透過し溶解すると，炭酸水素イオンが生成され，内部液の炭酸水素ナトリウム溶液の pH が変化する．この pH 変化をガラス電極により検出し，P_{CO_2} を求める．内部液の pH と P_{CO_2} には次式のような関係がある．

$$CO_2 + H_2O \rightleftarrows H_2CO_3 \rightleftarrows H^+ + HCO_3^-$$

$$pH = K - \log P_{CO_2} \quad (K：定数)$$

4　構造

装置は，流路切替部を中心に電極を含む測定部，試料導入部，校正液導入部および溶液の流れを制御するポンプからなる．測定は 37±0.1℃ 下で行われる．

5　使用上の留意点

①血液中の蛋白質や脂質の付着による汚染が残らないように，電極をよく洗浄する．

②電極の劣化により応答速度が遅くなり，再現性の低下やドリフトの原因になるので，電極交換は早めに行うことが望ましい．

分圧

混合気体が示す圧力を全圧（P），各気体が単独で混合気体が占める体積に存在するときに示す圧力を分圧（Pi）という．全圧は各気体の示す分圧の和（$P = \Sigma Pi$）である（ドルトンの法則）．

たとえば大気中における窒素分圧と酸素分圧は次のようになる．

空気 V L 中の気体の全モル数を n とすると，その 80%が窒素，20%が酸素である．したがって，窒素および酸素の分圧は $PV = nRT$（理想気体の状態方程式）の関係から

$$P_{N_2} = \frac{0.8 \times n \times R \times T}{V}$$

$$P_{O_2} = \frac{0.2 \times n \times R \times T}{V}$$

$$\Rightarrow \frac{P_{N_2}}{P_{O_2}} = 4 \cdots (1)式$$

大気の全圧は 1 atm であるので，$P_{N_2} + P_{O_2} = 1$．（1）式と組み合わせて両気体の分圧を求めると，

$P_{N_2} = 0.8$ atm

$P_{O_2} = 0.2$ atm

L 純水製造装置

I 純水および超純水

　飲料水として利用される水道水や天然水には，無機イオン，有機物，微生物，浮遊物質などが不純物として含まれ，これらの水は化学的目的，生物学的目的あるいは医療目的などに直接用いることはできない．水の純度は図2-L-1のように水の**電気の通しやすさ（電気伝導率）**，または**通しにくさ（比抵抗）**で表すことができる（→ p.153）．**純水**は原水からイオン，有機物，微粒子などの不純物のいずれか，またはすべてをある程度除いた比抵抗1～10 MΩ・cmの水をいう．水のなかから不純物をほとんど完全に除去した比抵抗10 MΩ・cm以上の水は**超純水**とよばれる．水がわずかに解離して生成する水素イオンと水酸化物イオンの電気伝導性から計算される，水の理論的な比抵抗は18.24 MΩ・cmである（これは水5億分子のうちの1分子程度が解離することに相当する）．

II 用途

　臨床検査領域では，水はさまざまな用途に用いられる．水の品質は検査結果に影響することがあり，目的ごとに用いる水を選択する必要がある．水道水はイオン，有機物，微生物，コロイド粒子などの物質を不純物として多量に含む

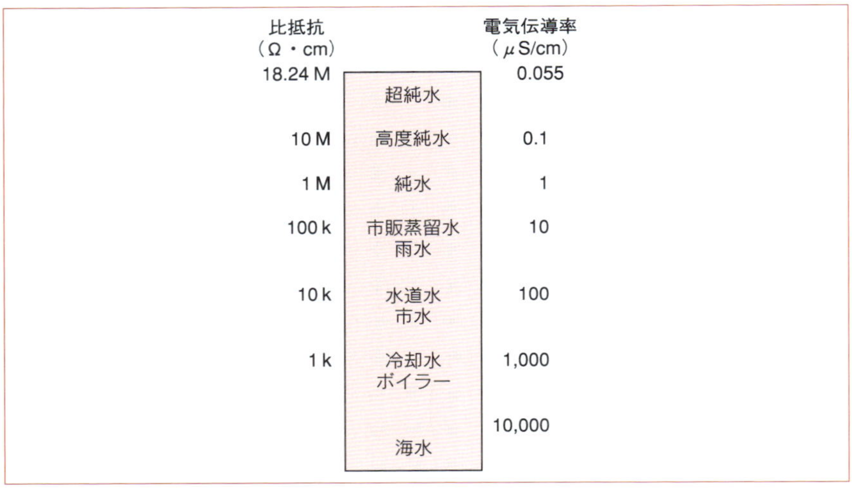

比抵抗 （Ω・cm）		電気伝導率 （μS/cm）
18.24 M	超純水	0.055
10 M	高度純水	0.1
1 M	純水	1
100 k	市販蒸留水 雨水	10
10 k	水道水 市水	100
1 k	冷却水 ボイラー	1,000
	海水	10,000

図2-L-1　水の性質と比抵抗および電気伝導率との関係
水は，その純度が高まるに従い比抵抗が増加し，電気を通しにくくなる．電気伝導率は比抵抗の逆数であり，電気の流れやすさを表す．水の比抵抗および電気伝導率は水に溶解しているイオン濃度の指標になる．（オルガノ社の水処理装置総合カタログより，改変）

ため，化学実験や培養などに使用できない．これらの不純物を水から除去し，水を精製する装置が，**純水製造装置**である．

Ⅲ 原理および構造

純水製造の基本原理には，**蒸留法**，**イオン交換法**および**逆浸透法**がある．市販の純水製造装置はこれらの原理のうちの1つ，あるいは複数を組み合わせて水を精製している．

1 蒸留法

水はその蒸気圧が100℃で大気圧と等しくなり沸騰する．このとき生じる水蒸気中には沸騰前の水に含まれていた微粒子，濁質，バクテリア，塩類，有機物など，水分子以外の物質は含まれない．このきわめて純度の高い水蒸気を冷却することにより得られた水が**蒸留水**である．単一の蒸留操作により1〜3 MΩ・cm程度の純水が得られる．

しかし，蒸留法は物質の揮発性や沸点の違いにより不純物を除去することに基づくため，たとえばアセトンやエチルアルコールなどの揮発性物質や水と沸点が近い物質は除去できない．また，水蒸気の冷却中に空気中のCO_2が溶解すること，蒸留器の材料からの物質の溶出，沸騰の際の飛沫による不純物混入のおそれもある．水の蒸発熱は539.0 cal/g（9,702.5 cal/mol）と大きく，蒸留法は多量の熱エネルギーを必要とし，維持費が比較的高い．

2 イオン交換法

解離基を有する不溶性物質と溶液中のイオンが可逆的にイオンを交換する場合，この現象を**イオン交換**といい，イオン交換する不溶性物質は**イオン交換体**とよばれる．イオン交換現象は水処理，純水製造，廃水処理，糖液処理，食品処理，薬液処理などさまざまな目的に利用され，水の精製はその応用例の一つである．

1）イオン交換樹脂の種類

イオン交換に用いられるイオン交換樹脂には，**表2-L-1**のような種類がある．**イオン交換樹脂**は高分子化合物の基質と交換基とからなる．基質としては，スチレン-ジビニルベンゼン共重合体，メタクリル酸-ジビニルベンゼン共重合体，デキストランゲル，アクリルアミドゲルなどがある．これらの基質に交換基が結合しており，陽イオン交換樹脂はスルホン基（$-SO_3H$）やカルボキシル基（$-COOH$）などをもち，電離により水素イオンを生成する．この樹脂は結合している水素イオンと溶液中の陽イオンを交換することができる．陰イオン交換樹脂は分子中に交換基として第四級アルキルアンモニウム基（$-N^+(CH_3)_3$）などをもち，電離により水酸化物イオンを生成する．この樹脂は結合

表 2-L-1 イオン交換樹脂の種類

種類	交換基	使用 pH	交換容量 (mg 当量/mL)
強酸性陽イオン交換樹脂	$-SO_3H$	0〜14	≥ 2.0 [1]
弱酸性陽イオン交換樹脂	$-COOH$	5〜14	≥ 3.0 [2]
強塩基性陰イオン交換樹脂	$-CH_2N(CH_3)_3OH$	0〜14	≥ 1.4 [3]
	$-CH_2N(CH_3)_2\!-\!C_2H_4OH$	0〜14	≥ 1.3 [4]
弱塩基性陰イオン交換樹脂	$-CH_2N(CH_3)_2$	0〜9	≥ 1.6 [5]

[1] Amberlite IR 120 B Na, [2] Amberlite IRC 50, [3] Amberlite IRA 400 J CL, [4] Amberlite IRA 410 J CL, [5] Amberlite IRA 67
イオン交換樹脂はアンバーライト®, ダウエックス®, ダイヤイオン® などの商品名で市販されている.

している水酸化物イオンと溶液中の陰イオンを交換することができる. 解離度が大きい樹脂は, 強酸性イオン交換樹脂あるいは強塩基性イオン交換樹脂とよばれる. また, 解離度が小さい樹脂は, 弱酸性イオン交換樹脂あるいは弱塩基性イオン交換樹脂とよばれる. 解離度の大きい樹脂と解離度の小さい樹脂との大きな相違点は, 使用可能 pH 範囲が前者が 0〜14 であるのに対し, 後者が 0〜9 (弱塩基性) あるいは 5〜14 (弱酸性) と狭いことである.

2) 交換容量

単位重量または単位体積あたりのイオン交換樹脂が交換可能なイオン量は交換容量とよばれ, イオンのミリ当量 (mEq/g または mEq/mL) で表される.

3) イオン交換反応

陽イオン交換樹脂では, イオン交換反応は次のようになる.

$$n\mathrm{HR} + \mathrm{M}^{n+} \rightleftarrows \mathrm{MR}_n + n\mathrm{H}^+$$

(HR:陽イオン交換樹脂, M^{n+}:溶液中の n 価の陽イオン, MR_n:イオン交換後の陽イオン交換樹脂, H^+:イオン交換樹脂由来の水素イオン)

樹脂の交換基に水素イオンが結合したものは H 型イオン交換樹脂 (HR), 交換基の水素イオンがイオン交換により他の陽イオンに交換されたもの (MR_n), たとえば Na^+ に交換されたものは Na 型イオン交換樹脂とよばれる. このイオン交換反応が平衡状態にあれば, 次式が成り立つ. K_H^M は選択係数とよばれ, おおむね 2 種のイオンの樹脂への結合比を示す.

$$K_H^M = \frac{[H^+]_S [M^{n+}]_R}{[M^{n+}]_S [H^+]_R}$$

($[H^+]_S$, $[M^{n+}]_S$:溶液相における濃度, $[H^+]_R$, $[M^{n+}]_R$:樹脂相における濃度)

4) 交換反応の特性

陽イオンおよび陰イオンの樹脂への結合の大きさは，イオン交換樹脂の種類，イオン濃度，イオン強度，pHなどにより変化し，おおむね次のような傾向を示す．

① 強酸性および強塩基性イオン交換樹脂の場合，結合は静電的相互作用に大きく依存し，電荷数の多いイオンほど強い．

$$M^+ < M^{2+} < M^{3+}$$

② 電荷数が等しいイオンでは，結合は強酸性イオン交換樹脂の場合には水和イオン半径が小さいほど強くなり，強塩基性イオン交換樹脂の場合にはイオンの電荷密度が小さいほど強くなる．

・1価の陽イオン

$$Li^+ < H^+ < Na^+ < NH_4^+ \fallingdotseq K^+ < Rb^+ < Cs^+ < Ag^+$$

・2価の陽イオン

$$Be^{2+} < Mg^{2+} \leqq Zn^{2+} \leqq Co^{2+} < Cu^{2+} < Ni^{2+} < Ca^{2+} < Pb^{2+} < Ba^{2+}$$

・陰イオン

$$OH^- < F^- < Cl^- < CN^- < Br^- < NO_3^- < I^- < SO_4^{2-} < Fe(CN)_6^{3-} < Fe(CN)_6^{4-}$$

5) イオン交換樹脂による脱塩

NaClを不純物として含む水を例として水の精製について述べる．

① まず，H型の陽イオン交換樹脂が充填されたカラムに水が流入すると，Na^+イオンが陽イオン交換樹脂に結合し，H^+イオンが水中に放出される．その結果，水中にはHClが生成される．

② 生成されたHClがOH型の陰イオン交換樹脂が充填されたカラムに流入すると，Cl^-イオンが陰イオン交換樹脂に結合し，OH^-が水中に放出される．

③ 放出された水酸化物イオンと水素イオンは結合して水を生成する．

$$
\begin{aligned}
&NaCl \rightleftarrows Na^+ + Cl^- &\langle 水中の不純物 \rangle \\
&RH + Na^+ \rightleftarrows RNa + H^+ &\langle ①の交換反応 \rangle \\
&ROH + Cl^- \rightleftarrows RCl + OH^- &\langle ②の交換反応 \rangle \\
&H^+ + OH^- \rightleftarrows H_2O &\langle ③の反応 \rangle
\end{aligned}
$$

このように陽イオン交換樹脂と陰イオン交換樹脂を組み合わせることで，溶液中の陽イオンおよび陰イオンは水素イオンおよび水酸化物イオンに交換され，最終的には水に置き換えられる．得られた純水は**イオン交換水**あるいは**脱イオン水**とよばれる．

イオン交換法はイオン交換樹脂の配置方法から二床（複床）式と混床式に分けられる．二床式は陽イオン交換樹脂と陰イオン交換樹脂を別々に配置し原水を処理する．混床式は両イオン交換樹脂を混合して配置し原水を処理する．イオン交換法によれば，水は理論純水に近い比抵抗まで精製されるが，<u>非イオン</u>

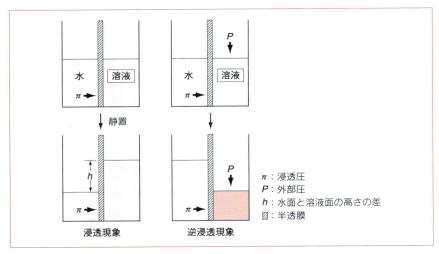

図 2-L-2 浸透現象と逆浸透現象

化物質や微生物の除去はむずかしい．

6）イオン交換樹脂の再生

イオン交換反応は可逆反応であるため，交換反応により樹脂に結合した Na^+ イオンは樹脂を薄い HCl 溶液と平衡させることで H^+ イオンと交換され，樹脂は元の H 型に戻る．また，樹脂に結合した Cl^- イオンも樹脂を薄い NaOH 溶液と平衡させることで OH^- イオンと交換され，樹脂は元の OH 型に戻る．このように，イオン交換能力が低下した樹脂を元のイオン型に戻す操作は**再生**とよばれる．イオン交換樹脂は再生により何度でも使用できる．

3　逆浸透法

逆浸透法は**半透膜**を用いた物質分離法であり，海水の淡水化，排水の浄化，人工透析など多様な目的に応用されている．また，純水の製造へも応用されており，水の精製原理の一つとして知られている．

図 2-L-2 のように，水分子は通すが，水よりも大きな分子は通さない半透膜の左右に水および溶液を別々に入れて同じ高さにして静置すると，水が浸透現象により溶液のほうに移動し，水面は下がり溶液面は一定の高さまで上昇し停止する．この平衡状態において，半透膜には水面と溶液面の高さの差（h）に相当する圧力が溶液方向から水方向にかかっている．このことはこの圧力と釣り合う圧力が膜の左側から膜にかかっていることを示しており，これが**浸透圧**である．浸透圧は水が溶液濃度の高い溶液中に移動しようとするとき生じる圧力である．一方，人工的に浸透圧よりも大きい圧力（P）で溶液面を加圧すると，半透膜を通過できる水分子だけが溶液から水のほうに移動する．これは**逆浸透現象**とよばれ，実用的なカートリッジが市販されており，水に含まれる微生物，金属イオン，塩素，トリハロメタン，トリクロロエチレン，硝酸塩，農

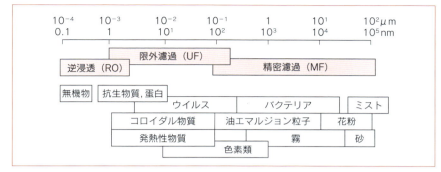

図 2-L-3　物質の大きさと濾過法（オルガノ社のラボラトリ純水装置総合カタログより，改変）

薬，ダイオキシンなど，水分子よりも大きな分子を水から除去することに応用されている．

　逆浸透法で用いる半透膜は，**図 2-L-3** に示すように大きさがウイルス（0.02～0.4 μm）やバクテリア（0.2～1 μm）よりもはるかに小さい 0.0001 μm（10^{-10} m）程度の超微細孔を有し，この膜の分子レベルの濾過により不純物を除去する．この方法は，物質の相変化や化学変化を伴わずに常温で水に含まれる，ほとんどすべての溶解物質を効率的に除去することができる．また，長期間にわたり安定で維持管理が簡単である．この逆浸透法で用いる半透膜は**逆浸透膜**（**RO 膜**；reverse osmosis 膜）とよばれる．逆浸透膜にはポリアミド系と三酢酸セルロース系などがあり，不純物の除去率は膜の材質により異なる．この原理により製造した純水は**逆浸透水**（**RO 水**）とよばれる．

Ⅳ 純水製造法の実際

1　純水製造プロセス

　純水製造は蒸留法，イオン交換法および逆浸透法で行えるが，これらの方法で用いられる基本処理技術の物質除去能は**表 2-L-2** のような特徴をもつ．そのため，得られる純水の品質は**表 2-L-3** のように純水製造法により異なる．市販されている純水製造装置は蒸留法，イオン交換法，逆浸透法のうちのいずれか 1 つの原理に基づくものもあるが，多くは次のように複数の原理を組み合わせて水の精製度を高めている．

- 原水→前処理→イオン交換→蒸留→濾過→純水
- 原水→前処理→逆浸透→蒸留→イオン交換→濾過→純水
- 原水→前処理→逆浸透→イオン交換→濾過→純水

前処理は次の処理過程における負荷を軽減するために，活性炭カートリッジなどにより原水中の浮遊物質や有機物などを取り除く．活性炭は残留塩素，鉄，フェノール，有機物，色素，臭気，油性物質などを吸着除去する．濾過は中空糸膜フィルタなどを用いて行われる．中空糸膜はポリマーからなる，内部が空

表 2-L-2　純水製造における処理技術の物質除去能

処理技術	対象物質					
	濁質	イオン類	微粒子	微生物	有機物	残留塩素
イオン交換		●			△	
RO 膜		◎	●	●	◎	
UF 膜			●	●	◎	
MF 膜	◎		●	◎		
活性炭濾過					◎	◎
UV 殺菌				●		
UV 酸化				●	●	

RO 膜：逆浸透膜，UF 膜：ウルトラフィルタ，MF 膜：メンブランフィルタ
●：きわめて有効，◎：有効，△：やや有効
(オルガノ社のラボラトリ純水装置総合カタログより)

表 2-L-3　精製水の品質の比較

種類	電気伝導率 (mS/m, 25℃)	有機体炭素 (mg/L)	亜鉛 (μg/L)	シリカ (μgSiO₂/L)	塩化物イオン (μg/L)	硫酸イオン (μg/L)	JIS K 0557-1998 の規格
蒸留水	0.2	0.1	1	10	30	12	該当せず
イオン交換水	<0.1	0.3〜0.6	<1	10	4	<1	該当せず
逆浸透水	1	0.1〜0.2	1	200〜500	200	60	該当せず
超純水 (紫外線なし)	0.0055	<0.02	<0.01	<1	<0.01	<0.01	A3
超純水 (紫外線あり)	0.0055	<0.01	<0.01	<1	<0.01	<0.01	A4

〔ミリポア社の Milli-Q/Elix 実験データ集 AP1-1（石井直恵）より〕

洞となったストロー状の糸で内面に 0.1〜0.01 μm の小孔が多数存在する**限外濾過膜（ウルトラフィルタ；UF 膜）**である．この糸を数千本束ねたものがフィルタとして用いられる．このフィルタでは，溶液への加圧により分子量数千〜数十万の物質が濾過される．このような圧力をかけて行う濾過は限外濾過とよばれる．濾過膜にはこのほかに濾過できる物質サイズから**精密濾過膜（メンブランフィルタ；MF 膜）**がある．MF 膜は多孔質のフィルム状の濾過材であり，円形に近い微細な孔（0.1〜10 μm）が多数空いているため，微生物や微粒子の除去に適する．材質はセルロース混合エステル，セルロースアセテート，ポリカーボネートなどがあり，用途により選択する必要がある．UF 膜はポリサルホンや芳香族ポリアミドからなり，MF 膜よりも微細な孔を有する．**図 2-L-4** は MF 膜と UF 膜の電子顕微鏡写真である．

2　超純水製造プロセス

　超純水は化学工業，食品製造，原子力産業，半導体製造，環境分析，遺伝子工学などさまざまな領域で不可欠である．超純水は種々の方法で精製した一次

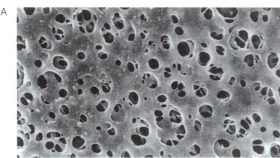
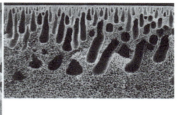

図 2-L-4　濾過膜の構造（電子顕微鏡）
A：メンブランフィルタ（セルロースアセテート），B：ウルトラフィルタ（ADVANTEC 総合カタログより）

純水を処理水として次のようにさらにイオン交換などを組み合わせた工程で製造される．このように純水製造装置と超純水製造装置を組み合わせることで，理論純水に近い比抵抗の水が得られる．ただし，得られる超純水の品質は供給される一次純水の製造法の影響を受ける．

・一次純水→活性炭フィルタ→イオン交換→UV 酸化→精密濾過→限外濾過→超純水
・一次純水→活性炭フィルタ→イオン交換→UV 酸化→限外濾過→超純水
・一次純水→イオン交換→UV 酸化→限外濾過→精密濾過→超純水
・一次純水→イオン交換→UV 酸化→イオン交換→限外濾過→超純水

　紫外線（UV）酸化は，微生物が 260 nm 付近の紫外線をよく吸収する性質を利用した殺菌法であり，純水中で微生物が繁殖することを防ぐ．波長が 260 nm 付近の紫外線は殺菌力が最も大きく，この波長は核酸の吸収極大波長に一致している．紫外線の光源には低圧水銀ランプが用いられる．また，185 nm 付近の紫外線は酸化力の大きい水酸化ラジカル（ヒドロキシラジカル）を発生させる．これにより純水中に残る微量有機物質はほぼ完全に酸化，分解され，有機物質存在量の指標となる TOC 値（total organic carbon）は低下する．紫外線の光源には，短波長紫外線ランプが用いられる．図 2-L-5 に 185/254nmUV ランプを用いた市販超純水装置における有機物処理の例を示す．

　超純水は長時間の保存で水質劣化が起こるため，使用時に必要なだけ調製することが望ましい．採取容器は細心の注意を払い洗浄したものを用いる必要がある．洗浄が不十分な場合，採取と同時に汚染が起こり，精製した意味はたちまち失われる．また，空気中の二酸化炭素の吸収への対策も講ずる必要がある．二酸化炭素は水に溶解し水を酸性化する（$H_2O+CO_2 \rightleftarrows H_2CO_3 \rightleftarrows HCO_3^- + H^+$）．

3　比抵抗と電気伝導率

　水の純度は電気伝導性の測定により調べることができる．電流が流れる溶液の断面積および長さをそれぞれ 1 cm^2，1 cm とするとき，この溶液が示す抵抗

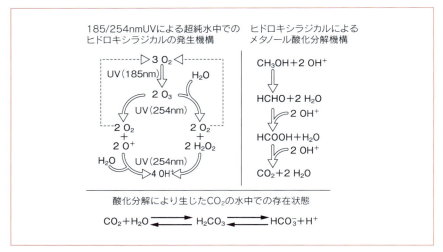

図 2-L-5　有機物処理の一例
超純水中にわずかに存在する有機物は，185 nmUV がもつ高いエネルギー（649 kJ/mol）により化学結合が直接解離されるとともに，ヒドロキシラジカルによる反応でも酸化分解される．最終的に生じた重炭酸イオンは，後段のカートリッジで除去され，高品質の超純水が生成される．
（メルクミリポア超純水・純水製造装置総合カタログ，vol. 2, p.20 より，改変）

を**比抵抗** ρ（$\Omega\cdot$cm），比抵抗の逆数を**電気伝導率** κ〔S/cm（S はジーメンス）〕とよぶ．比抵抗は電流の流れにくさを，電気伝導率は電流の流れやすさを表す．断面積が A（cm²），長さが L（cm）の溶液が示す抵抗 R（Ω）と比抵抗，電気伝導率との関係は次のようになる．

$$R = \rho \frac{L}{A} \quad \kappa = \frac{1}{\rho}$$

電気伝導率が低いほど，水の純度は高い（**図 2-L-1**）．

4　水の品質

　化学分析に用いる水の品質については，日本工業規格（JIS K0557：1998）の規定があり，精製の方法および用途からA1〜A4の4種類に分けられている．
　A1：器具類の洗浄およびA2〜A4の水の原料に用いる．最終工程でイオン交換法によって精製したもの，またはこれと同等の質が得られる方法で精製したもの．
　A2：一般の化学分析およびA3〜A4の水の原料などに用いる．A1の水を用い最終工程でイオン交換装置・精密濾過器などの組み合わせによって精製したもの，またはこれと同等の質が得られる方法で精製したもの．
　A3：試薬類の調製，微量成分の化学分析などに用いられる．A1またはA2の水を用い，最終工程で蒸留法によって精製したもの，またはこれと同等の質が得られる方法で精製したもの．
　A4：有機物の試験，微量成分の化学分析などに用いる．A1またはA2の水を用い，最終工程で酸化剤（過マンガン酸カリウムなど）を共存させた蒸留法

で精製したもの，またはこれと同等の質が得られる方法で精製したもの．

Ⓥ 使用上の留意点

①蒸留器では，水から分離された不純物がボイラ内部に蓄積されないように，使用後は必ず取扱説明書に従って処置する．水中の不純物は蒸留によって濃縮されているので，そのまま放置すると沈殿し，ボイラ内部で固まり，取り除くことが困難になるので注意する．

②イオン交換樹脂，逆浸透膜，精密濾過膜，限外濾過膜には寿命があり，定期的に，得られた水の電気伝導率あるいは比抵抗のチェックを行う必要がある．これらの寿命は水質，1日採取量，水圧，水温などにより異なる．膜の寿命は，原水が水道水の場合，メンブランフィルタ，活性炭フィルタで1年程度，逆浸透膜で3年程度の目安が示されている．

③長期間保存した純水は品質が劣化している可能性があるので，精密実験に用いる場合には新しく調製し直す必要がある．

M 血液成分採血装置

成分採血は**アフェレーシス**とよばれ，ギリシャ語で「**分離**」を意味する．アフェレーシスの目的は，血漿成分から病原関連物質を除去することや血漿成分や細胞成分の採取である．

I 遠心分離法

1 目的，用途

主に血液成分を採取する目的で使用される．医療機関では患者や提供者から末梢血幹細胞や顆粒球，CAR-T療法に使用するリンパ球などの細胞成分を採取する．赤十字血液センターでは，献血用の血小板や血漿を採取する．

2 種類

片腕採血方式（シングルニードル法）と**両腕採血方式**（ダブルニードル法）がある．片腕採血方式は，1本の採血針で採血と返血を行う間欠血流方式である．両腕採血方式は，2本の採血針を左右それぞれの血管に穿刺し，採血と返血を別々の腕で行う連続血流方式である．末梢血幹細胞や顆粒球，リンパ球などを採取するときは，短時間で効率よく細胞を採取するため，両腕採血方式が多く使用されている．赤十字血液センターでは，献血ドナーへ採血時の負担が少ない片腕採血方式の成分採血装置を使用している．

3 原理

片腕採血方式は，採血した血液に抗凝固剤を加えポンプを介して遠心ボウルに送り遠心分離する．目的の成分を採取バッグに回収したのち，ポンプを逆回転させて遠心ボウル内の血液を返血する．採血と返血を数回繰り返して目的の成分の採取量を確保する（**図 2-M-1**）．

静脈路への成分採血装置の接続並びに操作［別冊 PDF］
手技については下記のQRコードからご参照ください（URLはp.xviを参照）．

📕 **末梢血幹細胞採取**
末梢血中から採取した造血幹細胞は，血液疾患（悪性リンパ腫，多発性骨髄腫など）患者へ移植される．

📕 **顆粒球採取**
好中球減少症の患者が難治性感染症に罹患し，薬剤やさまざまな処置によって回復しない場合に，顆粒球輸血を考慮する．

📕 **CAR-T 療法**
B細胞リンパ腫やB細胞性急性リンパ芽球性白血病などの患者に対して行われる治療である．患者からT細胞を採取して，がん細胞を攻撃するCAR-T細胞を調製し投与する．

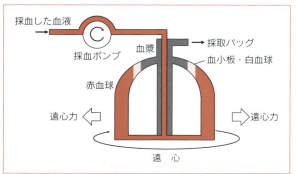

図 2-M-1 片腕採血方式の原理
成分採血装置に設置する遠心ボウル．

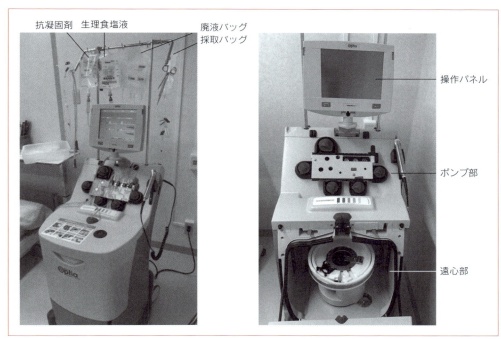

図 2-M-2　血液成分採血装置(両腕採血方式)
左:採血回路を装着. 右:前面部の扉を開けると,分離チャンバーがある.

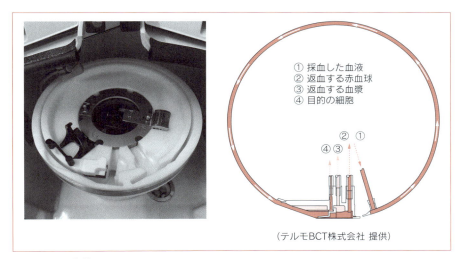

図 2-M-3　分離チャンバー
左:採血回路の遠心部分を装着し遠心. 右:遠心部分の採血回路図.

　両腕採血方式は,ポンプを介して持続的に採血を行う.採血された血液は,分離チャンバーへ送られ遠心分離される(**図 2-M-2**).比重で分離された赤血球,血漿,目的の細胞は,それぞれの経路に誘導される.目的の細胞は採取バッグに回収され,赤血球と血漿はポンプを介して返血される(**図 2-M-3**).目的

の細胞は，持続的に採取バッグに回収される方法と回路内で一定量蓄積し，数回に分けて採取バッグに回収する方法がある．

4 構造

操作パネルと血液の採血・返血を担うポンプ部，血液を遠心分離する遠心部で構成されている．操作パネルに患者情報を入力すると，体外循環血液量や採血時の流速などが反映される．ポンプの回転速度で流速が制御されている．血液成分採血装置に設置する採血回路はキット化しており装着は容易である．採血回路には，採血した血液が凝固しないように抗凝固剤（ACD-A 液）とプライミングやリンスバッグに使用する生理食塩液を接続する．

5 使用上の留意点

① 成分採血は患者の体外循環を行う機器である．機器は常に清潔を保ち，定期メンテンナンスは必ず実施すること．
② 採血回路のチューブのねじれは，採血中のチューブの切断などを引き起こすことがある．装着時はねじれが生じないようにすること．

> **プライミング**
> 末梢血幹細胞採取時では，患者に装置を接続するために，回路内のチューブを生理食塩液で満たすこと．

> **リンスバッグ**
> 末梢血幹細胞採取時では，回路内のチューブに残っている血液を，生理食塩液で洗い流し患者へ返血すること．

II 膜分離法

1 目的，用途

患者血液中の病原関連物質を除去する目的で行う．膜分離法で使用する装置は，一般的に血液浄化装置とよばれる（図 2-M-4）．

> **臨床検査技師が行う血液成分採血装置の操作**
> 臨床検査技師が行う血液成分採血装置の操作は，血液成分の採取に限られている．そのため，病原関連物質の除去を目的とした装置の操作は法律上認められていない．

2 種類

膜分離法には，単純血漿交換法（plasma exchange；PE），二重膜濾過血漿交換法（double filtration plasmapheresis；DFPP），膜分離吸着法（plasma adsorption；PA）がある．

3 原理

患者の血液を体外循環させて病原関連物質を除去する．採血された血液は，血液浄化装置に設置した血漿分離器内の分離膜を介して，分子量の大きさによって血球成分と血漿成分に分離される．血漿成分には病原関連物質以外にもアルブミンや免疫グロブリン，凝固因子などが含まれる．

PE は血漿分離器で分離された血漿成分を廃棄する．そのため，病原関連物質と一緒に廃棄されたアルブミンや凝固因子を補うために，新鮮凍結血漿またはアルブミン製剤を置換液として血球成分と一緒に返血する（図 2-M-5）．

DFPP は，分離された血漿成分をさらに目の細かい分離膜に通して病原関連物質と血漿成分を分離する．アルブミンと分子量が近い病原関連物質を除去する場合は，一緒にアルブミンも分離されることがある．そのときは，アルブミ

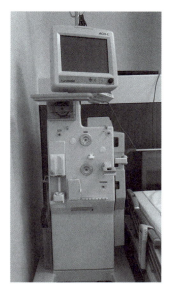

図 2-M-4　血液浄化装置
血漿分離器や血漿分画膜，採血用チューブを取り付けて採血する．

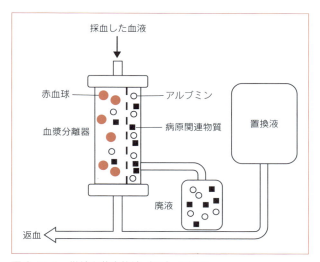

図 2-M-5　単純血漿交換法（PE）の原理

ン製剤を補充して返血する．

　PA は，病原関連物質を吸着する血漿分画吸着器を通して特異的に病原関連物質のみを吸着する．そのため，血漿成分は患者に返血されるため置換液は必要ない．

4　構造

　血液浄化装置は，血液ポンプ，濾過ポンプ，補液ポンプ，透析液ポンプなどのローラポンプによって送液しており，ポンプの回転当たりの流量から回転数と流量を制御している．安全管理のため，圧力モニタや気泡検知器，補液空検知器，血液と生理食塩液を判別する血液検知器，回路を閉塞するためのクランプなどが備えられている．分離膜は，微細孔がある**中空糸**である．血液は中空糸の内側を流れるが，分子量が小さい成分は微細孔から中空糸の外側に濾過される．

　中空糸

中空糸とは，ポリエチレンなどでつくられたストロー状の糸で，その表面には無数の微細孔が開いている．血漿分離器の中には，中空糸が多数内蔵されている．

N 消化器内視鏡機器

I 消化器内視鏡機器

1 目的，用途

　消化器内視鏡検査とは，内腔を有する管腔臓器（食道，胃，大腸，気管，気管支，咽頭，喉頭，胆管など）に先端に小型カメラ（CCD）またはレンズを内蔵した内視鏡を入れて管腔の内面を直接みる検査である．<u>炎症や癌の発見が最大の目的である</u>が，現在の用途としては内視鏡を利用した治療にも用いられている．診断においては直接病変部の組織や細胞を採取する生検あるいは細胞診に利用することができる．また，内視鏡の先端部に超音波端子をつけた超音波内視鏡を用いて，管腔の壁や管腔外の病変を精査することも可能である．

　さらに治療においては日々進歩を認め，小さなポリープなどに対するポリペクトミーから始まった治療技術は，がんなどを切除する**内視鏡的粘膜切除**（endoscopic mucosal resection；EMR）に発展し，さらには大きな腫瘍が切除可能な**内視鏡的粘膜下層剥離術**（endoscopic submucosal dissection；ESD）など，多くの内視鏡治療に応用されている．

2 種類

　主に消化管内視鏡では軟性鏡が用いられる．なかでも現在はビデオスコープが主流となっている．さまざまな視野の内視鏡があり，それぞれの臓器に合わせて内視鏡が選択されている．先端のカメラから直線的な視野がとらえられる**直視タイプ**（図2-N-1a）は，主に上部・下部消化管スコープ，小腸スコープ，胆道スコープなどがある．一方，先端部の側方の視野が観察できる**側視タイプ**（図2-N-1b）は十二指腸スコープとよばれ，主に内視鏡的逆行性胆管膵管造影検査（endoscopic retrograde cholangiopancreatography；ERCP）などの胆道，膵臓関連手技に用いられる．さらにはその中間である先端の斜方が観察可能な**斜視タイプ**（図2-N-1c）は主に超音波内視鏡や一部の上部消化管スコープで用いられる．このように視野の種類もさまざまだが，鉗子が出る場所もさまざまである．

3 原理

　実際の内視鏡検査時には電子スコープを光源装置一体型のビデオシステムに取り付け，スコープ先端部の撮像素子がとらえた電気信号を映像信号に変換し，液晶モニタに映し出す．映像はハイビジョンのほか，色彩強調，狭帯域光観察などさまざまな画像処理に対応しており，自動調光（明るさを自動的に調整する）機能や水・空気を送るポンプも内蔵している．

消化器内視鏡検査による組織検体の採取
[別冊PDF]
手技については下記のQRコードからご参照ください（URLはp.xviを参照）．

内視鏡の歴史

1868年：ドイツの内科医であるKussmalが硬性胃鏡を開発（挿入部が硬性であったため体内への挿入には苦痛を伴った）．
1932年：ドイツのSchindlerが軟性胃鏡を発表．
1950年：世界で初めて実用的な胃カメラが登場．東大分院の宇治達郎がオリンパス工学工業（現オリンパス株式会社）の協力を得て完成させた．胃カメラの原理は体内・胃に挿入する柔らかい管の先端に小さなカメラを取り付けたもので，撮影・フィルム駒送りなど一連の操作を手元操作部にてコントロールできたが，リアルタイムに胃の中の観察はできなかった．
1960年代：ファイバースコープが開発され，体の中を直接みることが可能となった．
1980年代以降：内視鏡にも電子技術が取り入れられ，高画質の電子スコープの開発がなされている．

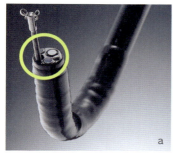 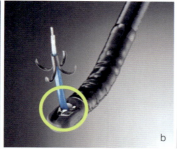 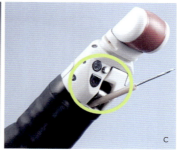

図 2-N-1　消化管内視鏡の種類
丸枠はカメラの位置．a：直視タイプ，b：側視タイプ，c：斜視タイプ．

4　構造

　ビデオスコープは挿入部，操作部，接続部より構成され（図 2-N-2），全体のうち，接続部以外が完全防水，絶縁化されており，<u>内視鏡自動洗浄消毒装置による浸水下での洗浄消毒が可能となっている</u>．近年発売されているスコープは接続部も完全防水となっている．

　挿入部とはスコープのうち，体内に挿入される部分を指す．挿入部のうち軟性部とよばれている操作部と連結している部分は，ある程度の弾発性をもちながら受動的な形態をとり，消化管の走行に沿ったスコープの挿入を可能としている．内部に CCD ケーブル，ライトガイド，送気・送水チャンネル，処置具チャンネル，アングルワイヤーが配置されている．<u>過度の屈曲や被検者に噛まれることで，これらが断裂・損傷する恐れがあるため，取り扱いには注意が必要である</u>．スコープは接続部を通じてビデオプロセッサー，光源装置に連結される．

　接続部には送水タンクとの連結部があり，光源装置からの送気圧により，送水タンクの水が送水チャンネルへ供給される．また，吸引チューブとの接続部もあり，吸引物はシステム外へ誘導される．

　先端硬性部は，スコープ先端部分で，画像の取り込み口，処置具の出口になる．対物レンズ，照明レンズ，送気送水ノズル，処置具チャンネルが開口しており，硬く弯曲できない部分である（図 2-N-3）．

　操作部には上下左右のアングルノブ，送気・送水ボタン，吸引ボタン，鉗子を含めた処置具挿入口を有する．また，頂部には各種観察や撮影に使用するリモートスイッチがある．生検鉗子を挿入する部位は鉗子口とよばれ，内視鏡処置具を挿入する部分になる．セミディスポーザブルの鉗子栓を装着するため，内視鏡検査前に鉗子栓の有無や開口状態を確認する必要がある（図 2-N-4）．

5　洗浄

　内視鏡検査後の内視鏡外表面とチャンネル内の用手的洗浄はもっとも重要な内視鏡再生処理過程の一つである．内視鏡外表面を蛋白除去シートで拭くとと

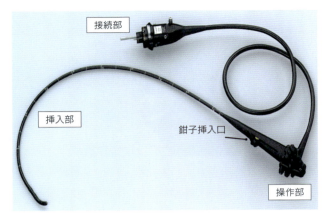

図 2-N-2　ビデオスコープの構造

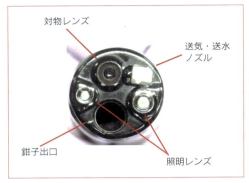

図 2-N-3　スコープの先端部（先端硬性部）

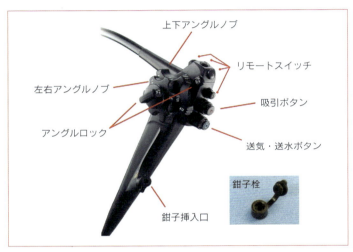

図 2-N-4　スコープの操作部

もに，検査終了直後に送気吸引を十分行うことで，粘性の高い体液が固化するのを防ぎ，チャンネル内の体液を減少させることができる．洗浄室において，内視鏡外表や付属部品は，中性あるいは弱アルカリ性洗剤を用いて十分量の水量とともにスポンジやブラシなどで洗浄する．内視鏡チャンネル内は専用のチャンネル掃除ブラシを用いてブラッシングを行う．洗浄液には酵素洗浄液などが用いられるが，その際は洗浄液の特性に適した温度，濃度，接触時間を守る必要がある．また，この際に漏水チェックを行い，内視鏡の破損の有無を早期に確認することで，破損の拡大による修理費の増大を防ぐことができる．

6　消毒と滅菌

適正な再生処理の機器分類に関しては，消毒・滅菌において **Spaulding（スポルディング）分類**が広く用いられている[1〜3]．消化器内視鏡においても

Spaulding 分類

Spaulding 分類は，医療関連施設における環境および患者に使用される機器の処理レベルの分類で，感染リスクの程度により，クリティカル（滅菌），セミクリティカル（高水準消毒，中水準消毒），ノンクリティカル（低水準消毒）に分けられている．『最新臨床検査学講座　臨床微生物学』を参照．

Spaulding 分類に準じて洗浄・消毒を行うべきである．

　消化器内視鏡はセミクリティカル（semi-critical）器具に分類され，「滅菌または高水準消毒」が推奨される．内視鏡の消毒に用いられる高水準消毒薬としては過酢酸，グルタラール，フタラールなどがある．消毒に要する時間は承認された国，温度などの条件によって異なっている．わが国のマルチソサエティ実践ガイドでは，各種微生物に対する実験データおよび海外での承認条件などを勘案して，過酢酸では5分，グルタラールとフタラールは10分となっている．内視鏡自動洗浄消毒装置は適切に使用されれば，均一な消毒効果が得られるとともに，浸漬消毒に比べて医療従事者への消毒薬の曝露を軽減させることができるメリットがある．一方で，消毒薬の濃度低下や部品の破損などによって不十分な消毒になりうる．スタッフが消毒薬濃度を確認し，定期的な消耗品の交換や保守管理によってこうしたリスクを減少させることができる．

　局注針や生検鉗子など無菌の組織や血管内に使用するものはクリティカル（critical）器具に分類され，感染リスクとしては高リスクに分類されるため，滅菌またはディスポーザブル製品の使用が必要である．従来から用いられてきた高圧蒸気滅菌（オートクレーブ滅菌），酸化エチレンガス滅菌（EOG 滅菌），過酸化水素ガスプラズマ滅菌に加え，近年新しい滅菌方法として，過酸化水素ガス低温滅菌や低温蒸気ホルマリン滅菌が承認され，使用されるようになってきた．使用にあたっては，各滅菌法の特徴を理解したうえで，内視鏡機器と適合が確認されている方法で行うことが重要である．

7　使用上の留意点

①内視鏡は精密な光学機器であり，損傷しやすい部位および，どのような損傷が起こりやすいかを理解しておくことが重要である．
②オリンパス社製のスコープで 260 系以前のものは接続部には防水キャップが付いている．洗浄などの際に防水キャップが装着されていない場合は浸水の原因となる（図 2-N-5）．
③挿入部では潰れ，噛まれ，さらには局注針や処置具による穴あきなどの損傷が多くなる．
④先端部では対物レンズ，照明レンズの割れ，傷，汚れ，送気・送水ノズルでは詰まりなどが起きやすい．先端部はスコープ輸送などの際にもっとも損傷する可能性が高いため，より慎重に取り扱う必要がある．

Ⅱ 生検鉗子

1　目的，用途

　癌などの疑いのある組織を生検鉗子で採取して，病理診断を行うことを生検法という．目的は主に腫瘍・非腫瘍の鑑別，良性・悪性の鑑別，いわゆる質的診断のために施行される．内視鏡検査を行った際の検査の手順としては，まず

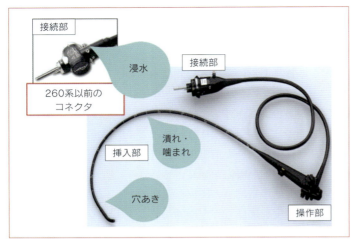

図 2-N-5 ビデオスコープの損傷しやすい部位

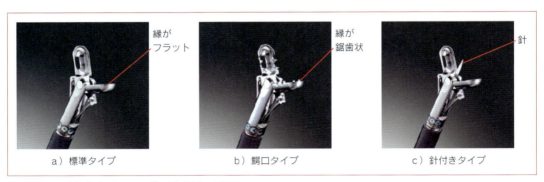

図 2-N-6 生検鉗子（ディスポーザブル）の種類

怪しいところがあるかどうか，そして怪しいところがあった場合はそれが癌なのか，癌でないのかの診断が行われる．癌と診断された場合はそれがどれくらい進行しているか，たとえば内視鏡で切除可能な病変なのかが調べられる．診断の進め方としては，存在診断を行い，質的診断，そして最後は深達度診断が行われる．組織生検は主にこの質的診断に有用な方法となる．

2　種類

　生検鉗子は**ディスポーザブル**（使い捨てとするもの）と**リユーザブル**（洗浄して再使用可能なもの）がある．ディスポーザブルの鉗子には標準タイプ，鰐口タイプ，針付きタイプがある．標準タイプはカップの噛み合わせ面がフラットなため，鋭い切れ味で検体を採取することが可能となる．鰐口タイプはカップの側面を鰐口にして生検時の滑り防止をサポートする．針付きタイプは検体に針を刺すことで，生検時の滑り防止をサポートするという特徴がある（**図 2-N-6a，b，c**）．

　リユーザブルの鉗子の特徴を示す．長径タイプは比較的カップの容積が大き

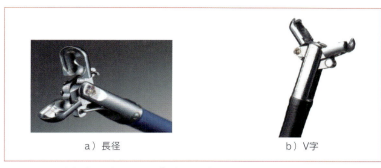

図 2-N-7　生検鉗子（リユーザブル）の種類

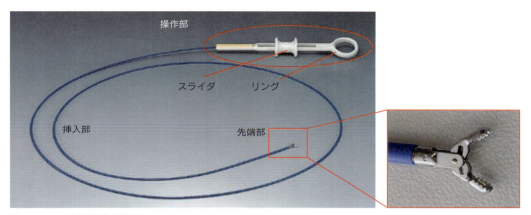

図 2-N-8　生検鉗子の構造

いので組織の採取量が多いといった特徴があるが，短所としてはスコープを強く反転した際は，挿入時に抵抗を感じることがある．V字タイプのものはディスポーザブルでもあったがカップ先端が滑るのを防止してくれる（図 2-N-7a, b）．どちらかを使用するのは施設によって異なると思われるが，その鉗子の特徴を理解することが重要である．

3　原理

鉗子口から生検鉗子を挿入し，内視鏡を病変部位に近づけ，鉗子を開閉することで病変組織を挟み込み，引き抜くことで組織サンプルを採取する．

4　構造

生検鉗子は操作部，挿入部，先端部の3つの部分で構成される（図 2-N-8）．操作部は生検を行う介助者が実際操作する部位になり，挿入部はスコープに入る部分，先端部は組織を採取する際のカップがついている．

生検鉗子の操作は右手で行う．右手親指を保持側の輪に通し，手を開くと先端も開き，閉じると鉗子も閉じる（図 2-N-9）．内視鏡検査医に渡す前に必ず

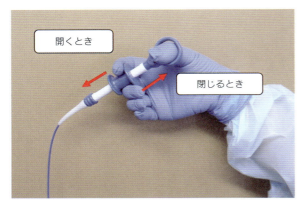

図 2-N-9　生検鉗子の操作

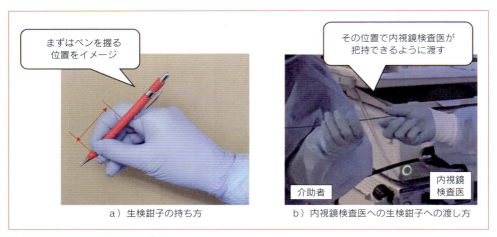

a）生検鉗子の持ち方　　　　b）内視鏡検査医への生検鉗子への渡し方

図 2-N-10　生検時の介助のポイント
介助者は，内視鏡検査医がそのまま生検鉗子をペンのように持てるように，気をつけて渡す．

スムーズな開閉がされるかを確認する．内視鏡検査医に鉗子を渡す際は，内視鏡検査医が鉗子口に鉗子を入れやすいように受け渡す必要がある．内視鏡検査医がペンのグリップの位置で鉗子をもてることが理想である．介助者は生検鉗子の先端 20 cm 程度の部位を持ち，先端の 10〜20 cm の部位を内視鏡検査医に渡す（図 2-N-10）．実際組織を採取する際のカップの開閉については，内視鏡の画面を確認しながら，内視鏡検査医の声に従って鉗子の開閉を行う．生検鉗子を抜去する際のポイントとして，鉗子口から飛沫が飛散しないようにガーゼを左手に持って鉗子栓上に当てることが重要である．

5　使用上の留意点

①生検鉗子は上部消化管用，下部消化管用によって長さが異なるので，ディスポーザブルの生検鉗子は，その鉗子がその臓器の組織を採取するのに適切なものかを確認して開封する．パックの表にカップの先端の形状，適応

部位，鉗子の太さにあった適応チャンネル径，有効長が明示されている．
②生検時には，生検部位からの出血に注意する．胃体上部などの血管が豊富な部位で（不用意に強く押し付けて）生検を行うと，出血が治まらず止血処置が必要になることもあるので注意が必要である．
③生検施行後の止血の確認は必ず行い，止血が得られなければ鉗子での圧迫や必要に応じて止血剤の散布やクリップ，高周波を用いた止血鉗子の使用も考慮する．
④抗血栓薬を服用している患者に対する生検では，血液が止血されにくくなるため，通常の生検より注意が必要である．抗血栓薬を服用している患者に対する生検の適応は消化器内視鏡診療ガイドライン[4]に準じて行っている施設が多いと考えるが，筆者の施設では，通常の上部消化管内視鏡は，内視鏡オーダー時に既往歴と抗血栓薬の内服状況を確認し，生検可能かどうかは内視鏡をオーダーする医師が判断している．問診とタイムアウトで再度抗血栓薬の服用の有無，服用している場合は休薬期間を確認し，生検の是非について判断したうえで検査を行っている．

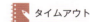

タイムアウト

タイムアウトとは，内視鏡検査医が検査を行う前に，医師・看護師・技師が手を止めて患者氏名，検査目的，アレルギーの有無，鎮痙剤の禁忌疾患の有無，抗血栓薬の有無（休薬の有無を含めて）などを確認することである．

O 検体採取関連機器

臨床検査技師等に関する法律施行令第8条の2の改正（令和3年7月9日政令第202号）により，臨床検査技師が検査のために経口，経鼻または気管カニューレ内部から喀痰を吸引して採取する行為が可能になった．ただし，これらの行為を行うには事前の研修と，医師または歯科医師の具体的な指示を必要とする．

本項では，これらの行為に関わる吸引器と気管カニューレについて説明する．

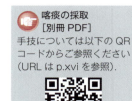

喀痰の採取 [別冊PDF]
手技については以下のQRコードからご参照ください（URLはp.xviを参照）．

1 吸引器

1 目的，用途

吸引器は，吸引カテーテルを接続し陰圧をかけることで体内に貯留した液体を吸引する機器である．主に，加齢や神経疾患などのため喀痰の排出が困難な場合，経口または経鼻的な喀痰の吸引が行われる．また，気管切開を受けている患者の多くは自己排痰が困難であり，**気管カニューレ**からの吸引を行う必要がある．この吸引器は，喀痰の吸引以外に，手術時の血液の吸引や，ベッドサイドにおける胸水ドレナージなどにも用いられている．

2 種類

吸引器は病院内では**中央配管式**と，ポータブルタイプの**電動式**がある（図2-O-1）．また，吸引カテーテルにはサイズが複数あり，外径6〜14 Frのなかから患者の年齢や吸引の方法を考慮して適切なサイズを選択する．

カテーテルの太さ
カテーテルの管の太さは「Fr」（フレンチ）という単位で表す．
3 Fr＝1 mm

3 原理

中央配管式では，ポンプ式あるいはユニット式の吸引供給装置によって，電動式では内部のポンプによって，吸引器の容器内を陰圧にし，そこに接続した吸引カテーテルに陰圧を伝えて喀痰などを吸引する．

4 構造

中央配管式では図2-O-1のとおり，陰圧配管に接続するアダプタ，陰圧の開閉コック，圧力を調整するダイヤル，吸引物を溜める容器，吸引カテーテルを接続する接続口からなる．使用する機器によって多少の差異があり，開閉コックとダイヤルが一体化しているものや，実際にかかった圧を計測する圧力計が付属されているものがある．近年では，吸引物を溜める容器に専用のディスポーザブルの袋を装着し使用することが多い．

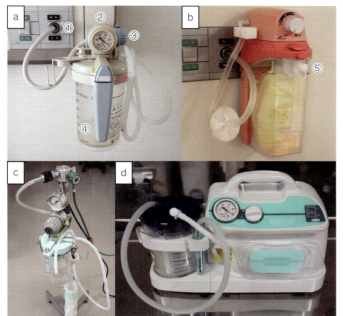

図 2-O-1 吸引器の種類と構造
a, b：壁掛けの中央配管式吸引器（b は容器内にディスポーザブルの袋を装着するタイプ）
c：手術部，救急外来，内視鏡部などで用いられる可動式の中央配管式吸引器
d：電動式吸引器
① アダプタ，② 圧力計，③ 開閉コックと一体化した圧調整ダイアル，④ 容器，⑤ 接続口

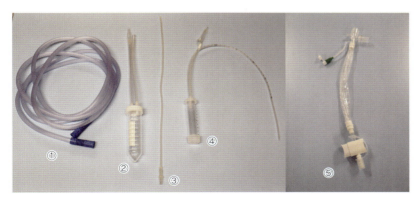

図 2-O-2 吸引に必要な物品
① 延長チューブ，② 検体回収用ボトル，③ 吸引カテーテル，④ 吸引カテーテルと一体化した検体回収用ボトル，⑤ 気管カニューレ用の閉鎖式吸引カテーテル．

5 使用上の留意点

① 使用前には破損や亀裂がないことを確認し，中央配管式でアウトレットに吸引器を接続し，開閉コックを開け陰圧がかかっているか指で触れて確認する．その後，**図 2-O-2** に示す物品を順に接続する．

② 検体採取を目的としている場合，<u>延長チューブと吸引カテーテルの間に検体回収用のボトルをつなぐ必要がある</u>（吸引カテーテルと検体回収用ボトルが一体となっている器具もある）．

③ 吸引を行う前には，患者の病状，既往症，併存症などの基本情報の把握と**バイタルサイン**を把握する．<u>低酸素血症，出血傾向，不整脈，心不全，頭蓋内圧亢進，気管支痙攣が起きやすいなどの患者は合併症の発症や急変のリスクがある</u>．また，吸引に伴い飛沫感染または空気感染する重篤な感染

> **バイタルサイン**
> バイタルサインとは体温，脈拍，血圧，呼吸数，SpO_2，意識状態からなる生命兆候であり，容体急変の予測にも使用可能である．

症の危険性がある場合には，吸引の実施について正確に医師に指示を仰ぐ．
④ 感染対策として衛生学的手洗いやアルコールによる手指消毒のあと，個人防護具（personal protective equipment：PPE）を装着する．
⑤ 喀痰の吸引には，吸引チューブの刺激による痛みや苦痛を伴うため，事前に患者に対して説明を行ってから吸引を開始する．
⑥ **口腔吸引**では，口蓋垂や咽頭後壁に接触すると嘔吐反射を誘発するため，注意が必要である．通常，7〜10 cm の挿入にて咽頭部に到達する．**鼻腔吸引**では，やや頭側に位置する易出血部であるキーゼルバッハ部位を避けるため，鼻孔からまっすぐ背中に向かって挿入する必要がある．成人の場合，15 cm 程度の挿入にて咽頭に到達する．
⑦ 吸引圧は原則 150〜200 mmHg 程度とし，吸引カテーテルの太さは 12〜14 Fr を用いる．長時間の吸引は低酸素血症や不整脈のリスクとなるため，1 回の吸引は 10〜15 秒にて行う．
⑧ 処置中，処置後はバイタルサインを再度確認し，異常がみられる場合はすぐに医師または看護師に報告する．

■ II 気管カニューレ

1　目的，用途

　気管切開は，長期人工呼吸器管理を要する患者や頭頸部腫瘍などの上気道閉塞をきたす疾患の**気道確保**を目的として行われる．**気管カニューレ**は，気管切開術後の患者に気管孔から留置する「管」である．気管カニューレを留置することで，気管切開孔が閉塞することを防ぐことができる．また，気管カニューレを留置した患者では，自発呼吸のみならず，人工呼吸器を接続することも可能である．

2　種類

　気管カニューレには，**単管式**と**複管式**の 2 種類がある（**図 2-O-3**）．複管式では内筒と外筒に分かれており，外筒を気管内に留置したまま内筒を取り外し，内筒に付着した喀痰などを洗浄し除去することができる．通常は単管式が用いられるが，長期留置の場合や痰が多い患者では気管カニューレ閉塞を回避するため複管式が用いられる．
　また，カフ（空気袋）ありとカフなしの気管カニューレが存在し，人工呼吸器管理を行う場合や誤嚥の多い患者ではカフありを使用することが多いものの，長期留置で誤嚥が少ない患者あるいは発声を行う場合はカフなしのカニューレを用いる．
　人工呼吸器非装着患者で，痰や誤嚥が少なく酸素投与の不要な患者では，発声を目的としたスピーチカニューレを用いることができる．スピーチカニューレには側孔がついており，呼気時に閉じる一方向弁（発声バルブ）をカニュー

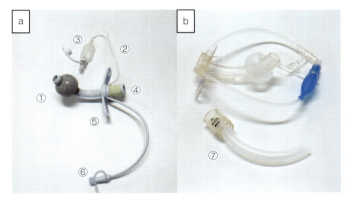

図 2-O-3　気管カニューレの種類と構造
　a：単管式（側孔なし）
　b：複管式（側孔あり，スピーチカニューレ）
①カフ，②インフレーションチューブ，③パイロットバルーン，④コネクタ，⑤ネックプレート，⑥カフ上吸引，⑦内筒（複管式）

レの先端に装着することで，呼気を上気道に抜けさせて発声を行う．

　その他，気管切開孔の皮膚側から気管側までの短い距離に留置するレチナとよばれるカニューレも存在する．サイズはさまざまであり，外径は 5～13 mm，内径は 4～11 mm，長さは 50～90 mm などのものがあり，患者の年齢や体格，気管切開の位置や気管切開孔の大きさを考慮して選択する．

3　構造，原理

　気管カニューレの基本構造は**図 2-O-3** のとおり，本体の管以外に，カフ，インフレーションチューブ，パイロットバルーン，ネックプレート，コネクタからなる．カフ上の分泌物の吸引を目的としたカフ上部吸引口およびカフ上部吸引ラインが施されているものもある．また，前述のとおり一部のカニューレには側孔がある．複管式では，内筒と外筒に分かれる．カフを膨らませると気管壁とカニューレの隙間をなくし，上気道から下気道への分泌物などの流入を防ぎ，下気道から上気道への空気の流れを遮断でき，同時に気管内に気管カニューレを固定する役割も果たす．カフにはインフレーションチューブとパイロットバルーンがつながっており，パイロットバルーンの先端からシリンジを用いてカフ内に空気を注入しカフを膨らませる．過剰なカフ圧は気管粘膜への血流を阻害し組織障害をきたすため，カフ圧は 20 cmH$_2$O（約 15 mmHg）程度で維持する．ネックプレートやパイロットバルーンには気管カニューレのサイズが記載されていることが多く，気管吸引に用いるカテーテルの太さを決める際に参考にする．

4　使用上の留意点

　吸引の大まかな流れは，前述した口腔および鼻腔吸引と同様である．
　①<u>閉鎖式吸引カテーテルが使用される場合があるが，これらは，通常数日おきに交換されることが多く，培養検体の採取にはコンタミネーションのリスクがあるため不向きである．</u>
　②個人防護具を装着し，カフ上吸引からカフ上に貯留した上気道分泌物を吸

表 2-O-1 気管カニューレの内径の半分以下を指標とした，気管吸引カテーテルの選択

人工気道の内径（mm）	気管吸引カテーテルの外径（French）
9.0	12
8.5	12
8.0	12
7.5	10
7.0	10
6.5	8
6.0	8

（日本呼吸療法医学会：気管吸引ガイドライン2023〔改訂第3版〕から抜粋し作成）

入しておく．
③ 人工呼吸器管理中の患者では，100％の高濃度酸素投与を事前に行うと吸引中の低酸素のリスクを下げることができる．多くの人工呼吸器には，呼吸器設定を変更せずに高濃度酸素を短時間投与するコマンドが存在するのでそれを活用する．
④ 吸引カテーテルのサイズに関しては，カテーテルの外径が気管カニューレの内径の半分以下となるように選択する（表2-O-1）．
⑤ 高い吸引圧や長時間の吸引は低酸素や気道損傷のリスクとなるため，吸引圧は200 mmHg以下，吸引時間は15秒以内とする．
⑥ 吸引カテーテルの挿入の深さに関しては，気管カニューレの末端を超えない浅い吸引をまずは実施することを日本呼吸療法医学会のガイドラインにて推奨されている．しかし，咳嗽反射の弱い患者では十分な喀痰吸引を行えない可能性があり，その場合はより深い部位にて吸引を行う必要がある．深い部位にて吸引を行う際も，気管分岐部を刺激しないような深さにする必要があり，そのためには事前に胸部X線写真で気管切開孔から気管分岐部までの距離を確認しておくことが望ましい．

第3章 各専門機器（系統別機器）

A 血液学的検査

I 自動血球計数装置

1 目的，用途

以前は末梢血液中の白血球数，赤血球数や血小板数算定には，血球計算盤中の細胞を顕微鏡下で1細胞ずつカウントする用手法が用いられてきた．自動血球計数装置は，1度の吸引で白血球数，赤血球数や血小板数など血球数の算定，ヘマトクリット値，ヘモグロビン濃度を自動で測定する装置である．最近の機器は，それらの項目に加えて，網赤血球数や白血球分類などを迅速に測定可能な装置が開発され，医療機関で利用されている．また，それらの値のみならず，白血病細胞の有無や種々の疾患で出現する異常な赤血球や血小板について，警告メッセージを表示する機能も搭載されている．

> **計算盤**
> 血球計数用にはビルケル・チュルク型計算盤と改良型ノイバイエル型計算盤がある．マイクロピペットで希釈した血液を使用し1μL中の血球数を顕微鏡下でカウントし算出する．

2 種類

現在，日本の臨床現場で使用されている機器の種類は，測定原理の違いにより**電気抵抗法**と**光学的検出法**に大別される．

3 原理

1) 電気抵抗法

電気抵抗法は血球が電気を通しにくい性質をもつ有形成分（絶縁体）であることを利用し，血球数を測定する方法である（図3-A-1）．電解質溶液中に陽極（＋）と陰極（－）を隔てる壁をつくり，そこに小さな穴（アパーチャ：細孔）が開口している．電気を通す電解液を満たした状態で，一定の電流を流すとアパーチャを通して電流が流れる．電解質溶液で希釈した血液を陰極側に入れ，陽極側へ吸引すると，血球がアパーチャを通過するときに電気抵抗として働き電圧が変化する．電圧が一定であるとき，血球の電圧パルスのピーク値は血球の体積に比例する．また，パルスの数は血球数を示す．各血球はそれぞれ体積が異なることから，分別できる．加えて，赤血球の場合は，個々の血球の体積からヘマトクリット値や平均赤血球容積（mean corpuscular volume;

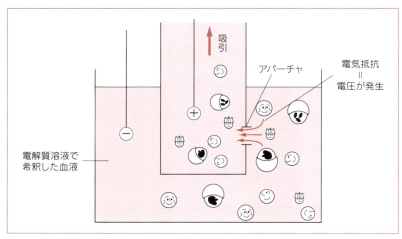

図 3-A-1　電気抵抗法の原理

MCV）が算出される．

2）光学的検出法

　血液を電解質で希釈し，フローセルへ流す．この中はサンプル液を同筒状に包むシース液を高速で流し，この中央にサンプル液をゆっくり流すことにより鞘流が形成される．フローセルを通過した細胞にレーザ光を照射すると細胞は種々の細胞の特徴により散乱光が異なり，細胞の弁別が可能となる．最近では，装置内で種々蛍光物質を染色後，これらの光情報を検出器でとらえ電気信号に変換し，より正確に血球を分別する装置も開発されている．

4　測定

1）赤血球数・血小板数測定

　赤血球数・血小板数測定では血液を高倍率に希釈し，赤血球と血小板の大きさを規定して計数すると，両者の測定が可能となる．この希釈液の中には白血球が含まれるが，血液を高倍率に希釈することで統計学的にほとんど無視することができる．

　赤血球数・血小板数測定時に赤血球粒度分布幅（red blood cell distribution width；RDW）と血小板粒度分布幅（platelet distribution width；PDW）が同時に求められる．

2）白血球数測定

　白血球数は界面活性剤を含んだ溶血剤を使用して血液を希釈し，溶血処理にて赤血球を除去したのち，大きさを規定し計数する．

フローセル

流速の速い鞘液（シース液）の中に流速の遅い細胞を含む液を流すと細胞が一列に並ぶ．このシースフローを形成する容器のこと．

散乱光

前方散乱光は細胞の大きさを，側方散乱光は核や細胞内部構造を把握することができ，細胞の弁別が可能となる．

RDW，PDW

粒度分布幅は血球サイズの不均一性を示す指標で，閾値範囲内で縦軸に相対度数，横軸に容積をとった分布曲線から求める．
RDWとPDWは，それぞれの血球の大きさのばらつきを示しており，種々の疾患で変化する．

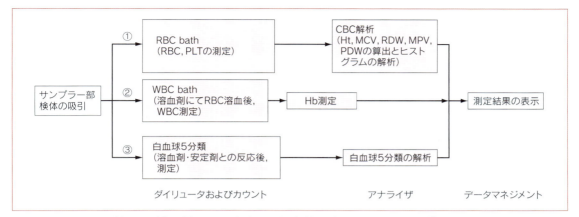

図 3-A-2　自動血球計数装置（①，②）および自動白血球分類装置（フローシステム法：③）の構造と検体測定の流れ
RBC：赤血球，PLT：血小板，CBC：全血球計算，Ht：ヘマトクリット，MCV：平均赤血球容積，RDW：赤血球粒度分布幅，MPV：平均血小板容積，PDW：血小板粒度分布幅，WBC：白血球，Hb：ヘモグロビン

3）ヘモグロビン量測定

白血球数測定時に溶血処理した液を比色し，ヘモグロビン量を測定する．シアンメトヘモグロビン法や種々の界面活性剤を使用した方法が利用されている．

4）ヘマトクリット値

ヘマトクリット値は全血液容積中に占める赤血球容積比率である．MCVと赤血球数から算出する方法と，定量吸引された血液量に対する赤血球パルス波高から累積算出する方法がある．

5　構造

構造は機種によって少し異なるが，多くは**図 3-A-2**の①，②に示す構造である．

ダイリュータ部分は血球の希釈や溶血処理などの試薬処理を行う．アナライザ部分はそれぞれ血球の計数を行う．データマネジメント部分は人間にたとえると脳に相当する部分で，試料や血球の異常，データの統計処理を行い，測定結果の表示を行う．

6　使用上の留意点

①自動血球計数装置は，迅速に大量の検体を測定することができる．一方，血球計算盤を用いて人が目で血球を識別しながら数えるような方法ではないため，それぞれの血球と同サイズの物質はすべてそれぞれの血球として数えられる．

②ヘモグロビン測定においては吸光光度法を用いて測定するため，乳びなどの濁りが吸光度に影響する因子が誤差要因となる．

③さまざまなアーチファクトが存在するため，装置から算出されるさまざまな

数値やヒストグラムなどを確認し，正確性については留意する必要がある．

II 自動白血球分類装置

1 目的，用途
　白血球分類は血液検査のなかで基本的な検査の一つであり，重要な検査の一つでもある．白血球分類は白血球の数の異常はもちろんのこと，形態異常による血液疾患のスクリーニング検査や造血器腫瘍の治療の経過把握などに利用されている．

2 種類
　測定原理の違いにより大きく分けると，**パターン認識法**と**フローシステム法**の2つがある．

1) パターン認識法
　末梢血を塗抹後，血液普通染色し，標本を作製する．標本は，顕微鏡とデジタルカメラを搭載した機器で自動で細胞を撮影後，画像解析を行い分類される．最近は白血球のみならず赤血球の形態評価も可能な機種もある．

2) フローシステム法
　自動血球計数装置に搭載されており，血球計数後連続して白血球分類が行われるシステムである．

3 原理
1) パターン認識法
　顕微鏡下で普通染色標本を自動でスキャンし，白血球を検出・撮影する．撮影された画像はデジタル変換され保存し画像処理される．血球識別のための大まかな情報の種類は，細胞の大きさ，核と細胞質の比率（N/C比），核の形状，細胞質の色調，顆粒の色や大きさ，空胞などである．

2) フローシステム法
　原理は機器を製造，販売している企業により異なる．通常は赤血球溶血後5種類の白血球を弁別するためにそれぞれ企業独自の染色液や方法を用いて解析分類する．レーザによる散乱光やタングステンランプを使用し，フローサイトメトリや直流電流の抵抗値を求め，細胞情報を処理し鑑別分類する．現在では赤芽球や幼若細胞を分類し，フラッグ（警告メッセージ）を表示してくれる機種もある．

4 構造

構造は機種により若干異なるが，多くは自動血球計数装置の項で示した図3-A-2の③に示すとおりである．

ダイリュータ部分は血球の希釈や溶血処理，また白血球分類などの試薬処理を行う．アナライザ部分は測定値から白血球5分類に鑑別分類を行う．データマネジメント部分は計数器の中枢部分で，試料や血球の異常の感知，データの統計処理を行い，測定結果の表示を行う．

5 使用上の留意点

幼若白血球や異常を伴う白血球の分類は，パターン認識法，フローシステム法のいずれもまだ満足できるものはないようである．装置に表示されるフラグや全血算を参考にし，このような場合は必ず人が鏡検しなければならない．

III 自動凝固・線溶検査装置

1 目的，用途

凝固検査は，従来，血友病など出血傾向の検査として行われていた．しかし，最近では血栓性素因の補助診断を含めた日常診療に必須の検査となってきている．特に最近では，外来患者の血栓症治療のモニタリングとして，迅速で，信頼性の高い測定結果が要求されるようになってきた．

2 種類

近年，種々改良された原理（**凝固法，発色性合成基質法，免疫学的測定法**）に基づく測定装置が開発され，測定精度・処理能力ともに向上しつつある．

3 原理

1）凝固法

凝固法は，生体内の凝固活性をよく反映しているとして，現在最もよく用いられている測定法である．凝固活性の最終段階としてフィブリノゲンからフィブリンに変換するところを光学的に検出する方法である．

2）発色性合成基質法

発色性合成基質法は，酵素活性化物質が特定のアミノ酸配列の部分しか切断しない性質を利用している．アミノ酸配列を考慮した基質に発色性色素を結合させた物質と試料を反応させると試料中のプロテアーゼ活性量に応じて遊離してくる発色物質を測定し，凝固活性値を求める方法である．

3）免疫学的測定法

免疫学的測定法は，凝固・線溶物質に対する抗体を作製し，試料と反応させ

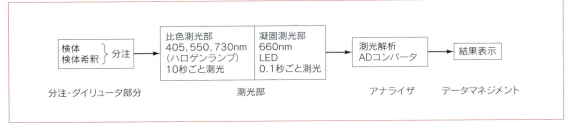

図 3-A-3　凝固法を原理とする機器の構造

て特異的な抗原抗体反応の結果より，試料中の凝固・線溶因子を定量する方法である．

4　構造

凝固法を原理とする機器の一般的構造を**図 3-A-3**に示す．分注・ダイリュータ部分は，検体や検体の希釈を行った試料のキュベットへの分注を行う．測光部は，試薬の分注を行ったあとの検体凝固までの吸光度の変化を測光する．アナライザ部分は測光の解析を行い，凝固終了などの解析を行う．データマネジメント部分では，最終的な結果の表示やプリントアウトなどを行う．

5　使用上の留意点

①自動凝固・線溶検査で用いる一部の試薬は，用手にて溶解するため，用いるピペットの精度や溶解方法に留意する．
②測定に用いる検体や試薬が微量分注のため，装置の分注用のシリンジの精度や保冷庫の温度を適切に管理する．
③光学的に測定する凝固法では，乳びなどの高濁度検体では測定できない．

Ⅳ　血小板凝集能測定装置

1　目的，用途

生体内では，まず血小板による血栓が形成し（一次止血），その後，凝固因子が活性化し，強固なフィブリンが形成され（二次止血）止血が行われる．血小板凝集能は，一次止血での血小板機能の一部を試験管内で再現する検査である．血小板凝集能測定装置は，**多血小板血漿（platelet rich plasma；PRP）**に**血小板凝集惹起物質**を加え，血小板機能の一つである凝集を測定する装置である．

現在，血小板凝集能検査は，機能低下を示す疾患だけでなく，逆に機能亢進症の診断あるいは機能亢進症の治療のモニタリングとして重要な検査である．

> **多血小板血漿（PRP）と乏血小板血漿（PPP）**
> 多血小板血漿（PRP）は全血から遠心して得られた血小板を多数含む血漿で，光にかざすと肉眼的に血小板がキラキラと輝いて認められる．一方，乏血小板血漿（platelet poor plasma；PPP）も同様に全血から遠心にて得られる血漿であるが，血小板はほとんど含まず，肉眼的に透明である．PRP，PPPの作製方法は，『最新臨床検査学講座 血液検査学』を参照．

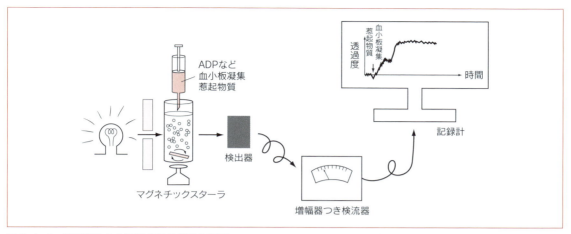

図 3-A-4　透過光法血小板凝集計の構造と原理

2　種類

血小板凝集能の検査法には，全血を用いる方法とPRPを用いる方法がある．

1）全血を用いる方法
（1）インピーダンス法
血小板凝集の程度を電極間の電気抵抗の変化としてとらえる方法である．

2）PRPを用いる方法
（1）透過光（Born）法
PRPの血小板凝集の程度を透過度変化によりとらえる方法である．
（2）散乱光法
半導体レーザの励起光を血小板に照射し，生じた散乱光強度を検出する方法である．

3　原理

ここでは，透過光（Born）法の原理を紹介する．

キュベットにPRPを入れ，マグネチックスターラで静かに攪拌しながら，血小板凝集惹起物質を添加する．この際，乏血小板血漿（PPP）を100％の透過率，無刺激のPRPを0％の透過率として，検体ごとに設定する．惹起物質添加後，血小板凝集が出現して血小板浮遊液を通過してくる光の透過度が増大する．このときの光の変化（凝集過程）を光電光度計で経時的に測光し，自動記録装置で記録する．図 3-A-4 にその原理を示した．

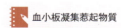　血小板凝集惹起物質
一般的にはADP，コラーゲン，リストセチンなどが使用される．

4　構造

恒温槽系，光学系，情報処理系からなる．

①恒温槽系：キュベットを収納し，37℃の恒温に保てるヒータ，ヒートブロックホルダおよびマグネチックスターラから構成されている．
②光学系：濁度を測定できる透過度測定計．
③情報（データ）処理系：濁度を光電光度計で経時的に測光したものをデジタル変換し，自動記録計でそのデータを記録させる．

5 使用上の留意点

①濁度の影響を受けるので，<u>検体は空腹時に採血する</u>．
②アスピリンなどの抗血小板薬の影響を受けるため，<u>検査の目的および服薬の有無について確認する</u>．
③PRP作製は，採血後15分室温で血液を静置し，その後遠心する．また，測定するまで室温で保存する．作製したPRPの血小板数が15万/μL以下では正確な凝集評価は困難である．
④透過光法は検出感度が低く，機能亢進を正確に検出できない欠点があるが，散乱光法はこの弱点が改良されている．

Ⅴ フローサイトメータ（flow cytometer；FCM）

1 目的，用途

FCMは，細胞の大きさや細胞の内部構造の情報を分析，解析し，特定の細胞集団を選別する装置である．また，選別した細胞集団にある種の蛍光を標識した抗体と反応させ，蛍光量を分析，解析できる装置である．

FCMは，末梢血リンパ球サブセット検査や血液造血器腫瘍（白血病や悪性リンパ腫など）の免疫タイピング（immunophenotyping）に必須の機器の一つである．

2 種類

装置として，analyzerタイプとsortingタイプがある．

3 原理

目的の細胞になんらかの方法で蛍光標識した物質を付着させる．次にこれらの細胞懸濁液（図3-A-5のサンプル液）をフローセルのノズルの先端から細胞が1個ずつ遊離した状態にして流す．フローセルのノズルを通過した直後，細胞にレーザ光線が照射されるシステムになっている．

細胞に蛍光物質が付着していなくても，レーザ光が照射された細胞は種々の細胞の特徴により分類することができる．これを**サイトグラム**といい，図3-A-6に健常者末梢血のサイトグラムを示した．

このサイトグラムで必要な細胞を**gating**し，種々の抗体について分析する．もし蛍光標識物質が付着した細胞が通過すれば，これにレーザ光がヒットし，

analyzerタイプ
細胞の表面や細胞質内の抗原を染色し，蛍光をとらえて分析するだけの機器

sortingタイプ
analyzerタイプの機能に加えて，指定した細胞を分取する機器

gating
どの細胞が分析したい目的の細胞かを見極めてその細胞を囲みこむこと

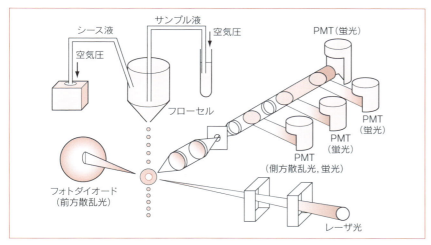

図 3-A-5　フローサイトメータの概略図

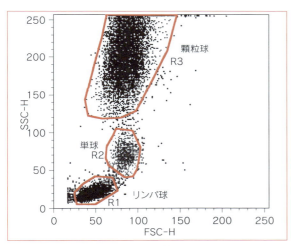

図 3-A-6　健常者末梢血サイトグラムパターン
FSC（前方散乱光）より細胞の大きさ，SSC（側方散乱光）より細胞の内部構造の複雑さがわかる．

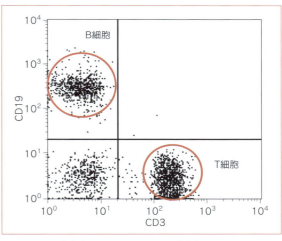

図 3-A-7　健常者 CD19/CD3 の二重染色パターン

標識された蛍光物質が蛍光を発する．この蛍光を検出し，コンピュータ解析したのち，**スキャッタグラム**として表示する．**図 3-A-7** は健常者末梢血の CD3（T 細胞），CD19（B 細胞）を蛍光色素 FITC（フルオレセインイソチオシアネート）と PE（フィコエリスリン）の 2 種類を使用したときの 2 カラー分析の例である．

> **スキャッタグラム**
> 各蛍光強度情報を 2 次元に表示すること．各プロットは 1 つ 1 つの細胞情報を示している．

4　構造

　FCM は大きく，流路系，光学系，情報（データ）処理系からなる．
　①**流路系**：フローセルの先端から細胞を 1 個ずつ遊離した状態にして順番に

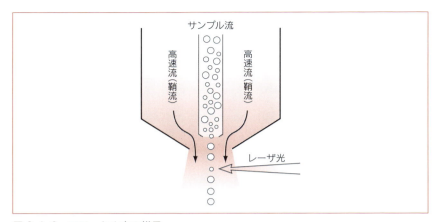

図 3-A-8　フローセル内の様子

流す．
②**光学系**：光源として種々のレーザを使用し，蛍光色素を励起させ発光させる．また，発光検出器には感度の高い光電子増倍管（PMT）が使用されている．
③**情報（データ）処理系**：FCM はコンピュータ（PC）と連動するように設計されている．PC には種々の分析・解析用ソフトが準備されており，FCM から細胞 1 個 1 個の測光が行われ，出力されたデジタル信号を分析，解析する．

5　使用上の留意点

①FCM では流路系が重要で，図 3-A-8 に示すように鞘流の中で細胞が 1 列に並び，しかも等速で流れることを利用しているため，血液検体の凝固（特にフィブリン）や細胞破壊物質によるフローセルの詰まりは分析結果に大きな影響を与える．
②安定したレーザ光源の供給は分析結果に多大な影響を与えるので，レーザ光源の消耗について精度管理用の蛍光ビーズなどを用いて管理する．

B 生化学的検査

I 生化学自動分析装置

1 用途

生化学自動分析装置は主に血清，血漿，尿，脳脊髄液などの体液中の生化学的成分の検査に利用される．検査項目は蛋白質，糖質，脂質，酵素，含窒素成分，電解質などがある．

多項目を分析する分析装置では，各種成分を生化学反応，酵素反応や免疫学的反応などにより発色させて吸光度を測定する**分光学的検出装置**と，電解質成分を電気化学的に検出する**イオン選択電極装置**が1つの装置内に組み込まれている．本装置は試料として体液を分取して試薬と混合し，その吸光度や電位の変化から検査結果を自動計算して出力する．また，免疫反応による濁度の変化やラテックス粒子などの凝集を分光学的に計測することも可能である．

これらの測定原理では分析できない検査項目については，電気泳動法，高速液体クロマトグラフィ(high performance liquid chromatography；HPLC)，電極法などによる専用分析装置が開発されている．

2 種類

生化学自動分析装置を大別すると，目的成分と試薬と反応させて色調の変化を検出する多くの項目の測定が可能な検査装置と，少数の測定項目を分析する専用測定機器がある．

3 計測機構

生化学自動分析装置の計測方法には，コンティニアス・フロー方式，ディスクリート方式，遠心方式，ドライケミストリなどがある．現在は**ディスクリート方式**と**ドライケミストリ**が多項目分析に利用されている．

1) ディスクリート（discrete）方式

ディスクリート方式は，試験管を用いて分析する用手法と同様の操作を自動化した装置である．近年では多くの生化学的検査が本方式で行われている．

初期の分析装置では，反応容器は試験管をチェーン状のコンベアに連結させていた．まずサンプラから試験管に試料を分注後，分注器より試薬①が分注され攪拌する．しばらく恒温槽を進んだあと，次の分注器より試薬②が分注され攪拌する．反応終了後に比色計に吸引して吸光度を測定する．反応が終了した試験管は戻りながら蒸留水で洗浄し，熱風で乾燥させ，次の測定に使用する．

現在ではこのような直列のコンベア方式から試験管が回転する円盤方式

コンティニアス・フロー方式

生化学自動分析装置の原型は1954年L. T. Skeggsによって発明されたコンティニアス・フロー方式のAutoanalyzer(商標名)が最初である．この装置は米国Technicon社が製造し，わが国にも1950年代後半に導入され，広く普及した．その後，12項目を同時に時間60テスト分析できるSMA12/60や，さらに多項目・高速なSMACなどが1970年代まで利用された．本装置では試料を透析することができるため，血清中の蛋白などの成分による干渉が少なく，有機化学的な測定原理でも利用することが可能であった．しかし，項目選択ができないことや血清量が多く必要なことなど，その後開発されたディスクリート方式の自動分析装置に代わった．

遠心方式

米国NASAにおいて，重力のない宇宙で計測するための研究から開発された分析装置とされている．専用ロータの内側に試薬，中ほどに試料を分注後，高速回転（950rpm）させて遠心力で試料と試薬を混合するとともに外側に配置された各セル内で押しつけ，毎周ごとの吸光度を測定する．試料と試薬の混合直後からの吸光度の変化を経時的に計測できるため，酵素活性の初速度分析も可能であった．

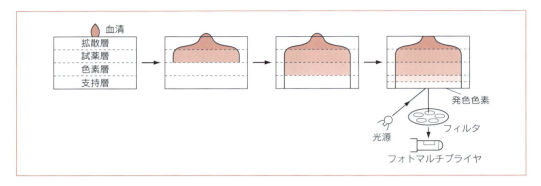

図 3-B-1　ドライケミストリの原理

(➡ p.185，図 3-B-2）が開発されるとともに，この試験管を直接分光光度計のセルとしても使用する方法が開発され，ほとんどの施設で使用されるようになった．

2）ドライケミストリ

ドライケミストリは米国のイーストマンコダック社が最初に開発した分析装置で生化学的検査の主な項目が測定できる．**図 3-B-1** のようにフィルム状の試薬は試料を点着する拡散層，試薬層，色素層，支持層からなり，透明なフィルムの支持層の下部より光を当て，その吸収の程度（反射率）から計測する方式である．

拡散層の工夫により全血(遠心分離不要)での分析が可能な検査項目もあり，<u>**POCT**に力を発揮しているとともに，水が不要なことから**災害時の対応機器**としても有用である</u>．多層フィルム内にイオン選択電極を配置した試薬もあり，電解質の測定も可能である．

3）生化学専用分析装置

前述の分析装置では分析できない検査項目や，各種の目的に応じた検査項目を分析する装置が提供されている．糖尿病診断に特化した分析装置（血糖値とHbA1cを測定する機器が連結されたもの），血液ガス分析装置（電極法によるNa，K，Cl，Ca，pH，酸素分圧，炭酸ガス分圧，グルコースなどの測定），電気泳動装置（蛋白分画，酵素アイソザイム），高速液体クロマトグラフ装置（HbA1c，アミノ酸分析）などがある．

4　ディスクリート方式の生化学自動分析装置の構造

近年の生化学自動分析装置は**ディスクリート方式**が多用されている．計測機構は，円形に配置された多数の反応測定用セルを回転させて毎周吸光度をモニタリングする方式で，1980 年に日立 705 形自動分析装置（H-705，(株)日立ハイテク）に搭載され，その後，生化学自動分析装置の標準的な計測方式となっ

> **ディスクリート方式**
> 初期の分析装置は試験管を連結させたチェーンで移動させる方式であった．その後，1980 年代に円形に配置した反応セル容器を恒温槽内で回転させて，試料や試薬を加えて，反応セル中の溶液を直接計測する小型の生化学分析装置が開発された．この円形に配置した反応セルの方式はわが国の日立製作所が考案し，日立705 形生化学自動分析装置に初めて組み込まれた．その後，この分析機構が世界的に採用されている．

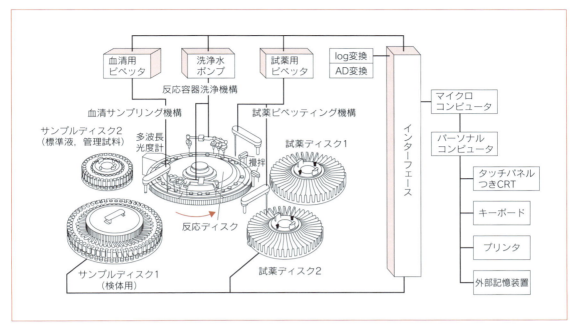

図 3-B-2　ディスクリート自動分析装置の構成例

た．ここでは一般的な構造について解説する．

　一般的な装置は**図 3-B-2**に示すように試料採取部，試薬分注部，反応液撹拌部，恒温槽部，計測部，反応容器洗浄機構，測定制御処理部，データ処理部から構成される．

1）試料採取部

　試料採取部は 2〜20 μL（H-705 の場合）など，1 μL 単位の微量なサンプリングを可能とするため，サンプルノズルの先端が非常に細長く成形され，ノズルの内外壁は試料の吸着を少なくするために研磨されている．ノズルの先端には静電容量検知機能などによる液面センサが組み込まれており，試料に接してから一定の深さで止まって試料を吸引する．同じノズルで異なる試料を順次サンプリングするため，試料が変わるごとにノズルの内外を精製水で洗浄して，試料間の持ち越し（キャリーオーバー）を低減している．

　試料を採取したノズルは，反応セルの底に当てて吐出して試料を付着させたあと，ノズルを素早く引き上げることでノズルの外壁に試料が残るのを防いでいる．通常試料量が 2 μL 以下となると，表面張力の関係から試料を正確にセルに分注することが困難になる．このため，分析装置によっては先に試薬を分注し，その後に試料を試薬液面に触れながら分注する装置もある．試料をさらに微量化する目的で，いったん試料を生理食塩液で前希釈して希釈セル内で混合し，その希釈試料を反応セルに分注し測定する方式も開発されている．この方式では希釈用のターンテーブルが必要となるなど構造が複雑になるが，試料量

を原液の方法より微量にすることができる．そのあとに加える試薬量も少なくすることが可能となるなど，経済性に優れている．

また，血清試料などではフィブリンが析出してサンプルノズルが詰まり，正確なサンプリングが行われない可能性があるが，このような偶発誤差を未然に防ぐための**詰まり検知機能**（吸引異常）が装備されている機器が多い．近年では抗凝固剤が添加された全血試料をそのままセルに分注し，溶血希釈液で溶血させた試料を次のセルに再分注してHbA1cを分析する機能なども開発されている．

2）反応セル

近年のディスクリート方式の装置の特徴として，検体と試薬を生化学的に反応させる試験管がそのまま吸光度を測定するセル（**反応セル**）になっていることがあげられる．反応セルは光路長が10 mm以下のガラスやプラスチック製であり，数十～数百個が円盤上に直列に配置されている．セルの形状の工夫や効率的な攪拌方式の工夫により，近年では100 μL以下の試薬量でも精度よく分析することが可能となった．

試薬と試料が混合された反応セルは，恒温槽内で約10分間のうちに数十周回転する．反応セルが検出部（分光光度計）を通るたびに吸光度が読み取られることから，検査項目1項目につき40～60個程度の吸光度データが得られる．p.189の図3-B-4, 5はこのような連続的な吸光度変化を線で表したもの（**反応タイムコース**）で，横軸は時間，縦軸は吸光度である．

3）試薬分注部と反応試薬収納庫

試薬の分注は通常2本の分注ノズル（ピペッター）で行われる．試薬設定容量は5～180 μLなど，1 μL刻みで設定が可能であり，サンプルノズルよりも太い内径のものが利用されている．試薬分注ノズルは異なった数十種類の試薬を同一ノズルで容量を変えながら分注する必要があるため，ノズル先端の内外は分注ごとに精製水で洗浄される．

試薬を収納するディスクは第一試薬用と第二試薬用の2カ所あり，それぞれ数十種類の試薬を収納することができ，収納庫は冷蔵されて試薬の安定化に貢献している．試薬庫にはバーコード読み取り装置がついており，試薬の架設時に試薬側面のバーコードを自動読み取りして試薬の置き間違いを回避している．試薬ノズルにも液面センサがついており，分注時には試薬の液面で止まって吸引することから，その停止位置（高さ）と試薬ボトルの容量，そして当該項目の試薬分注必要量から，残分析回数が概算され表示される．分析中に試薬がなくなった場合はアラームで警告されるが，装置によっては次のロットの試薬ボトルに自動的に切り替える機能（ボトル渡り機能）が搭載されている．

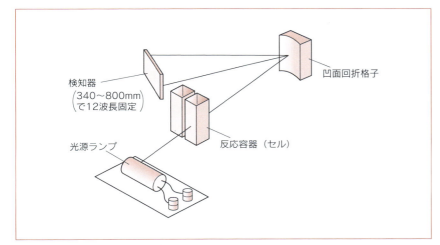

図 3-B-3　検出部の後分光方式

 後分光方式

一般的な分光光度計では，白色光をプリズムや回折格子により目的の単色光に分光してからセルに当てて吸光度を測定する（前分光方式）．
生化学分析装置では回転するセルの吸光度を短時間で読み取らねばならず，また測定項目ごとに異なった波長で分析する必要があることから，図 3-B-3 のような後分光方式が用いられている．これは反応セルに白色光を直接当て，透過したあとの光を回折格子により分光して，340〜900 nm のうち 12〜14 種類の固定波長で検出する方式である．後分光方式では常時複数波長の吸光度が得られるので，検査項目ごとの波長の吸光度を用いて計測でき，二波長測定も可能となる．後分光方式の特徴として，感度を上げるために波長のバンド幅（バンドパス）を広くしており，本来のモル吸光係数より低値傾向となることが多い．

4）反応液撹拌部

　反応セル中に試料と試薬が分注されたあと，ミキサーで混合される．次々に違う検査項目の試薬が分注されることから，このミキサーも混合ごとに精製水で洗浄する必要がある．セルが四角形（長方形）をしていること，分析速度の高速化により撹拌時間が制限されることから，<u>効率よく撹拌することが分析精度の向上に大変重要</u>である．近年では反応液に接触しない超音波による撹拌機構（超音波をセルに当て，セル内の溶液に水流をつくって混合する）も開発されており，試薬間の交差汚染（**クロスコンタミネーション**）の防止に効果的である．

5）恒温槽部

　通常，<u>恒温槽は 37℃で維持</u>されており，装置によって精製水，低揮発性の油成分，温風などにより反応中のセルの外側の温度を一定に保っている．精製水を用いる場合は防腐剤や界面活性剤が添加され，多くは 24 時間ごとの交換が必要となる．分析用の試薬は冷蔵管理されており，セルに分注後に徐々に 37℃に近づくため，酵素活性測定の初速度分析などでは試薬分注後少し経ってから吸光度の測定を開始する．

6）検出部（分光光度計）

　反応セルは恒温槽の中を回転し，分光光度計の前を通るたびに吸光度を測定される．ディスクリート方式の装置の特徴として，白色光をセルに当て，透過光を回折格子で分光する**後分光方式**が採用されている．その理由は，反応セルにはさまざまな検査項目の試薬が分注されるため測定波長が個々に異なるからである．したがって，図 3-B-3 のようにハロゲンランプの光源を直接セルに当てて透過光を暗箱内に導き，回折格子で白色光を分光して複数の波長の吸光

度を同時に検出している．後分光方式では測定波長を切り替える必要がないため，測定条件が異なる検査項目を連続的に測定することが可能となっている．分析には通常，主波長と副波長の2種類の波長の吸光度の差が利用され（**二波長測光方式**），セルの汚れや傷，そして乳びなどの干渉を低減することが可能となり，正確性の高い分析に寄与している．

7）測定制御処理部

日常検査においては，検体バーコードを装置で読み取り，上位検査システムから検査依頼を受信して分析後，検査結果を上位システムに報告する．多くの分析装置において，このような検査依頼・結果の送受信や機器の操作を，装置付属のパーソナルコンピュータなどを用いて実施している．基本的動作（試料や試薬の分注操作，測定セルの回転動作，測定セルの洗浄操作，分光光度計による測光，恒温槽の温度管理，試薬保冷庫の温度管理など）の制御のほか，分析装置自身の動作不良を検出する機構も備わっており，異常が検出されればアラームで警告される．検査項目ごとに測定パラメータ（試料量，試薬量，測定波長，測光ポイント，反応終点法や初速度分析法の違いなど）が異なるため，あらかじめ設定が必要である．多くの分析装置では10分程度で測定が行われる．

8）データ処理部

測定によって得られた吸光度や電気信号を検査値に変換する．吸光度測定の場合は大きく**終点分析法（エンドポイント法）と初速度分析法（レート分析法）**の2つの分析法に分かれる．終点分析法では，検体と第一試薬を混合して最終的な吸光度を測定する（**図3-B-4a**）．この場合，検体や試薬が着色や混濁していると吸光度が上昇して正誤差となる．この影響を避けるため，現在では試料と第一試薬混合後に吸光度を測定し（**検体盲検**），その後第二試薬を添加して反応が終点に達した時点での吸光度をもう一度測定して，その差を計算する**2ポイント法**（**図3-B-5**）がよく用いられる．初速度分析法では第二試薬を添加後，直線的に上昇または下降する吸光度を連続して測定し，単位時間当たりの吸光度変化量を測定する（**図3-B-4b，c**）．

分析装置から得られる吸光度を検査値に変換させるために，あらかじめ**検量線**を作成する．検量線は0濃度試料（試薬ブランク）および値のわかっている濃度の試料（標準液）をそれぞれ測定して吸光度を求め，検体測定時の吸光度にいくつの**装置定数**（K-factor）を乗じればよいかを求めるために作成する．免疫反応では濃度と吸光度の関係に直線性が得られない場合があり，複数濃度の標準液を測定する**多点検量線**の作成が必要となる．

日常検査実施では値のわかっている管理試料を測定してその値が許容範囲内にあることを定期的に確認する必要がある（**精度管理**）．このような管理試料の検査結果は，日常検体とは別のプログラムで管理する．日内変動や室内再現性

> **エンドポイント分析とレート分析**
>
> 分析装置の計測方法には図3-B-4，5に示すようにエンドポイント分析（検体盲検補正と補正なし），エンドポイント分析（2項目同時分析），エンドポイントとレート分析の組み合わせ，レート分析などが定量検査や酵素活性検査に利用される．
> エンドポイント分析は，化学反応や酵素的測定法で目的成分の呈色反応が完了してから吸光度を測定する手法である．
> 乳びや溶血，黄疸の患者試料では呈色反応に干渉することがあるため，試料と第一試薬を混合して検体盲検吸光度を前もって測定して，主反応が完了した吸光度から検体盲検吸光度を差し引いて，より正確な測定値を得る方法は2ポイント法ともよばれる．
> 酵素活性検査では基質濃度が十分存在する初期反応速度をモニターする必要から，レート分析が利用され，1分間あたりの吸光度変化量に検量係数を乗じて酵素活性単位を算出する．

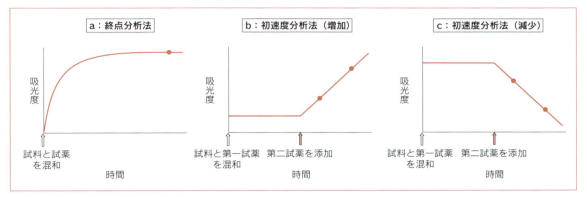

図 3-B-4 終点分析法および初速度分析法における反応のタイムコース
a：終点分析法（1ポイント）の反応曲線の例（総タンパク）：試料中の対象物質と試薬が反応し，色素が生成される．反応終了後の吸光度を測定する．
b：初速度分析法の反応曲線の例（ALP）：第二試薬の添加により，試料中の酵素と反応し，色素が生成される．反応中の2点以上の吸光度を測定し，吸光度の増加速度を測る．第一試薬は緩衝液や前処理など吸光度の変化を伴わない反応が行われる．
c：初速度分析法の反応曲線の例（AST）：第二試薬の基質が試料中の酵素により反応し，第一試薬中のNADHの濃度が減少（NADへ変化）する．反応中の2点以上の吸光度を測定し，吸光度の減少速度を測る．
（大川龍之介：最新臨床検査学講座 臨床化学検査学 第3版（戸塚 実，他編），p.52，医歯薬出版，2024）

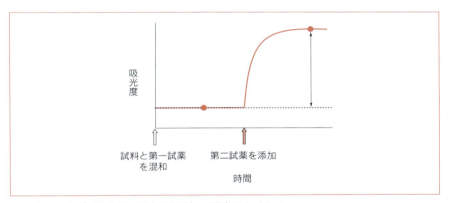

図 3-B-5 2ポイント法（終点分析法）の反応のタイムコース
第一試薬と混和後，一度吸光度を測定する．その後，第二試薬の添加後，反応が終了した時点の吸光度を測定する．反応開始前と反応終了後の吸光度の差を濃度の計算に用いる．
（大川龍之介：最新臨床検査学講座 臨床化学検査学 第3版（戸塚 実，他編），p.55，医歯薬出版，2024）

などの $\bar{x}$-R 管理図の作成など，基本的な精度管理が実施できる装置が多い．また，測定時の異常反応の検出も可能となっており，吸光度限界以上，吸光度のばらつき，反応タイムコースの異常などが検出された場合は，検査値とともにエラーマークが付加されて上位検査システムに送信される．

Ⅱ 酵素免疫自動分析装置

1 用途

蛋白質，ホルモン，腫瘍マーカー，ウイルス抗原や抗体など，**抗原抗体反応**

表 3-B-1　酵素免疫自動分析装置の種類と測定機構

検出方法	抗体固相	抗体標識物質	原理
EIA	磁性ビーズ	酵素	酵素活性比色測定
FIA	磁性微粒子	酵素	酵素活性蛍光測定
CLIA	磁性微粒子	酵素	酵素活性化学発光測定
CLEIA	磁性微粒子	酵素	酵素活性ルミノール発光測定
CLIA	ポリスチレン粒子	ユーロピウム錯体	LOCI（ホモジニアス法）
ECLIA	磁性微粒子	ルテニウム錯体	電気化学発光測定

> **LOCI (luminescent oxygen channeling immunoassay)**
> 高感度ホモジニアス法としてLOCIがある．2種類のポリスチレン粒子に異なった抗体を標識し，目的物質との抗原抗体反応により，抗体・抗原・抗体のサンドイッチ状の複合体を形成させる．これに特定光（680 nm）を当てると，未反応粒子は反応しないが複合体は612 nmで発光する原理であり，B/F分離が不要である．

を利用して生体成分を検出するために使用される．免疫測定法のうち濃度が高い成分は免疫比濁法やラテックス凝集法を用いて生化学自動分析装置で分析可能であるが，微量（nmol/L～fmol/L）成分の測定は専用装置による高感度分析が必要となる．

2　種類

装置は主に抗原抗体反応部分，**B/F 分離機構**，検出部により構成される．通常のサンドイッチ法では目的成分と抗体を反応させたあとに，未反応物質をB/F分離機構により洗浄する．このため一次抗体を担体に固相化する必要があり，これまでマイクロプレート，ビーズ，磁性体などが利用されてきたが，近年では抗原抗体反応の効率化および迅速化から**磁性微粒子**が多く利用される．二次抗体には酵素や化学物質が標識されており，酵素的発色（可視光），蛍光，化学発光，酵素発光，電気化学発光などにより検出される（**表 3-B-1**）．一方，B/F分離が不要な高感度ホモジニアス法としてLOCI（luminescent oxygen channeling immunoassay）が開発されている．

> **B/F 分離**
> 通常2種類の抗体を用いたサンドイッチ法（ヘテロジニアス法）では，抗原抗体反応物（bound）と未反応物（free）を分ける動作が不可欠であり，B/F分離とよぶ．たとえば磁性微粒子に吸着させた一次抗体と検体中の抗原を反応させたのち，磁石で磁性微粒子を引き付けながら洗浄する．磁場をなくしたあと標識二次抗体を加えて，一次抗体・抗原・標識二次抗体の免疫複合体を形成させる．再度磁場をかけて磁性微粒子を引き付けながら洗浄後，磁場をなくし発色（光）基質などと反応させて定量する．

1）EIA（enzyme immunoassay）

マイクロプレートなどに抗体を固相化し，試料中の抗原との間に抗原抗体反応を起こさせる．B/F分離後に酵素を標識した二次抗体を反応させる．再度B/F分離を実施後，残存した二次抗体上に標識した酵素活性を比色分析する方法である．ほぼ同義語で**ELISA**（enzyme-linked immunosorbent assay, enzyme-linked immunospecific assay）とも称される．

2）蛍光免疫測定法（fluorescence immunoassay；FIA）

EIAと同じ免疫測定系を採用し，二次抗体はアルカリホスファターゼなどの酵素で標識する．酵素を蛍光基質（4-メチルウンベリフェリルリン酸など）と反応させ，発生した蛍光強度を専用の検出器で計測する．

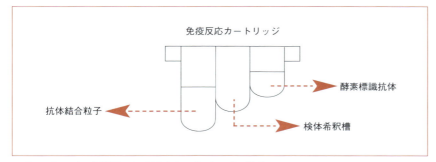

図 3-B-6　B/F 分離用の免疫反応カートリッジの構造

3）化学発光免疫測定法

EIA と同じ免疫測定系を採用し，二次抗体は酵素や化学反応物質で標識する．酵素標識抗体で化学発光に導く方法を化学発光酵素免疫測定法（chemiluminescenc enzyme immunoassay；**CLEIA**），化学反応物質で化学発光に導く方法を化学発光免疫測定法（chemiluminescence immunoassay；**CLIA**），電機化学反応によって発光に導く電気化学発光免疫測定法（electrochemiluminescence immunoassay；**ECLIA**）とよび，さまざまな高感度発光物質が開発されている．酵素免疫測定装置の中でも検出感度の高い測定装置が多い．

3　構造

測定機構は，生化学自動分析装置と同様な円形の反応セル内で抗原抗体反応，B/F 分離，酵素反応を順次行うタイプと，個々の検査項目ごとに独立した反応容器（図 3-B-6）を用いて測定するタイプに大別される．試料や試薬の分注機構は生化学自動分析装置と同様であるが，**クロスコンタミネーション**を完全に防止する必要があるため，試料ピペッターを強力に洗浄する，または使い捨てのチップを使用するなどの工夫がされている．また，B/F 分離のための洗浄機能が装備されている．近年では抗体の固相化に磁性微粒子が用いられることが多く，抗原抗体反応後に磁性微粒子を電磁石で集め，未反応成分を洗浄する方式が採用されている．検出部は発光や蛍光を検出するための高感度光電子増倍管などが利用されている．ホモジニアス法で測定が可能な LOCI では B/F 分離機構が不要であるため，測定時間の短縮が可能となる．

Ⅲ 濃度計（デンシトメータ）

1　用途

デンシトメータは，平面に展開されたバンドの濃淡を定量的に検出する装置で，臨床検査では主に蛋白質電気泳動（蛋白分画）や酵素アイソザイム分析で使用される．アガロースゲル，セルロースアセテート膜，ポリアクリルアミドゲルなどの支持体上で目的物質を電気泳動により分画し，発色試薬により着色

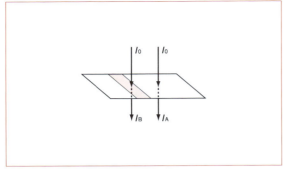

図 3-B-7　膜における光の吸収

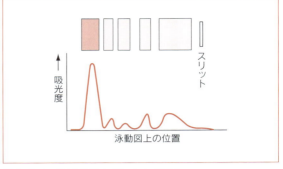

図 3-B-8　電気泳動とデンシトグラム

させ吸光度を読み取る．

2　デンシトメトリの原理

　アガロースや透明化させたセルロースアセテート膜のような薄い膜に光を吸収する物質が一様に分布しているとき，膜に垂直な方向から光を入射させると，光は膜およびその物質に吸収されて弱くなる．図 3-B-7 に示したように，I_0 という同じ強さの光を入射させたとき，光を吸収する物質のない部分を通過した光の強さが I_A，光を吸収する物質のある部分を通過した光の強さが I_B となったとする．物質の濃度が大きくなれば I_A に対して I_B は小さくなり，溶液の場合と同じようにベール（Beer）の法則が成り立つ．

　電気泳動法では試料を専用のプロッターを用いて支持体上に縦長にのせたあと，直流電流で展開させる．泳動図の泳動方向に狭い幅をもったスリットを使用して連続的に吸光度を測定することで，**デンシトグラム**とよぶ位置－吸光度曲線を得ることができる（図 3-B-8）．この波形の山の大きさは各成分の濃度と比例することから，全体に対する目的成分の濃度（％）を計算することができる．

3　構造

1）光学系

　光源は一般にタングステンランプの白色光が使われる．光源からの光は集光させたのち，フィルタで波長を選択後，泳動図に投射する．透過した光は受光光電管に入り，入った光量に比例して光電流が生じ，透過率から吸光度を計算する．図 3-B-9 のような吸光度測定装置が開発されている．

2）泳動図送り装置

　位置－吸光度曲線を得るためには，分光光度計の前で泳動図を移動させながら吸光度を読み取る必要がある．初期のデンシトメータは手動式で，泳動図を一定距離（1 mm または 2 mm）ずつ送るような構造であった．近年の装置は，

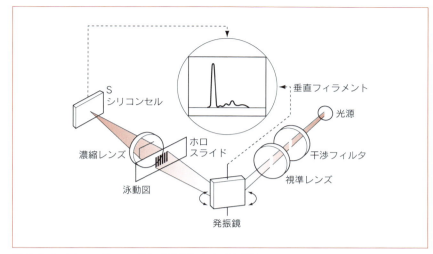

図 3-B-9 Phoro Scope 法によるデンシトメトリ法

泳動図を支持台にのせ，モータによって支持台を動かし，泳動図を一定の速度で光学系スリットの前を移動させながら吸光度を測定している．得られた位置と吸光度の情報からデンシトグラムを作成する．

3）積分自動記録装置

デンシトメータ上の各分画は，谷の部分またはあらかじめ決められた個所で区切り，波形を積分して面積値を得る．総面積値に対する各分画の面積値の割合（％）を当該成分の分画比とする．<u>各分画の絶対量は成分の総量にその分画の面積比を掛けて求める</u>．

Ⅳ 質量分析計 (mass spectrometry；MS)

質量分析の質量とは，イオン化された物質の**質量電荷比（m/z）**を指す．さまざまな方法で質量をイオン化させたあとに真空中を飛行させて目的成分を分離して検出する．<u>臨床検査では，細菌検査におけるコロニーの菌種の同定，先天性代謝異常のスクリーニング，スポーツのドーピング検査や薬物動態解析のための薬物定量，ビタミンDの活性型などの構造別定量などに利用されている</u>．特に細菌の同定用装置は，菌名の報告時間を短縮させることが可能で多くの病院で採用されている．また，基礎研究部門では，関連物質の網羅的解析（プロテオミクス，メタボロミクス）や疾患関連物質の発見などに広く応用されている．

質量分析計は，イオン化の方法や分析法により構造が全く異なるが，臨床検査でよく利用されるのは **MALDI-TOF-MS**（matrix assisted laser desorption/ionization-time of flight mass spectrometry），**LC-MS**（liquid chromatog-

表 3-B-2　試料のイオン化法の種類と特徴

イオン化法	特徴	適用物質
電子イオン化法（electron ionization：EI）	試料分子に熱したフィラメントから熱電子を衝突させてイオン化する．気体試料に利用されるが，分子の断片化を生じやすい．	分子量1～1,000程度適用可能．有機化合物
化学イオン化法（chemical ionization：CI）	EI法でイオン化した試料にメタンなどのガス分子の間で電荷交換をさせて，イオン化する方法．EI法に比べ試料の断片化が起こりにくい．	難揮発性分子や不安定な物質の測定には不向き．有機化合物
高速原子衝撃法（fast atom bombardment：FAB）	試料をグリセリンなどのマトリックスと混ぜておき，これに高速の中性原子（Ar，Xe）を衝突させることでイオン化する．	分子量500～5,000程度に適用可能．有機化合物
エレクトロスプレーイオン化法（electrospray ionization：ESI）	液体試料（LC-MS）に使用される．大気圧イオン化法の一つで，高電圧をかけたキャピラリーから試料を噴霧し，帯電液滴をつくり，溶媒を蒸発させることでイオンを生成させる方法．	分子量500～100万程度に適用可能．非イオン性の低分子有機化合物に利用される．有機化合物
大気圧化学イオン化法（atomospheric pressure chemical ionization：APCI）	液体試料（LC-MS）に使用される手法で400～500℃の高温加熱により試料を気化させて，コロナニードル放電によりイオン化する方法．極性の低い化合物に利用でき，順相クロマトグラフィと組み合わせる．	低極性から中極性の化合物の検出に適している．分子の断片化が若干生じる．有機化合物
誘導結合プラズマ法（inductively coupled plasma：ICP）	気体に高電圧・高周波磁場で高温プラズマによりイオン化する方法．	金属の質量分析に利用される．無機化合物
マトリックス支援レーザ脱離イオン化法（matrix assisted laser desorption ionization：MALDI）	試料を芳香族有機化合物と混合して乾燥させて，これにレーザ照射することでイオン化する方法．蛋白質のような高分子化合物でもイオン化できる．	分子量500～100万程度に適用可能，蛋白のメタボロミクス解析に利用される．有機化合物

raphy mass spectrometry），**GC-MS**（gas chromatography mass spectrometry）である．

1　構造

質量分析計（mass spectrometer）の装置構成は，一般的に以下の4つに分けられる．
　①試料をイオン化するイオン源（ion source）
　②生成されたイオンを質量と電荷の比で分離する分析部（analyzer）
　③分離されたイオンを検出する検出部（detector）
　④検出されたデータを解析処理するデータ解析システム

さらにイオン源には測定試料を導入するための試料導入部がある．通常，イオン化部から検出部は**高真空**（$10^{-5} \sim 10^{-7}$ Torr）に維持される．高真空を維持するために排気系（油拡散ポンプまたはターボ分子ポンプおよびロータリーポンプ）を常に稼働させている．高真空に維持する目的は，大気圧中では空気（窒素や酸素）が邪魔をしてイオンの飛行に支障をきたすからである．

2　試料導入部およびイオン源（表3-B-2）

MALDI-TOF-MSでは，試料とイオン化を補助する**マトリックス**を混合し，ここにパルスレーザを照射する．マトリックスと試料はレーザを吸収して気化

マトリックス支援レーザ脱離イオン化法（MALDI）
島津製作所の田中耕一氏らは，マトリックスとよばれる熱エネルギー緩衝材と目的物質を混合してレーザを当てることで蛋白質を壊さずイオン化する技術を発明し，ノーベル化学賞を受賞した．この方法をマトリックス支援レーザ脱離イオン化法（matrix assisted laser desorption ionization；MALDI）とよぶ．本法は時間飛行型質量分析装置と組み合わされ，どのような質量の物質が存在するかを確認するのに好適であることから，細菌検査における菌名同定や各種オミックス解析に広く利用されることとなった．

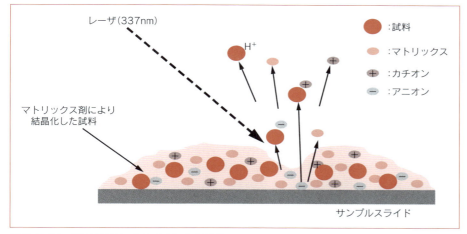

図 3-B-10　MALDI 法によるイオン化の原理
（山内一由：最新臨床検査学講座 臨床化学検査学 第 3 版（戸塚　実，他編）．p.74，医歯薬出版，2024）

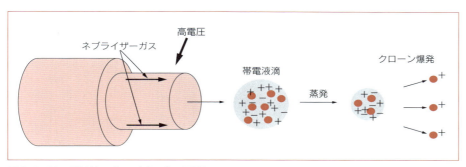

図 3-B-11　ESI 法によるイオン化の原理
（山内一由：最新臨床検査学講座 臨床化学検査学 第 3 版（戸塚　実，他編）．p.74，医歯薬出版，2024）

され，この際に試料成分に陽子（プロトン）が付加または脱離してイオン化される（**図 3-B-10**）．マトリックスはシナピン酸（蛋白解析），α-シアノ桂皮酸（CHCA：ペプチド解析），2,5-ジヒドロキシ安息香酸（DHB：糖や糖脂質解析），3-ヒドロキシピコリン酸（HPA：核酸解析）などが用いられているが，多くは試行錯誤的に発見・応用された．

　LC-MS は HPLC 装置の検出部に質量分析計（MS）を用いる装置で，試料は連続的に排出される液体が対象となる．本装置のイオン化はエレクトロスプレーイオン化（ESI）が用いられる．ESI は試料を噴射するキャピラリーの先端に高電圧をかけることにより微細な液的成分を帯電させる（**図 3-B-11**）．

　GC-MS はガスクロマトグラフ（GC）の検出に質量分析計（MS）を用いる装置で，分子量が比較的小さく，揮発性の高い成分の分析に有効である．試料は装置の中で気化され，電子イオン化または化学イオン化によりイオン化され，質量分析部に送られる．

表 3-B-3　主な質量分析部の原理

質量分析部	略称	原理
四重極型（quadrupole）	QP（Q）	直流と高周波交流を重ね合わせた電圧を4本の棒状電極にかけて形成された四重極電場により分離
二重収束型（磁場型）（double-focusing）	DF（EB）	磁場のローレンツ力による移動方向の収束と電場によるエネルギーの収束との組み合わせにより分離
イオントラップ型（ion trap）	IT	四重極型の原理の応用．交流電圧をかけて安定振動のイオンをいったん捕獲した後，電圧を変化させて不安定な振動のイオンを排出することにより分離
飛行時間型（time-of-flight）	TOF	加速電圧で引き出されたパルス状イオンビームの飛行時間により分離
イオンサイクロトロン共鳴型（ion cyclotron resonance）	ICR	強磁場中で回転するイオンのサイクロトロン周波数により分離

（山内一由：最新臨床検査学講座　臨床化学検査学　第3版（戸塚　実，他編）．p.75，医歯薬出版，2024）

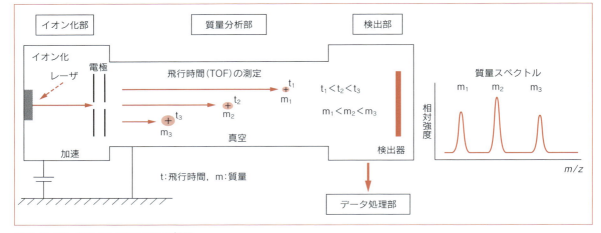

図 3-B-12　MALDI-TOF-MS の概要
（山内一由：最新臨床検査学講座　臨床化学検査学　第3版（戸塚　実，他編）．p.76，医歯薬出版，2024）

3　質量分析部

主な質量分析部の原理を**表 3-B-3** に示す．臨床検査では，**四重極型**と**飛行時間型**がよく利用される．

1）飛行時間型質量分析（time of flight mass spectrometry；TOF-MS）

MALDI との組み合わせによりよく使用される．試料はパルスレーザとマトリックスによりイオン化され，真空に近い質量分析部を飛行して検出部に到達するが，このときの飛行速度はm/zの小さいものほど速い（**図 3-B-12**）．イオンが検出器に到達するまでの時間を標準物質の到達時間と比較することで，どのような質量（m/z）の物質があるのかを網羅的に解析できる．質量分解能

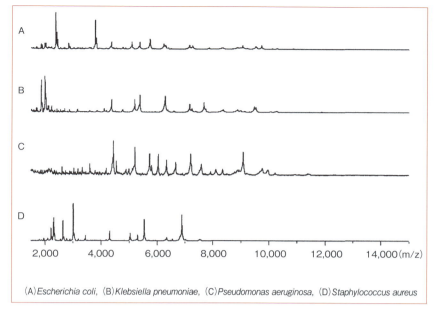

(A)*Escherichia coli*, (B)*Klebsiella pneumoniae*, (C)*Pseudomonas aeruginosa*, (D)*Staphylococcus aureus*

図 3-B-13　コロニーを試料とした細菌マススペクトル
(引用；曽川一幸，渡邊正治，野村文雄：質量分析計による微生物迅速同定．臨床病理　2013；61：44-51．)

質量分析装置による細菌の菌種同定

細菌検査における培地上のコロニーを試料とし，マトリックスとしてCHCAを添加して乾燥させたあと，MALDI-TOF-MS装置で分析する．細菌の種類によりマススペクトルが異なるため，標準菌株のマススペクトルとのパターンマッチングにより菌名を同定できる（図3-B-13）．質量分析装置は数千万円と高額であるが，本法のランニングコストは1検体あたり数十円程度と安く，また本装置の応用により微生物検査の結果報告が短縮できることから採用施設数が増加している．

は非常に高く，細菌の同定やプロテオミクスにおける蛋白同定などに使用される．その反面，試料の状況やマトリックスとの混合度合いなどによりイオン化効率が変化するため，定量精度は高くない．

2）四重極型質量分析（quadrupol mass spectrometer；QP）

　LC-MSやGC-MSでよく使用される．小型・軽量で定量性が高い反面，質量分解能がやや低い．Qマス（QMS）またはマスフィルタともよばれ，4本の円柱状電極から構成される．相対する電極を電気的に連結しておき，それぞれに正負の直流と高周波交流電圧をかけ電場をつくる．その中をイオン群が通過するとき振動しながら通過するが，電圧，周波数に応じて一定の質量のイオンのみ安定な振動をして電極内を通過し，それ以外のイオン群は振動が大きくなり通過できなくなる．磁場を連続的に変化させることにより質量スキャン（どのような質量をもつ物質があるか）も可能だが，質量分解能は前述のTOF-MSよりもやや低い．四重極型を直列に3つ連結した**三連四重極型**では，2番目の四重極が後述する**MS/MSの衝突室**としても用いられる．

　本装置は，先天性代謝異常のスクリーニング，スポーツのドーピング検査や薬物動態解析のための薬物定量，ビタミンDの活性型などの構造別定量などに利用されている．

3）その他の質量分析

イオントラップ型は四重極型の原理を応用したもので，いったんイオンを捕獲したあとに振動の振れ幅の大きい低質量成分から放出させる．フーリエ変換型イオンサイクロトロンでは，超電導磁石による強い磁場の中でイオンを回転させ，その運動の様子を波形として記録してマススペクトルを得る．質量分解能は非常に高いが，超電導磁石が必要となり，装置が大型で高額である．磁場セクタ型では，イオン化された物質は磁場セクタ型に入射すると低質量成分はよく曲がり，大質量成分は曲がりづらい性質を利用する．加速電圧を一定にして磁場を徐々に大きくすると m/z の小さい成分から検出器に到達する．質量分解能が高く定量性に優れる反面，装置が大型となる．

4）タンデム質量分析（MS/MS）

質量分離部を直列に連結し，1台目で**プリカーサーイオン**［目的物質の質量（m/z）］を選択し，この物質に不活性ガスなどを衝突させて断片化したあと，2台目で**プロダクトイオン**（断片化されたイオン）を分析する．目的物質と類似した質量をもつ物質が試料に含まれていても，分子構造が異なればプロダクトイオンの質量が異なることから，目的物質を特異的に分析することが可能となる．装置の組み合わせにより，三連四重極型，Q-TOF型，TOF-TOF型などがある．

5）同位体希釈質量分析（isotope dilution mass spectrometry；ID-MS）

一般的に質量分析計は定量精度が高くないが，**安定同位体**による内部標準物質を試料と混合して同時に分析することにより定量精度を向上させることができる．ID-MSでは，たとえば重水素を用いて目的物質の複数の水素と入れ替え，目的物質と基本構造は同じだが質量数の異なる安定な同位体を作製する．この安定同位体は目的物質と同じ化学的性質をもつことから，試料中の目的物質の前処理操作による消失やイオン化効率の影響を，目的物質とまったく同様に受ける．質量分析装置は目的物質と安定同位体を別の物質として検出することができる．標準物質と安定同位体を混合した溶液により目的物質の測定値/同位体測定値の比率を計算して，検量線を作成する．そして，測定用の試料にも同濃度の安定同位体と混合し，目的物質/同位体比を計算し，検量線と比較すれば定量値が得られる．この方法は試料の処理時の影響やイオン化効率の影響を受けず正確に測定できることから，各種定量のほか臨床化学検査における**一次基準測定操作法**としても利用されている．

Ⅴ RI（放射性同位元素）計測装置

放射線を検出する測定器は次のように分類できる．
①気体に対する電離作用を利用：電離箱，比例計数管，GM管

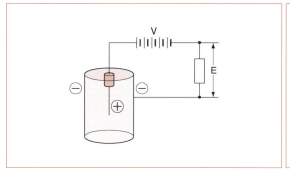

図 3-B-14　気体に対する電離作用を利用した検出器

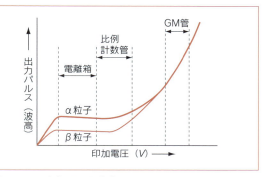

図 3-B-15　印加電圧と出力パルス

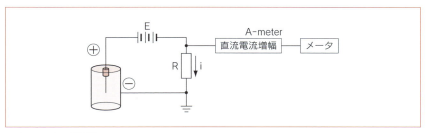

図 3-B-16　電離箱

②蛍光作用を利用：シンチレーション計数管
③写真（感光）作用を利用：写真乳剤，フィルムバッチ
④その他の放射線の作用を利用：結晶計数管，チェレンコフ計数管，半導体検出器，ウィルソンの霧箱，化学作用を利用した検出器

1　電離箱，比例計数管，GM 管

1）原理，用途

　ガスを満たした円筒管の周囲を陰極として，その中心に張った針金を陽極として電圧をかけて上げていき（印加電圧），一定電圧にする．この円筒管の中に $α$ 線または $β$ 線が入ると，その電離作用により多くのイオンが発生する（**図 3-B-14**）．このイオン群が一団となって1つのパルスが形成される．

　この場合の印加電圧 V と出力パルスの大きさ（波高）との関係は**図 3-B-15**のとおりである．V が小さいときは円筒管内の電離によって生じた正負イオンは再結合するのでパルスの波高は小さい．次第に V を大きくすると再結合は少なくなり，ある V 以上では再結合することがなくなり，パルス波高は一定となる．この状態で使用されるものを**電離箱**（**図 3-B-16**）という．この電離箱の出力パルスを個々に計数するものをパルス電離箱という．

　V をそれ以上高くすると陽極の針金付近の電場が強くなり，電離作用によって生じた電子が強く加速され，これがさらに電離作用を行いうるようになる（ガス増幅）．パルス波高は V とともに大きくなるが，一定 V に対してパルス波

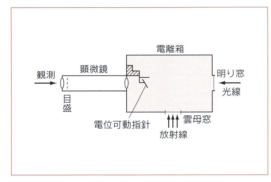
図 3-B-17　ローリッチェン熱量計（電離箱）

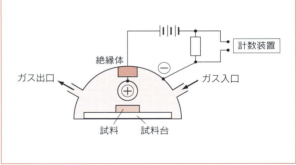
図 3-B-18　比例計数管（ガスフロー管）

高は最初に生じたイオン対の数に比例する．この領域を利用したのが**比例計数管**である．さらに V を高めると，増幅率はいっそう大きくなり，放電は陽極全体に広がり，大きな出力パルスとなる．このときパルス波高は V が一定であれば最初生じたイオン対の量とは無関係となる．この領域を利用したのを**ガイガー・ミュラー計数管（GM 管）**という．さらに V を上げると連続放電するようになってしまう．電離箱は微弱な放射線測定は困難であり，各種放射線サーベイメータとして使われる．比例計数管は，ガス増幅が行われるので電離箱より感度が高く，最初に生じたイオン対に比例して出力パルスの大きさが決まることから，電離能の異なる粒子を区別して計数することができる．GM 管は，印加電圧 V が一定であれば最初の電離に無関係（入射粒子の種類に無関係）に一定の出力パルスになる．

2）種類と構造
(1) 電離箱
　電離箱は，中心針電極に荷電しておき，放射線による電離電荷で相殺し放電させる方法で，電圧降下を直流増幅器で増幅して測定する．感度を高めるには，電離箱のもつ静電容量を小さくし，電位感度の高い測定器を使用することで，小型のポケット放射線量計（ローリッチェン）は**図 3-B-17** のとおりである．この種の充電電圧は 100 V または 200 V で，静電容量は数 pF（10^{-12}F）である．

(2) 比例計数管
　比例計数管（**図 3-B-18**）はガス増幅が行われるので管内のガスが問題となる．使用されるガスはメタン，プロパン単独か，アルゴン 90％─メタン 10％（PR ガスといわれる）の混合ガスが用いられる．印加電圧を α 粒子によるプラトーの中心付近にすると，β 粒子や γ 粒子によるバックグラウンドの計数を減少させることができる．管全体を封じ切らず（または超薄膜で封じる），少量のガスを流しながら測定するので，雲母など試料窓による放射線の吸収が少ない．計数装置には波高弁別器（discriminator）と比例増幅器（linear amplifier）

表 3-B-4　各種シンチレータ

シンチレータ	蛍光スペクトル (Å) (最大)	減衰時間 (秒)
無機結晶シンチレータ		
NaI (Tl)	4,100	25×10^{-7}
CsI (Tl)	4,200〜5,700	6×10^{-7}
LiI (Eu)	4,800	1×10^{-6}
ZnS (Ag)	4,500	1×10^{-5}
有機単結晶シンチレータ		
anthracene	4,400	2.7×10^{-8}
trans-stilbene	4,100	$3 \sim 7 \times 10^{-9}$
プラスチック・シンチレータ		
polyvinyltoluene 100 g		
terphenyl 4 g	〜3,800	
diphenylstilbene 0.1 g		
terphenyl in polystyrene	3,900〜4,300	5×10^{-9}
液体シンチレータ		
xylene 5 g/terphenyl 1 l	〜4,500	
xylene 0.05 g/diphenyl hexatriene 1 l		

が必要である．

(3) GM管

　GM管は一度起こった放電を消滅させる方法としてアルゴン，ヘリウム，水素ガスを封入し，外部回路によって消滅させる外部消滅型計数管と，さらに少量の有機ガス，ハロゲンガスを封入して計数管内で自然に放電消去させる自己消滅型計数管がある．使用電圧はハロゲンガス入りのもので 300 V，有機ガス入りのものでは 1,000 V 以上である．GM管の外観は使用目的により種々のものがある．ベル型は一般試料測定，円筒管型はX線，γ線，宇宙線用，針型は医学診断トレーサ用などである．また，測定部をハンディな形にして，放射線管理のためのサーベイメータや，手足や衣服の表面汚染を測定するハンド・フットクロスモニタとして使用される．

2 シンチレーション計数管（scintillation counter，シンチレーションカウンタ）

1）原理，用途

　放射線によって励起された物質（scintillator）が，非常に弱い閃光を発して基準状態に戻る．この閃光を光電子増倍管にて測定する．非常に高感度に放射線を検出することができる．

　この計数管の特徴は，① γ線に対して感度が高い，② 非常に分解能が高いので，強弱広範囲の計数率を測定できる，③ **シンチレータ（表 3-B-4）**から放出される閃光を形成する光子の数は，入射エネルギーに比例する性質を利用して，波高分別器よりエネルギー・スペクトロメータとして使用できる．放射化

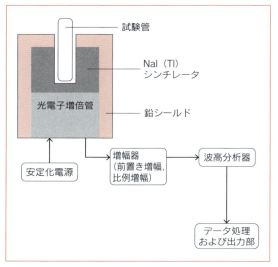
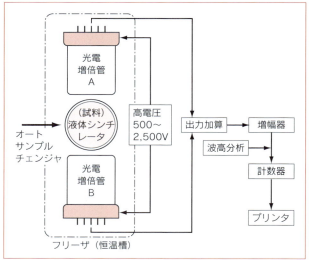

図 3-B-19　NaI (Tl) ウェル型シンチレーションカウンタ　　図 3-B-20　液体シンチレーションカウンタ
(澁谷孝行：最新臨床検査学講座 放射性同位元素検査技術学
第2版（小野口昌久，他編）．p.20，医歯薬出版，2023)

分析，生体内代謝のトレーサ，臨床上の各機能検査の放射線測定装置として広く使用される．

2) 機種

シンチレータの種類により，その特性から使用目的が分けられる．

NaI (Tl) は大きな単結晶が得られ，最もよく使用されるγ線用のシンチレータで，0.5〜1 MeV のγ線がよく光電吸収され，入射エネルギーに比例した閃光が得られるので，γ線スペクトルメータに利用される（**図 3-B-19**）．

ZnS (Ag) はα線シンチレータとして使用される．プラスチック・シンチレータはいろいろな形状に加工でき，比較的大きく，取り扱いが容易である利点がある．

液体シンチレータ（**図 3-B-20**）は容器次第で大型のものをつくることができる．また，^{14}C (160 keV)，^{3}H (18 keV) のような低エネルギーβ粒子を測定する場合，液体シンチレータの中に試料を混入することにより，効率よく検出することができる．

3) 構造

測定に適した試料管に入れた試料を自動的に1つずつ検出器に運ぶオートサンプルチェンジャ，放射エネルギーによる蛍光を検出する測定部，変換された電気信号を増幅する増幅器，決められた時間計数加算するレートメータ，プリンタよりなる．さらに，ノイズレベルとシグナルを分ける波高分析器（パルスアナライザ）を付属した装置がある．

C 免疫学的検査

　免疫血清検査の分野では，沈降反応，凝集反応，溶解反応，標識免疫測定法など，免疫学的手法を用いたさまざまな検査が行われる．これらの手法はさらに定性検査と定量検査（半定量検査も含む）に分類され，目的に応じて選別される．定性検査は，診断に有用な成分が生体試料から検出されるかどうかを確認する手法であり，その検査結果は単に陽性（＋）あるいは陰性（－）という報告形式となる．たとえば，インフルエンザ感染症のような特定の病原体に感染しているかどうかを調べる際に有用となる．一方，病態の進行度合いや治療効果の判定を行う場合には，診断に有用な成分の量的変化をモニタリングする必要があるため，定量検査が行われる．一般に定量検査は，免疫比濁法や標識免疫測定法を原理とする全自動分析機器で行われることが多いが，自動分析機器に関する詳細については他項に譲るとして，本項では主に半自動法で使用する機器の説明を行うこととする．

I 水平回転機（スライディングローター）

1 用途

　関節リウマチの検査診断に用いられる RA テストや，梅毒感染の診断に有用な RPR テストなどは担体を用いた**凝集反応**を原理とする検査法である．また，血液型判定のオモテ検査に用いられるスライド法なども凝集反応を利用している．このような凝集反応を用いた検査の場合，図 3-C-1 のような水平回転機を用いることで，反応効率の上昇だけでなく，一度に多くの患者検体を検査することが可能になる．

2 使用上の留意点

　RPR カードテストなどのように，キットを用いた検査の場合，メーカーにより水平回転機の回転数や反応時間が指定されていることが多い．一般に，キットの能書に準じた条件で検査を実施しない場合，検査の精度が保証されないことに留意する．

II 免疫学用遠心分離機

1 用途

　遠心分離機の基本的な原理や用途については，すでに第 2 章において解説しているが，免疫学的検査の領域のうち輸血関連検査や HLA 検査などでは通常，専用の遠心分離機を使用する（図 3-C-2）．特に輸血関連検査は迅速性を求め

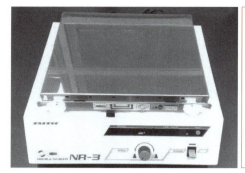

図 3-C-1　水平回転機

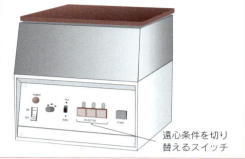

図 3-C-2　免疫学用遠心分離機（KA-2200 KUBOTA のイメージ図）

られる場面が多いため，より効率的な仕組みをもつ遠心分離機の存在が重要といえる．

2　仕様

輸血関連検査のうち，血液型検査や交差適合試験，抗グロブリン試験（クームス試験）においては，判定時に赤血球凝集反応を観察する工程があり，その際に 1,000×g，15 秒の条件で遠心操作を行う．また，血液型判定用の赤血球浮遊液作製時や抗グロブリン試験などでは赤血球の洗浄操作を行うが，その際の遠心条件は 1,000×g，60 秒である．同様に HLA 検査においても，被検検体からリンパ球を分離後に 1,000×g，60 秒の遠心条件で洗浄操作を繰り返し行う．このような用途に合わせて免疫学用の遠心分離装置は，上記の遠心条件をスイッチ 1 つで切り替えられる仕様となっている（**図 3-C-2**）．また，ローター回転時の加減および減速に要する時間を短縮する設計となっているため，検査時間の大幅な短縮を実現している．

3　使用上の留意点

通常，輸血関連検査と HLA 検査では使用するサンプルチューブのサイズが異なるため，検査内容に合わせてローターを付け替える必要がある．ローターを交換した場合，回転数（rpm）に対する遠心力（×g）が変化する点に留意する必要がある．また，免疫学用遠心分離機は検査の性質上，回転中の自動ドアロック機構が設定されていない機種が多いため，使用時には注意する必要がある．その他の留意事項については，一般的な遠心分離機と同様である（→第 2 章-C）．

III　プレートリーダー

1　用途

免疫血清検査の領域では，ウイルス抗原や自己抗体のように特定の蛋白質が

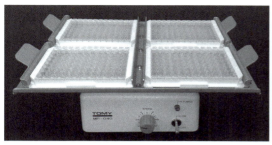

図 3-C-3　マイクロプレートミキサー

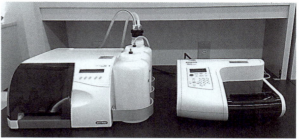

図 3-C-4　マイクロプレート洗浄機（左），マイクロプレートリーダー（右）

患者検体中に存在することを証明するだけで診断に結びつく検査項目も少なくない．しかし多くの場合，目的の蛋白質の検出だけにとどまらず，定量検査を行うことで病態の進行度合いや治療効果の判定が行われる．定量検査の一種であるELISA（enzyme-linked immunosorbent assay）は抗原抗体反応と検出反応を組み合わせることで高い特異性と定量性を実現している．

2　構成，使用上の留意点

　ELISAを基本原理とする自動分析機器の詳細については第3章-Bで説明されているので，用手法で使用するELISA関連機器について説明する．

　ELISA関連機器はマイクロプレートミキサー（図 3-C-3，➡ p.52），マイクロプレート洗浄機，マイクロプレートリーダー（図 3-C-4）などで構成されている．マイクロプレートミキサーは抗体（または抗原）を固相化したマイクロプレートに生体試料抗原（または抗体）と試薬を添加した際の混和に用いられる．また，マイクロプレート洗浄機はプレートの各ウェル内に洗浄液を自動注入し洗浄する装置で，抗原抗体反応後の余分な成分の除去や標識物との反応後のB/F分離に用いられる．

　マイクロプレートリーダーはマイクロプレートに入れられた最終反応サンプルの光学的性質を測定するもので，検出方式としては吸光検出方式のほか，蛍光検出方式，化学発光検出方式などがある．このうち，ELISAについては吸光検出方式が一般的であり，分光光度計のキュベットの代わりにマイクロプレートそのものを利用する．

　吸光型のマイクロプレートリーダーには光学フィルター方式とモノクロメーター方式がある．光学フィルター方式の場合，比較的安価でコンパクトなサイズであるが特定の波長だけを透過させる仕組みのため，測定波長が固定されてしまう．これに対し，モノクロメーター方式の場合，任意の波長を測定することが可能なうえに，得られる光は複数のフィルター類を介することがないため明るく，高感度な検出に向いている．ただし，機器は大型化・高額化する傾向にあるため，用途に応じた選別が重要となる．

B/F分離
B/F分離のBはbound（結合），Fはfree（遊離）の意味である．つまり，固相面に抗原抗体複合体を形成している結合型と遊離型を洗浄操作によって分離する手法である．

マイクロプレートリーダーによる測定波長
マイクロプレートリーダーを購入した場合，405 nm，450 nm，540 nm，620 nmなど使用頻度の高い波長に対応したフィルターがあらかじめ内蔵されている場合が多いが，任意波長用のフィルターを特注できるメーカーもある．

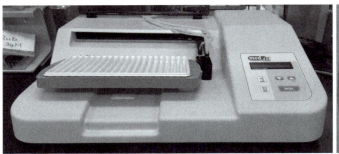
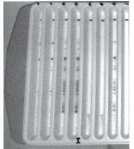

図3-C-5　イムノブロットキット用振盪器（左），検出反応後の膜（右）

Ⅳ ブロッティング装置

1　用途

　抗原抗体反応を原理とするスクリーニング検査を行う際，時として非特異反応による偽陽性となる場合がある．一般的に，スクリーニング検査で陽性となった検体については，精査の対象となることが多いが，特にHIV感染などの社会的影響の大きい検査においては，その判定に慎重を期さなければならないため，確認試験が行われる．確認試験にはいくつかの手法があるが，抗原抗体反応の確認を行うという意味においては，抗原あるいは抗体そのものの存在を視覚的に確認できる**イムノブロット法**が有用といえる．

2　原理，構成

　イムノブロット法は①電気泳動，②転写，③検出という3つの操作ステップから構成されている．すなわち，ポリアクリルアミドゲル電気泳動（SDS-PAGE）により，まず検体中に含まれる目的の蛋白質をゲル中で分離する．次に，ゲル中で分子量順に泳動されている蛋白質を特殊な膜に転写する（ブロッティング）．最後に，膜に転写された一群の蛋白質中に目的の蛋白質が含まれているかどうかを標識抗体により検出する．

　ただし，実際のルーチン業務の中で上記の工程をすべて実施するのは時間的・人員的観点から困難な場合があり，**ウエスタンブロット法**を原理とする市販のキットを用いることがある．たとえば，HIV抗体の確認試験の場合，電気泳動により分画したHIV構成蛋白質をあらかじめニトロセルロース膜に転写した状態で市販されているキットを使用することで，専用の振盪器（**図3-C-5**）を用いた検出反応のみで患者検体中のHIV特異抗体の有無を確認することができる．

3　構造，使用上の留意点

　ブロッティング装置にはタンク式（湿式）とセミドライ式（乾式）のタイプがある（図3-C-6）．タンク式とは，緩衝液で満たしたタンク中にゲルと転写

 転写用の膜

ウエスタンブロット用の転写膜にはニトロセルロース膜，PVDF（poly vinilidene difluoride）膜などがあるが，蛋白質に対する結合力はPVDF膜の方が強い．ニトロセルロース膜は，安価で検出感度も高いが，蛋白質の結合容量が比較的小さいため，転写時間が長すぎると，いったんブロットされた蛋白質が通り抜けすることがある．

標識抗体

酵素免疫測定法において検出用の標識抗体にはHRP（西洋ワサビ過酸化酵素）やALP（アルカリホスファターゼ）などが広く用いられているが，蛍光抗体法ではFITC（fluorescein isothiocyanate）やローダミンなどが用いられる．

 ウエスタンブロット

ブロッティング法は蛋白解析を対象とするウエスタンブロット法のほかに，DNAを解析対象とするサザンブロット法，RNAを解析対象とするノザンブロット法に分類される．

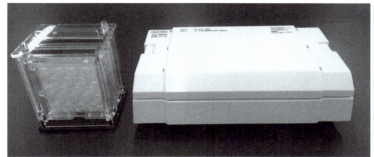

図 3-C-6 タンク式転写装置（左），セミドライ式転写装置（右）

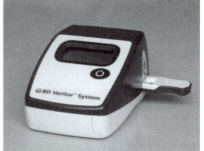

図 3-C-7 イムノクロマトリーダー

用膜をセットして転写を行う装置であり，セミドライ式は緩衝液を浸したろ紙の間にゲルと転写用膜をセットして転写を行う装置である．

タンク式の場合，一定の条件で長時間通電を行うことができるため転写効率が高く，微量蛋白の同定も可能であるが，転写に時間がかかり，緩衝液を比較的大量に使用するという欠点がある．一方，セミドライ式の場合，転写が比較的短時間で完結し，緩衝液の使用量も少量で済むが，高分子蛋白質の転写効率が悪いなどの欠点がある．したがって，目的サンプルの性質を考慮にいれた選別が重要となる．

新たな HIV-1/2 抗体確認検査法
これまで HIV 抗体の確認試験にはウエスタンブロット法が用いられてきたが，2020 年の『診療における HIV-1/2 感染症の診断ガイドライン 2020 版』（日本エイズ学会・日本臨床検査医学会 標準推奨法）ではイムノクロマト法を用いた新たな HIV-1/2 抗体確認検査法（Geenius HIV-1/2 キット®）への移行が推奨されている．

V イムノクロマトリーダー

1 用途

イムノクロマト法は，毛細管現象により検体が膜上を移動する際，検体中の抗原と標識抗体および捕捉抗体の三者により免疫複合体が形成され，その標識物の集積を目視で確認する測定方法である．主として感染症の定性検査などで利用されることが多く，特にインフルエンザウイルス感染症の検査においては，その迅速性と簡便性から幅広く活用されている．しかし，簡便である一方で目視による人為的な判定ミスや判断基準の違いなどが問題視されており，判定結果の信頼性については常に注意が必要とされている．これらの問題を解決するため，イムノクロマト法による判定ラインを客観的に判定することができるイムノクロマトリーダー（**図 3-C-7**）が開発されている．

2 原理

自動式テーブル上に設置されたイムノクロマト用テストデバイスに光を照射し，得られる反射光強度を測定することで，判定ラインを自動で読み取ることができる．また，反射光強度の変化を定量的に検出できる機器も開発されており，**POCT 機器**としての有用性が注目されている．

POCT
point-of-care testing の略で，医療従事者が被検者の傍らで行う検査であり，検査時間の短縮および，その場での検査（被検者にみえる検査）という利点を有する検査である．
→第 3 章-J

C 免疫学的検査 207

D 輸血・移植検査

I 自動輸血検査装置

1 目的，用途

輸血・移植検査や細胞治療部門では，輸血検査や血液製剤管理，造血幹細胞移植やがんの免疫療法（CAR-T療法）などに関する検査や管理が行われている．輸血検査の目的は，安全かつ効果的な輸血療法を過誤なく実施することであり，最も重篤な輸血副反応の一つである**溶血性輸血反応**（ABO血液型の不適合輸血では患者が死に至る場合もある）を防止することが重要となる．輸血検査には，**血液型検査**，**不規則抗体検査**や**交差適合試験**などがあり，肉眼的に赤血球凝集反応の有無を判定する**試験管法**や**スライド法**が用いられている．しかし，その判定においては経験や熟練を要することや判定者間での差があることなどの課題も存在しているため，近年では，検査の標準化や客観的判定を目的とした自動輸血検査装置が普及してきている．

> **溶血性輸血反応**
> 輸血された赤血球が患者の体内で破壊される現象である．

> **試験管法，スライド法**
> 患者赤血球と抗体試薬，患者血漿（血清）と赤血球試薬などを試験管やスライド（ガラス製やプラスチック製）を用いて行う検査である．他の検査方法が普及してきているが，緊急時，少量検体，予期せぬ反応に遭遇した場合や精査時の追加試験など，輸血検査における基本的かつ必要となる検査方法である．

2 種類

1984年以降に，マイクロチューブ内に充填したデキストランゲルやガラスビーズ（直径80〜100μm）を用いた**カラム凝集法**（column agglutination technology；CAT）やマイクロプレートのウェル内での反応をとらえる**マイクロプレート法**が開発され，自動輸血検査装置に用いられている．

3 原理

1）カラム凝集法

マイクロチューブの上部に赤血球浮遊液，血漿（血清）または試薬（酵素）などを分注後，検査項目の必要性に応じて恒温機などで反応させ，専用遠心機で遠心後に反応像を（CCDカメラで）観察する．凝集した赤血球は，充填されたゲル（ビーズ）の間隙を通過することができず，凝集塊の大きさに応じてゲル（ビーズ）の上層部から下層部にかけて赤血球が残る．一方，凝集しなかった赤血球はゲル（ビーズ）の間隙を通過してマイクロチューブの底部に集まる．ゲル（ビーズ）による**フィルター効果（ふるい効果）**を利用した検査方法である．

> **カラム凝集法**
> カラム凝集法は，ABO・RhD・その他の血液型検査，不規則抗体検査，交差適合試験や直接抗グロブリン試験などの検査項目に利用可能である．

2）マイクロプレート法

マイクロプレートの底形状がU字型をしたウェル内での反応をとらえる方法で，**直接凝集法**と**固相法**がある．

（1）直接凝集法

試験管法と同様に，患者赤血球浮遊液と血液型判定用試薬，または患者血漿

> **マイクロプレート法**
> マイクロプレート法の直接凝集法では，ABO・RhD血液型検査，固相法では，不規則抗体検査，交差適合試験，直接抗グロブリン試験やD陰性確認試験の検査を行うことができる．

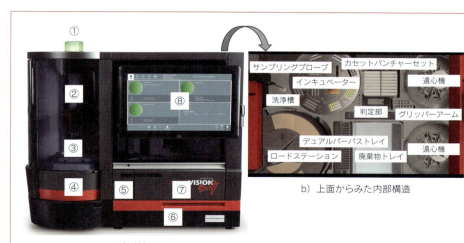

図 3-D-1　自動輸血検査装置の例
カラム用全自動輸血検査装置（システム）オーソ ビジョン Swift（オーソ・クリニカル・ダイアグノスティックス株式会社）
（オーソ・クリニカル・ダイアグノスティックス株式会社より提供，一部改変）

（血清）と赤血球試薬などをウェルに分注し，遠心，振盪後，凝集の強弱を（CCD カメラで）観察する．

(2) 固相法

赤血球膜がすでに固相化させている市販品のウェル，または検査室で赤血球膜を固相化させたウェルを使用する．固相化ウェルに患者血漿（血清）を加えて 37℃で反応させ（直接抗グロブリン試験を除く），ウェルを洗浄後，指示赤血球を加えて遠心し（振盪操作は行わない），指示赤血球のウェルへの付着や沈降の状態を（CCD カメラで）観察する．

4　構造

カラム凝集法を用いた全自動輸血検査装置（システム）の一般的な構造を**図 3-D-1** に示す．カラム（カードやカセットとよばれる）の移動，分注，インキュベーション，遠心，反応強度の判定と結果判定，およびデータ管理などの検査処理が自動で行われる．一部の工程を用手法にて実施するなど，検査室の規模や用途に応じて処理が別々に行えるよう，分注機，恒温機，遠心機や判定機などの各機器や複合機器が半自動輸血検査装置としてラインナップされている．

指示赤血球

マイクロプレート法の固相法に使用される指示赤血球は，赤血球に抗 D（IgG 型）を感作させ，さらに抗ヒト IgG マウスモノクローナル抗体（IgM 型）を結合させた試薬（赤血球浮遊液）であり，抗ヒトグロブリン試薬の役割をする．指示赤血球は，IgG 型不規則抗体検出用に設計されているため，IgM 型抗体や補体成分は検出できない．

5　使用上の留意点

① カラム凝集法での遠心機は，機器により回転速度が1段階（80×g）または2段階にプログラムされている．2段階では，第1ステップの低速遠心（50〜60×g）で赤血球と抗体の感作・凝集を促進し，第2ステップの高速遠心（194〜204×g）で免疫複合体の形成，および凝集赤血球と非凝集赤血球の分離・識別を高めることを目的としている．また，カラムはカード型の形状であるため，専用の遠心機が必要となる．

② カラム凝集法では，カラム上層部の赤血球凝集塊（陽性）と底部の赤血球沈殿（陰性）の混在を部分凝集として判定される．一方，マイクロプレート法では，部分凝集の判定基準が存在していない（判定されない）ため，留意しておく．

③ マイクロプレート法では，IgM型抗体を検出しにくいため，冷式抗体の影響が少ない．一方，IgM型の抗A，抗Bも検出しにくいため，交差適合試験ではABO血液型の不適合を見逃す可能性があることに留意しておく．

④ マイクロプレート法の直接凝集法では，ウェル中央に凝集塊を認めると陽性と判定されるが，固相法では指示赤血球がウェル中央にボタン上に集まると陰性と判定されるため，測定原理の違いによって陽性と陰性が逆になることに留意しておく．

⑤ カラム凝集法やマイクロプレート法による自動輸血検査装置が導入され，従来の試験管法での課題解決が図られている．一方，試験管法に比べて反応強度の減弱や検出感度の低下が認められる場合もあることから，各検査法の原理や特徴を理解して検査を行うことはもちろん，自動輸血検査装置での試薬・機器の精度管理や機器トラブル発生時の対処手順の整備も重要である．

部分凝集

試験管法では，ABO血液型検査（オモテ検査）での赤血球凝集反応において，凝集赤血球（陽性）と非凝集赤血球（陰性）の混在を「部分凝集」として判定する．

E 一般検査

I 全自動尿分析装置（尿試験紙検査）

1 目的，用途

尿自動分析装置は，半自動型と全自動型に大別される．半自動型は，尿試験紙に尿検体を反応させる工程は従来の用手法で行い，尿試験紙の呈色変化を機器で判定する方式である．全自動型は，検体のサンプリングから分析まですべて機器が行う方式である．

2 種類，原理，構造

測定原理は，**カラー CMOS センサ**と**反射光測定法**に大別される．

1) カラー CMOS センサ

サンプルが滴下された試験紙は，一定時間かけて測光位置に移動後，カラー CMOS イメージセンサでスキャニングして測光され，試験紙全体の 2 次元画像データを取得し，2 次元画像データから，各パッドの発色特性を表す検量線から判定値に変換して測定結果とする（**図 3-E-1**）．

2) 反射光測定法

サンプルが滴下された試験紙は，一定時間かけて測光位置に移動後，測光部ではマルチ LED からの測定波長，参照波長の 2 波長（2 波長反射測光法）の光が試験紙の反応部に照射される．照射された光は発色した試験紙に吸収されるが，一部は垂直方向に配したフォトダイオードに反射され，検出器で受光される（反射光量）．この情報より各項目の反射率を算出する（**図 3-E-2**）．

> **カラー CMOS センサ**
> 検出器の一種．対象物の反射光を 3 種（赤・緑・青）の波長を認識する画素がデジタル信号に変換する．

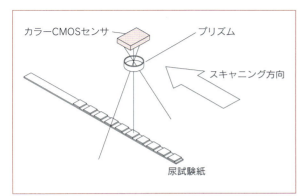

図 3-E-1　カラー CMOS センサの原理
（栄研化学株式会社：全自動尿分析装置 US-3500）

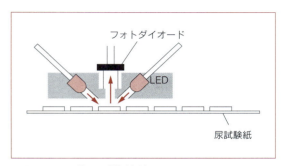

図 3-E-2　2 波長反射測光法の原理
（アークレイ株式会社：全自動尿分析装置 AX-4061）

3 使用上の留意点

分析装置で使用される試験紙の反応原理は目視検査で使用する試験紙と大きな相違はないため，分析装置による測定においても偽反応は生じる．特に，肉眼的血尿や着色尿では，試験紙が着色されることで試験紙の本来の反応とは異なる異常発色による偽陽性になる．

Ⅱ 全自動尿中有形成分分析装置（尿沈渣検査）

1 目的，用途

尿沈渣検査の自動化は，沈渣標本作製を行わず，直接，尿中の有形成分を分析する方式であるため，**尿中有形成分分析**ともいわれる．正常尿では，尿中有形成分が少ないことからスクリーニング検査にはとても優れているが，異常尿においては多彩な有形成分を伴うことから，分析能力が低下する問題点がある．

2 種類，原理，構造

測定原理は，**フローサイトメトリ法**と**画像測定法**に大別される．さらに，フローサイトメトリ法と画像測定法の両者の特性を有した**フロー式画像測定法**もある．

1）フローサイトメトリ法

尿は希釈液，染色液と混合されたあと，尿中の成分はシース液の流れによって一列にフローセルを通過し，1つずつに対してレーザー光が照射される．これによって生じる**前方散乱光**（大きさに関する情報），**側方散乱光**（内部構造の複雑さに関する情報），**側方蛍光**（染色性，核酸量などに関する情報），**偏光解消側方散乱光**（複屈折性に関する情報）などの信号情報を組み合わせることで，血球類，上皮類などの各成分に分類される（図3-E-3）．

2）画像処理法

尿検体を染色液と混合後に専用スライドに分注して撮影し，画像解析プログラムによって尿中成分を分類するもの（図3-E-4），キュベットに分注した規定量の尿検体を遠心後，デジタルカメラで撮影後にニューラルネットワークアルゴリズムに基づいた画像解析を行うもの（図3-E-5）などがある．

> **ニューラルネットワーク**
> 人間の脳神経系のニューロンの回路網を模した機械学習モデル．

3）フロー式画像測定法

尿中の成分はシース液により整流されながらフローセルを通過し，画像撮影される．撮影された画像はデジタル処理され，背景画像との差分を取ることにより粒子を検出する．各粒子の画像は，その粒子形状すべてが入るように矩形の枠を切り出し，「粒子の特徴抽出」により抽出された粒子のそれぞれの特徴を，独自の分類アルゴリズムにより有形成分に分類する（図3-E-6）．

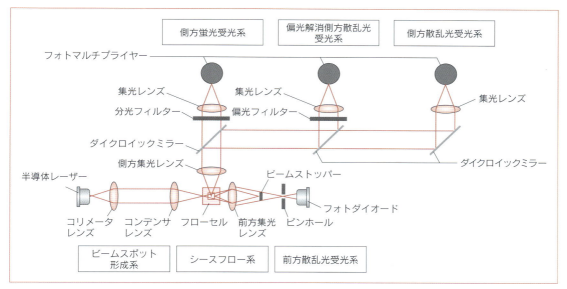

図 3-E-3　フローサイトメトリ法の原理（シスメックス株式会社：全自動尿中有形成分分析装置 UF5000）

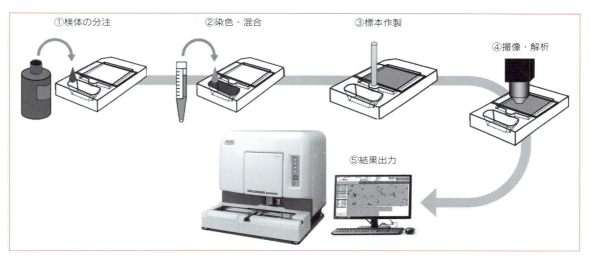

図 3-E-4　画像処理法の原理①（東洋紡株式会社：全自動尿中有形成分分析装置 USCANNER premio）
尿は染色液に混合され，専用スライドに分注し，撮像および機器の画像解析プログラムにより尿中成分を分類する．撮像時にはオートフォーカス機能を利用し，細胞成分に焦点を合わせた画像を取得する．

3　使用上の留意点

　尿中有形成分分析装置による測定では，省力化，迅速化，精度管理の面では優れているが，尿沈渣鏡検に比べると成分判定能力および検出能力の点で十分ではないため，尿沈渣検査との併用で検査は実施されている．

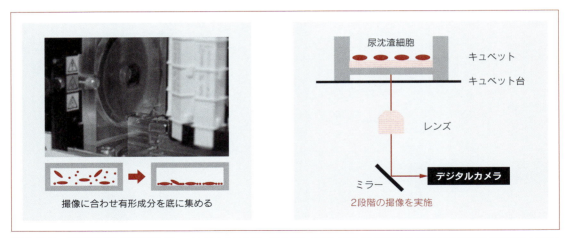

図 3-E-5　画像処理法の原理②（シーメンスヘルスケア・ダイアグノスティクス株式会社：全自動尿中有形成分分析装置 Atellica UAS800）
尿検体を吸引し，キュベットに規定量を分注したあと，10 秒間の遠心を行う．遠心により，尿中有形成分をキュベットの底へ集め，焦点を合いやすくしている．キュベット中の有形成分は，デジタルカメラによって撮像され，ニューラルネットワークアルゴリズムに基づいた画像解析が行われる．

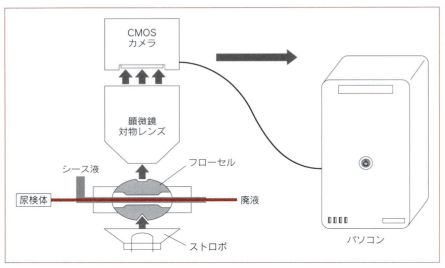

図 3-E-6　フロー式画像測定法の原理（アークレイ株式会社：尿沈渣分析装置 AI-4510）

F 病理学的検査

　病理組織標本作製の工程は，①固定→②脱脂・脱灰→③脱水→④脱アルコール→⑤パラフィン浸透→⑥包埋→⑤薄切→⑥染色→⑦封入→⑧顕微鏡観察→⑨組織ブロック・染色標本の保存からなる．本項では，これらの工程で使用される機器について解説する．また，細胞診標本や電子顕微鏡標本の作製に利用される機器についても一部に述べる．なお，顕微鏡については「第2章 J．顕微鏡装置」の項を参照していただきたい．

1 自動固定包埋装置

1 目的，用途
　組織試料の固定→脱水→脱アルコール→パラフィン浸透の処理工程を単一の処理槽内で自動的に行う装置である．近年では，標本作製の迅速化に対応すべく，迅速自動固定包埋装置が利用されるようになった．

2 種類
　現在市販されている自動固定包埋装置は主に密閉式と開放ロータリー式であるが，後者はほとんど使われなくなってきている．

3 基本的な構造と機能
1）密閉式自動固定包埋装置
　処理モジュールと薬液モジュールからなり，処理モジュールはパラフィン槽，レトルト（検体処理槽），操作パネルなどから構成される（図3-F-1）．組織試料が入ったカセットはレトルト内に収納され，薬液キャビネット内の薬液（アルコール，キシレンなどの有機溶媒）やパラフィン槽内の溶融パラフィンを順次，レトルト内へ流入-流出させることによって包埋操作が行われる．このタイプの装置は加圧/減圧を利用して，一度に多く（最大200～400個）の組織試料を短時間に包埋操作することができる．

　基本となる薬液槽は，処理用薬液10槽，洗浄用薬液2～3槽，パラフィン3～4槽で，1槽あたりの容量は3.5～4.3 Lである．レトルト内の温度は，処理試薬35～60℃または室温，クリーニング試薬40～65℃，パラフィン40～70℃に調節できる．処理カセット数，試薬の使用回数，日数や濃度に基づいた薬液管理システムが搭載されている．薬液処理の時間と温度，加圧/減圧のパターン，終了日時や薬液管理の方法などを組み合わせて，15～50種類の検体処理プログラムを設定することができる．2槽のレトルトを有し，複数のプロトコルを同時に実行できる機種もある．

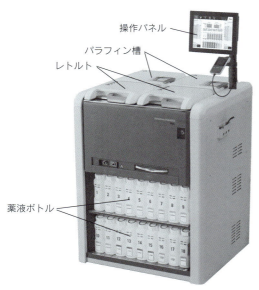

図 3-F-1　密閉式自動固定包埋装置

　なお，減圧によって発生しやすくなる有機溶媒からの有害ガスの影響を防ぐため，排気出口には排気処理装置が設けられている．

4　使用上の留意点
①処理をスタートさせる前に，薬液槽の液量が十分であること，パラフィンが溶けていることを確認する．
②密閉式自動固定包埋装置のレトルト蓋にはロック機構がついており，運転終了時にレトルト内が大気圧に戻るとロックが解除される．運転中にレトルトの蓋を開くときは，内部が大気圧の状態であることを確認する必要がある．
③排気処理のための活性炭フィルタが備えられているが，その効力を維持するためには定期的に交換する必要がある．

Ⅱ パラフィン包埋装置

1　目的，用途
　適切な組織切片を作製するには，パラフィンなどで組織を包埋して一定の硬さを確保する必要がある．パラフィン包埋装置は，パラフィン浸透された組織試料をパラフィンで包埋して，ブロックを作製するための機器である（図 3-F-2）．さまざまなサイズの包埋皿を用いることによって，使用するパラフィンを最小必要量に抑え，包埋に伴う無駄を削減できる．また，画一的なパラフィンブロックの作製が可能となるため，荒削りや面出しの操作が簡略化され，薄切時間の短縮につながる．

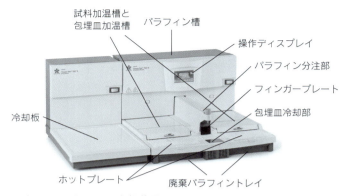

図3-F-2　パラフィン包埋装置

2　種類

パラフィン包埋装置は，包埋モジュール（包埋皿にパラフィンを分注し，パラフィン内の組織試料の位置を固定する装置）と冷却モジュール（パラフィンを分注した包埋皿を冷却し，パラフィンブロックを作製する装置）から構成されるが，これらが分離したタイプと一体式のものがある．

3　基本的な構造と機能

1）包埋モジュール

　パラフィン槽，試料加温槽，包埋皿加温槽，ホットプレート，パラフィン分注部および包埋皿冷却部からなり，包埋皿冷却部以外は62℃前後に加温されている．パラフィン槽には，包埋に使用する溶融パラフィン（容量2.5ないし3.0 L）が収納されている．その底部には，パラフィン内の混入物を取り除くためにメッシュフィルタが取り付けられている．試料加温槽は，パラフィン浸透が終了した組織試料入りカセットを溶融パラフィン中に一時保管するために使用する．各種サイズの包埋皿は包埋皿加温槽に保温収納する．

　包埋作業はホットプレート上で行われる．パラフィン分注部の上部には調節ダイヤルがあり，パラフィン分注量を調節できる．フィンガープレート（パラフィン分注ハンドル）に包埋皿（または指）を押し当てることによって，必要量のパラフィンを吐出させる．パラフィン分注部の両脇にはピンセットホルダがついており，ピンセットの先端が常時保温された状態になっている．また，過剰に吐出させてしまったパラフィンは，ホットプレート周囲の溝を伝わって，廃棄パラフィントレイに集められる．包埋皿冷却部は低温（15℃以下）に維持されており，包埋皿底部のパラフィンを冷却し，組織試料の位置を固定するために使う．

2）冷却モジュール

　パラフィン包埋された組織を包埋皿ごと冷却して，パラフィンを固化する装

置である．冷却板の温度は−5℃前後に調節されている．パラフィンが完全に固化すると，包埋皿からパラフィンブロックを容易に取り出せるようになる．ミクロトームによる薄切のために，パラフィンブロックを冷却しておく場合にも利用される．

4　使用上の留意点
①組織試料，パラフィン，カセットおよび包埋皿がなるべく同じ温度になるように設定する．温度差が大きい場合，パラフィンが均一に固化されず，ひび割れの原因になることがある．
②パラフィンが溶融していない状態でフィンガープレートを使用すると，故障の原因となる．
③包埋皿冷却部で組織試料の位置決めを行っている際に，パラフィンを冷却しすぎないようにする．パラフィンを固化させると，仕上がったブロック内で異なる層ができて，内部に亀裂が生じてしまう．
④冷却後，パラフィンブロックを包埋皿からはずす際は，強引には行わないほうがよい．
⑤使用した包埋皿は，付着したパラフィンを落としてから加温槽に保管する．

Ⅲ　ミクロトーム

1　目的，用途
顕微鏡で組織の構造を観察する際には，光源からの光が組織中を十分に透過しなければならない．さらに細胞の微細構造を観察するには，細胞が重ならない厚さに組織ブロックを薄切する必要がある．組織ブロックを一定の厚さに薄切する機器が**ミクロトーム**である．

2　種類
1）滑走式ミクロトーム
ユング型，**シャンツェ型**，**テトランダー型**および**ベアリング式**などがある．組織ブロックを試料台に固定し，滑走路上のミクロトーム刀を往復滑走させて薄切を行う．

2）回転式ミクロトーム
ミノー型と**ザルトリウス型**がある．ミクロトーム刀を固定し，ハンドル操作による回転をピストン運動に変えることによって，試料台を上下移動させて薄切を行う．

3　基本的な構造と機能
ミクロトームは一般に，ミクロトーム刀と刀台，試料台，滑走路（回転式で

はハンドル-ピストン運動機構）および試料台送り装置よりなる．ミクロトームは滑走路が特に重要で，刀台および試料台がスムーズに動くことが要求される．ミクロトーム刀は，現在は替刃式が主流で，ホルダに替刃をセットするようになっている．刃を研磨する必要もなく，刃先を交換するだけでよい．試料台は，ブロックの薄切面をx，y，z軸の方向（垂直の上下，左右の水平，前後の水平）について任意に調節できるようになっている．組織標本の観察目的によって，通常，パラフィン切片1〜8μm，セロイジン切片10〜30μm，凍結切片4〜20μmに薄切される．

4 各種ミクロトームの原理と特徴

1）ユング型ミクロトーム

代表的かつ基本的な滑走式ミクロトームで，パラフィンやセロイジンによる包埋ブロックの薄切に利用される．薄く正確に薄切することが可能であるが，硬組織を薄切する際には，ミクロトーム刀が浮き上がってしまうことがある．2本の滑走路が平行する構造をなし，刀台の滑走路は水平に，試料台の滑走路は上り傾斜になっている．試料台が一定間隔で滑走路上を押し出されることにより，傾斜を上った分だけ組織ブロックが上昇し，ミクロトーム刀でブロック表面が薄切される．

切片の厚さを設定する試料台送り装置には，粗動送り装置と微動送り装置がある．粗動送り装置は，送りネジを回転することにより試料台を大きく押し出すためのもので，荒削りに使用される．本薄切では，微動送り装置のレバーを押し上げることにより，ネジが回転して試料台が押し出される結果，指定された厚さに薄切できる．

従来のユング型ミクロトームでは刀台の滑走面がV字型をなすが，刀台が逆V字型滑走面に馬乗りになったタイプのミクロトームも普及している．この逆V字型ミクロトームでは刀台が滑走面にしっかりとはめ込まれているため，硬組織を薄切する際にもミクロトーム刀が浮き上がりにくい．

2）シャンツェ型ミクロトーム

ユング型ミクロトームとの違いは，試料台が滑走せずに固定され，垂直に上下する点である．試料台の下部に円盤型の微動送り装置が設置されており，ミクロトーム刀が水平な滑走面を往復すると，微動送り装置が指定された分だけ回転し，切片が薄切される．硬い組織の薄切には向かない．

3）テトランダー型ミクロトーム

大型のセロイジンまたはパラフィン包埋ブロック，骨や結合組織といった硬組織の薄切に適した大型滑走式ミクロトームである．試料台は固定されて滑走しない．刀台は両サイドにある2本の滑走面にまたがって押え付けられているため，大きな抵抗が加わってもミクロトーム刀が浮き上がることはなく，安定

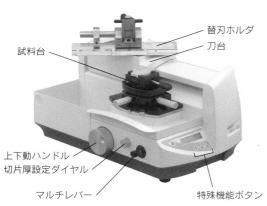

図3-F-3　ベアリング式ミクロトーム

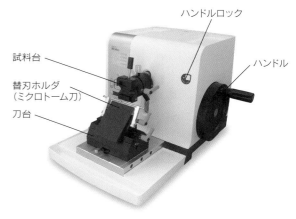

図3-F-4　ミノー型ミクロトーム

した水平滑走が行われる．

4) ベアリング式ミクロトーム

クロスローラーベアリング（内輪と外輪の間にローラーを直交させて配列したベアリング）でミクロトーム刀を移動させる非給油式ミクロトームである（図3-F-3）．試料台は固定されており，ハンドルで試料台を動かすことによって組織ブロックが上方へ押し上げられ，その回転に応じた分の厚さで薄切される．滑走路の露出がないため，ミクロトームの掃除が容易で，メンテナンスを行いやすい．ユング型ミクロトームに代わって，広く利用されている．ホームポジション機能（あらかじめ設定した薄切開始位置に試料台が自動的に移動する），自動送り機能（ミクロトーム刀を往復滑走させると，試料台が設定された分だけ自動的に上昇する），リトラクション機能（刀台を後方へ戻す際に自動的に試料台を下げて刃との接触を避ける）やオートリバイス機能（ミクロトーム刀移動時や厚さ設定変更時に自動で補正を行う）を備えた機種も普及してきている．

5) ミノー型ミクロトーム

回転式のミクロトームで，ミクロトーム刀は刃を上に向けて水平に固定されている（図3-F-4）．ハンドルを回すと，試料台が上下運動すると同時に，手前に指定された分だけ押し上げられる．硬組織や凍結標本の薄切に適しており，**クリオスタット（凍結切片作製装置）** に使われている．小さなセロイジン包埋ブロックや透過型電子顕微鏡用の超薄切片の作製にも使用されるが，大型組織には適さない．

6) ザルトリウス型ミクロトーム

凍結切片作製用の小型ミクロトームである．水平に固定された試料台に組織

試料を乗せ，液化炭酸ガスなどで凍結させる．ハンドルを回すと試料台が上方へ押し上げられ，一端の固定軸を支点にしてミクロトーム刀を半回転運動させることによって薄切される．均一な厚さの切片を得にくく，大型あるいは硬組織の薄切には向かない．

5 使用上の留意点

① ちりやほこりが多い，湿度が高い，水平を保てないといった場所では使用しない．
② 振動を生じさせる機器をミクロトームと同じテーブルに設置しない．
③ 滑走面は精密に平面加工されていて，少しでもキズや錆びが付くと，円滑な薄切の妨げとなる．
④ 試料台や刀台の移動を円滑にするために，専用油を滑走面全体に塗る．
⑤ ミクロトーム刀，刀台および試料台の固定が不十分であると，切片に**チャター**（刃線に平行に生じる横波）が発生することがある．
⑥ 組織ブロックおよびミクロトーム刀の固定や取り出し，替刃交換の際には，刀台を滑走路の最後部へ移動し，滑走しない状態にしてから作業する．回転式ミクロトームでは，ハンドルをロックしてから，上記の作業を行う．

Ⅳ クリオスタット（凍結切片作製装置）

1 目的，用途

凍結切片の作製では有機溶剤や加熱を必要とせず，また短時間での標本作製が可能である．クリオスタットは，パラフィン包埋過程で失われやすい脂肪や酵素の染色，術中迅速病理診断などに利用される凍結切片作製装置である（図3-F-5）．

2 基本的な構造と機能

冷凍庫に**回転式（ミノー型）ミクロトーム**が収納されており，ミクロトームを操作するハンドルが外部に取り付けられている．庫内は凍結ステーション，ミクロトーム刀と刀台，試料台などからなる（図3-F-6）．ハンドルを回転させると試料台が上に戻り，設定した厚さの分だけ手前に押し上げられる．そのまま回転を続けると試料台が下がり，薄切が行われる．庫内は−10〜−35℃に設定可能だが，試料台を個別に温度設定できる機種もある．

組織試料を急速に凍結させないと，組織中の氷晶が大きく成長して，細胞・組織の損傷が著しくなる．そのため，急速凍結ステーションが設けられており，この部分は約−45℃に保たれている．ホームポジション機能，自動薄切機能やリトラクション機能を搭載した機種もある．

庫内の除霜は通常24時間に1回行われ，ホットガス／ヒーターで庫内温度を上昇させることにより，付着した氷を融解させる．また，未固定試料からの感

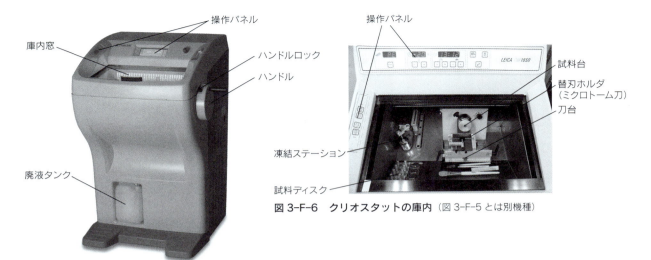

図 3-F-5　クリオスタット

図 3-F-6　クリオスタットの庫内（図 3-F-5 とは別機種）

染防止対策として，紫外線照射（最長 180 分間）やオゾン処理（約 85 分間）といった消毒機能が備えられている．

3　使用上の留意点

①薄切の際には組織の種類に応じたブロックの温度管理が重要である．一般に庫内の温度は－20℃程度がよいが，脂肪組織の場合はさらに低くする．
②凍結ブロックや替刃の固定が不十分であると，切片にチャターが発生することがある．
③凍結ブロックの試料台への固定や取り出し，替刃交換の際には，ハンドルをロックして作業を行う．
④<u>未固定の新鮮な組織を用いるので，感染予防には十分注意が必要である．</u>作業および消毒の際はマスク，手袋，ゴーグルなどの保護具を装着する．また，紫外線照射あるいはオゾン処理を行っている間は本体の扉を開けてはならない．
⑤庫内に組織試料および替刃を放置しないこと．除霜時には庫内温度が 0℃以上まで上昇するため，試料が溶融するおそれがある．また，替刃に水滴が付着し，錆の原因となる．

Ⅴ　パラフィン伸展器

1　目的，用途

　パラフィン伸展器は，パラフィンブロックより薄切された組織切片を一定の温度に温めて伸ばし，スライドガラスに貼り付けるための恒温装置である．

2 種類

伸展板式と温浴式がある．

3 基本的な構造と機能

1）伸展板式パラフィン伸展器

パラフィン切片をスライドガラスへ載せてから伸展するためのホットプレートで，パラフィン切片とスライドガラスの間の水が加温されるとともに切片が伸びる．伸展板の下の空間にある電熱線によって間接的に伸展板を温める機種と，テフロン加工された伸展板を直接加温する機種がある．

2）温浴式パラフィン伸展器

パラフィン切片を分別して浮かせるために，仕切りが付けられた温浴槽である．パラフィン切片を温浴槽中で伸展した後に，スライドガラスへ貼付する．

4 使用上の留意点

①伸展板の温度は 45～55℃の間に設定するのがよい．
②伸展板式の場合，伸展板とスライドガラスの間に水滴がないと，熱の伝導が悪くなる．
③電熱線式の伸展板を使用する場合は，場所（伸展板の中央と辺縁）によって温度差がある点に注意が必要である．

Ⅵ 自動染色装置

1 目的，用途

自動的に脱パラフィン，染色，脱水および透徹の操作を行う装置である（図3-F-7）．多数のスライドガラスを処理する必要があり，かつ染色結果が安定しているヘマトキシリン・エオジン（hematoxylin-eosin；H-E）染色やパパニコロウ（Papanicolaou）染色によく使用される．

2 基本的な構造と機能

アーム，薬液槽，水洗槽，乾燥槽および操作パネルなどから構成される．スライドガラスをセットしたバスケットをアームに吊り下げた状態で，上下往復運動機構により薬液槽内を振盪させる．バスケットは，染色工程順に指定された時間に従って薬液槽を移動する．染色プログラムは50パターンまで登録できる．一度に染色できるスライド枚数は10～60枚である．単独処理モード（1つの染色処理が終了しないと次の染色が行えない．開始ステップと終了ステップを任意に指定することが可能）と連続処理モード（染色処理中に他の染色を追加することができる）の選択設定が可能である．振盪（薬液中でバスケットを上下させる運動）の幅，回数および速度，水切り上昇（薬液中からバスケッ

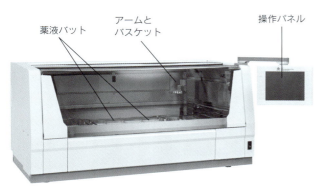

図 3-F-7　自動染色装置

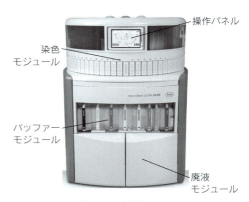

図 3-F-8　自動免疫染色装置

トを引き上げる動作)の速度,乾燥槽と加温槽の温度も任意に設定可能である.
　染色処理中に,染色の状況や染色終了予想時刻を知ることができる.また,薬液使用管理機能があり,設定数(回数あるいは日数)を超過した薬液があることを確認できる.排気処理のために,活性炭フィルタが備えられている.

3　使用上の留意点
①有機ガスの拡散を防止するため,運転休止中は薬液バットに蓋をする.
②腐食性のある薬液(酸や塩化物などを含む)を使用したあとは,十分に清掃する.
③排気処理能を維持するために,活性炭フィルタを定期的に交換する.

Ⅶ 自動免疫染色装置

1　目的,用途
　病理検査部門における免疫染色の利用目的は病理診断の補助にとどまらず,がん治療薬の**コンパニオン診断**にまで及んでいる.正確かつ再現性の高い免疫染色がよりいっそう要求され,それに対応すべく自動免疫染色装置(**図 3-F-8**)がかなり普及してきた.自動免疫染色装置を用いることにより,多数検体の免疫染色を均一の条件で簡便に実施できるため,臨床検査技師の業務改善や人為的ミスの防止につながる.最近では,分子標的薬のコンパニオン診断のために免疫染色を実施する場合,使用する抗体と機種がセットで指定されることが多くなっている.

2　基本的な構造と機能
　本体は染色モジュール,バッファーモジュール,廃液モジュールおよびラベルプリンタから構成される.脱パラフィンから,抗原賦活化,抗体の反応,洗浄,発色,核染色までを自動で行う.抗原賦活化としては加熱処理と蛋白分解

酵素処理の両方に対応しており，複数種類の加熱溶液，蛋白分解酵素液が選択可能である．バーコードで個々のスライドガラスが認識され，条件の異なる複数の染色を同時に実施することができるため，新規抗体の至適染色条件検討にも利用できる．最大染色枚数（1回につき）は20～60枚で，最短1時間30分～2時間30分程度で染色が完了する．免疫染色と in situ ハイブリダイゼーションの同時処理や二重免疫染色にも対応できる．

抗体などの試薬の反応に利用されている技術としては，滴下方式（試薬をスライドガラス上に滴下する），毛細管現象方式（スライドガラスとカバータイルの隙間に試薬を吸入させる），オイルカバースリップ方式（試薬の滴下後にオイルを上乗せし，エアーを吹き付けて撹拌する）およびダイナミックギャップ方式（試薬が滴下されるとカバーリッドが開閉し，試薬が均一に広がる）がある．必要試薬量は100～300 μLである．スライドヒーターを装備した機種の場合，それを利用して脱パラフィンと加熱処理を行えるだけでなく，抗体の反応時間を短縮できる．

3　使用上の留意点

①スライドガラスが水平に保たれていることを定期的に確認する．
②スライドガラス上の染色可能領域が制限されている（スライドガラスの辺縁には試薬が行き渡らない）機種がある．機器の特性を考慮して組織切片を作製する必要がある．
③オイルカバースリップ方式の機種では，正に荷電した剥離防止剤とオイルカバースリップが結合することにより，試薬が切片上に均一に広がらない現象が起こりうる．
④ストレプトアビジンを利用した方法を採用している機種では内因性ビオチンとの非特異反応が問題となる．抗原賦活化として加熱処理を行うと内因性ビオチン活性が増強するため，染色プロトコルに内因性ビオチンブロック試薬による前処理を組み込む必要がある．

Ⅷ 自動封入装置

1　目的，用途

セットされたバスケットから，染色済みスライドガラスを1枚ずつ取り上げ，封入剤を滴下，カバーガラスで封入し，ラックに収納するといった一連の作業を自動で行う装置である（**図 3-F-9**）．

2　基本的な構造と機能

装置の内部はスライドアーム（開始槽からスライドガラスを取り出す），封入剤分注ノズル（封入剤をスライドガラスへ吐出する），封入アーム（カバーガラスホルダからカバーガラスを吸い上げ，スライドガラスへ押し付ける），スライ

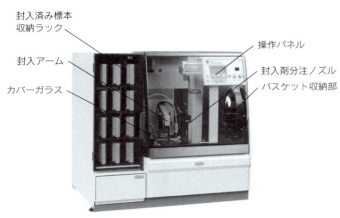

図 3-F-9　自動封入装置

ドガラスコンベア（スライドガラスを次のステーションへ移動する），分注ノズル・ポンプ乾燥防止容器，封入済み標本収納棚および乾燥ファンからなる．プログラムとしては，カバーガラスのサイズ，封入速度および封入剤量の設定によって，最大9パターンまで登録できる．

封入が完了したスライドガラスは，収納棚にセットされたラックに収納される．乾燥ファンを搭載することによって，封入後の乾燥時間を短縮している．排ガス濃度を低減するための活性炭フィルタを装備することもできる．

自動染色装置と連結させ，染色から封入までの一連の作業を自動で実施できるようになっている．

3　使用上の留意点

①開始槽の溶剤（キシレン）量が少ないと，気泡が混入したり，標本が乾燥したりするおそれがある．また，コンタミネーションを避けるために，開始槽の溶剤は毎日濾過ないし交換する必要がある．
②気泡の混入や封入剤のはみ出しが生じた場合は，開始槽からのスライドガラス引き上げ速度，封入剤の吐出量，封入速度，封入剤吐出開始位置，カバーガラスのサイズや押し付け圧の設定変更が必要となる．
③分注ノズル・ポンプ乾燥防止容器内の溶剤がなくなると，分注ノズルの先端部や分注ポンプ内の封入剤が固まって詰まるおそれがある．

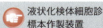 オートスメア（自動細胞収集装置）

1　目的，用途

液状細胞診試料を特殊なチャンバーに入れ，遠沈しながらスライドガラスに細胞塗抹する装置である．細胞数の少ない試料に有効利用される．

> **液状化検体細胞診標本作製装置**
> 液状化検体細胞診（liquid-based cytology：LBC）とは，採取した細胞を専用の保存液に回収・保存し，塗抹標本を作製して細胞診検査を行う方法である．LBC標本作製の自動化もなされており，試料（細胞）が含まれた保存液からフィルタ上に集細胞し，スライドガラスへ塗抹する装置や，試料溶液の分注，遠心，沈渣の塗抹，染色がフルオートメーション化された装置などがある．

2 基本的な構造と機能

　内部はボウル，ローターおよびボウル蓋から構成されている．基本的には一般の遠心分離装置と同じであるが，チャンバーをセットするためのローターが特殊な構造になっている．設定可能な回転数は200〜2,500 rpm，回転時間は100分未満，プログラム数は30パターンである．使用する際には，まずチャンバーホルダにスライドガラス，ペーパーフィルタ（またはゴム板）およびチャンバー（1 mL用，6 mL用，12 mL用がある）をセットする．次いで，試料をチャンバーの注入口へ入れる．ローターには12個の試料をセットできる．細胞は一定の面積（6 mm×6 mm〜14 mm×30 mm）に塗抹される．遠心塗抹によってチャンバーから飛び散った液体はボウルに集められ，排液される．ボウル蓋は，遠心塗抹時にチャンバーから出た液体が外部へ飛散するのを防止する．

3 使用上の留意点

①ローターへチャンバーをセットするときは，対角線上になるようにする．
②試料の乾燥や細胞の変形を避けるために，処理条件を厳守する．
③未固定の試料を遠心塗抹するので，ウイルスや細菌に汚染された試料が飛散する危険性がある．そのため，使用後はボウル，ボウル蓋，チャンバー，チャンバーホルダなどを消毒する．

X 電子顕微鏡用標本作製装置

1 目的，用途

　電子顕微鏡には，主として**透過型電子顕微鏡**と**走査型電子顕微鏡**がある．透過型電子顕微鏡では透過してきた電子密度の違いから細胞内の微細構造を観察するが，走査型電子顕微鏡では反射してきた電子（二次電子）を走査して細胞表面の立体像を観察する．透過型電子顕微鏡用の標本作製過程では，0.05〜0.15 μm の厚さに薄切する必要があるので，ウルトラミクロトーム（超薄切ミクロトーム）が使われる．

　一方，走査型電子顕微鏡では，導電性を欠く試料の場合，電子線を当て続けることによって試料表面が帯電してしまうため，導電性をもつ物質であらかじめ試料表面をコーティング（表面導電処理）するための装置が必要となる．

2 種類と基本的構造・機能

1）ウルトラミクロトーム（超薄切ミクロトーム）

　ウルトラミクロトームの原理はミノー型ミクロトームと同じであるが，ナノ単位のきわめて薄い切片を作製するため，実体顕微鏡の接眼レンズをのぞきながら操作する点が異なる．まず，ガラスナイフを用いて準超薄切片を作製し，必要な部分を見極めたあとにダイヤモンドナイフを用いて超薄切片の作製を行う．

2）コーティング装置

走査型電子顕微鏡用の標本作製においては，試料の帯電を防ぐとともに，二次電子放出効果を増強するために，導電性をもつ物質（金属やカーボン）で試料表面をコーティングする操作が行われる．コーティング装置としては，主にイオンスパッタコーティング装置と真空蒸着装置がある．

（1）イオンスパッタコーティング装置

コーティングしたい金属（金，白金，金-パラジウム，白金-パラジウムなど）を陰極として低真空中で放電させると，生成された陽イオンが陰極の金属を衝撃した結果，金属原子がはじき飛ばされる（スパッタリング）．スパッタした金属原子で試料表面をコーティングするのがイオンスパッタコーティング装置である．試料の周辺に残留する空気分子で金属原子が散乱されるため，比較的均一なコーティングが可能である．

（2）真空蒸着装置

真空中で金，白金，金-パラジウム，白金-パラジウム，カーボンなどを蒸発あるいは昇華させて，試料表面に薄い被膜をつくる装置である．内部には蒸着源を支えるための電極棒，試料表面をカバーするシャッタなどが置かれている．残留ガス分子による金属原子の散乱が少ないため，均一なコーティング膜を形成させるには試料を回転・傾斜させる必要がある．

3　使用上の留意点

①超薄切片作製の操作は，塵埃や振動が生じない場所で行う．
②ダイヤモンドナイフの刃先に樹脂以外のものを触れさせることや厚い切片を切るようなことは，ナイフの切れ味を悪くする原因となる．
③過度なコーティングは試料の表面構造を消失させてしまう．

G 微生物学的検査

微生物学的検査領域では，それぞれの工程で自動化された機器により検査できるものとして，グラム染色，分離培地への検体分離，発育した菌株を用いた同定検査および薬剤感受性検査，血液培養検査，抗酸菌培養検査，遺伝子検査，ウイルス抗原・抗体検査（免疫血清検査）などがある．

1 微生物学的検査における自動機器の位置づけ

微生物学的検査における自動機器は，完全自動ではなく，それぞれの過程における機器である．自動機器とコンピュータのみでは，すべての菌種・検査に対応することが困難である．また，用手法との併用のみでは，検査自体の効率化・迅速化にはやや効果はあるが，報告書作成，疫学統計などに労力を費やし，理想的なシステムは構築できない．したがって，自動機器の性能を最大限発揮するためには，コンピュータおよび用手法を組み入れた微生物学的検査システムを構築することが必要である（図3-G-1）．

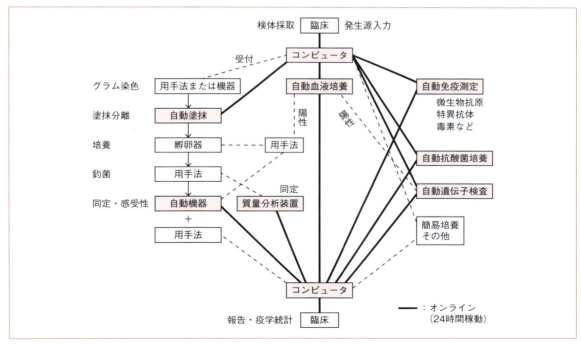

図 3-G-1　微生物学的検査における自動機器の活用法

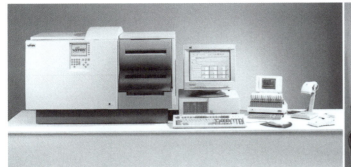
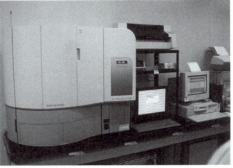

図 3-G-2　自動細菌検査装置
左：バイテック 2（ビオメリュー），右：マイクロスキャン WalkAway（ベックマン・コールター）.

II 自動細菌検査装置

　ヒツジ血液寒天培地などの分離培地に発育した菌株（コロニー）の同定検査および薬剤感受性検査が行える機器を一般的に**自動細菌検査装置**とよんでいる．ほとんどの機器は，コンピュータシステムを付属またはオプションにしており，受付から報告書作成，疫学統計なども行える（図 3-G-2）．

1　測定原理
　同定検査は各種生化学的性状の陽性・陰性判定を比色法，比濁法または蛍光法，薬剤感受性検査は菌の発育をとらえる比濁吸光法などを用いている．

2　測定方式
　機種によりマイクロプレート法またはカード方式を用いている．なお，薬剤感受性検査は一般的に米国臨床検査標準委員会（CLSI）法を採用している．

3　測定時間
　機種，測定する菌の発育性などにより 2～24 時間で結果が得られる．

4　利点
①作業処理能力の大幅な向上が見込める．
②熟練度に依存されない．
③成績に再現性がある．
④コンピュータシステムとの接続により結果のオンライン，データ処理および解析が可能である．
⑤週休 2 日制への対応に有用である．
⑥精度管理，品質管理が容易である．

> **自動細菌検査装置**
> 現在，マイクロスキャン WalkAway plus，マイクロスキャン autoSCAN-4（ベックマン・コールター），バイテック 2（ビオメリュー），ライサス（島津製作所），BD フェニックス（ベクトン・ディッキンソン）などの製品が販売され，微生物検査室で使用されている（図 3-G-2）．

CLSI：Clinical and Laboratory Standards Institute

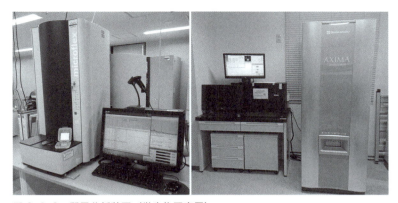

図 3-G-3　質量分析装置（微生物同定用）
左：MALDI バイオタイパー（ベックマン・コールター），右：AXIMA Performance™（島津製作所）．

5　問題点

①嫌気性菌，ヘモフィルス属，栄養要求の厳しい菌種，発育の遅い菌などでは多くの機種で対応できない．
②コンタミネーションなどによる複数菌の存在が判断できない．
③適用できる抗菌薬の種類に制限がある．
④機器本体，試薬などの消耗品のコストが高い．
⑤空調などの整備が必要である．

III　質量分析装置

近年，微生物学的検査に導入された新しい同定検査法である．2002年にノーベル化学賞を受賞した田中耕一博士が開発した技術である蛋白質の分析法と核磁気共鳴分光法を発端としたマトリックス支援レーザ脱離イオン化法（MALDI）を搭載した飛行時間型質量分析計（TOF-MS）を用いて，微生物からスペクトル取得し，データベースとの照合により微生物同定を行う機器（**MALDI-TOF-MS**）である（→ p.193～198）．

> **質量分析装置**
> 臨床検査用の機種として，MALDI バイオタイパー（ベックマン・コールター），VITEK MS（ビオメリュー），AXIMA Confidence（島津製作所）がある（**図3-G-3**）．

1　測定原理・方法

菌株を爪楊枝などで直接サンプルプレートにのせて，マトリックス試薬を混合，乾燥し機器にセットする（セルスメア法/直接法）．レーザー光を当て，発生した病原体に由来した蛋白質成分のマススペクトルのパターンから解析を行う．なお，菌株や真菌などで良好なマススペクトルパターンが得られない場合は，前処理としてエタノール・ギ酸法などの抽出法を用いる．

2　測定時間

約10分で，細菌，真菌の同定が行える．

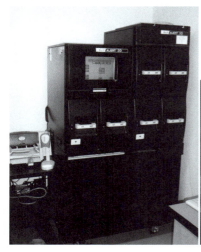
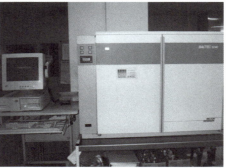

図 3-G-4　全自動血液培養装置
左：バクテアラート 3D（ビオメリュー），右：バクテック 9240（ベクトン・ディッキンソン）．

3　利点
①従来法や自動細菌検査装置に比べ，大幅な迅速同定が可能となった．
②一般細菌だけでなく，嫌気性菌，抗酸菌，酵母様真菌，糸状真菌の同定も可能である．
③菌株の同定だけでなく，陽性となった血液培養ボトルの培養液からの直接同定も可能である．
④ランニングコストが安価である．

4　問題点
①機器本体，メンテナンス費用が高額である．
②検体からの直接同定や薬剤感受性検査は行えない．

Ⅳ　自動血液培養装置

血液培養検査は，従来から血液培養ボトル（好気性菌用ボトル，嫌気性菌用ボトル，小児用ボトル）を用いた用手法で行われていた．しかし，肉眼的観察は経験に大きく左右され，陽性判定までに1日以上を要していた．血液培養検査を自動で行える機器を**自動血液培養装置**とよび，培養ボトル中の菌の有無を自動判定する（**図 3-G-4**）．

1　測定原理
細菌の増殖に伴う代謝産物である炭酸ガス（CO_2）をモニタリングし検出する（**図 3-G-5**）．また，ガス圧の変化を連続的にモニタリングし微生物の発育

　自動血液培養装置

機種として，バクテアラート3D(ビオメリュー)，BDバクテック（ベクトン・ディッキンソン），バーサトレック（ベックマン・コールター）がある（**図3-G-4**）．

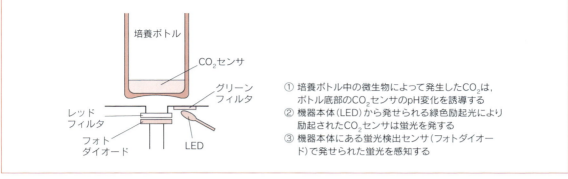

図 3-G-5　二酸化炭素蛍光センサの原理（バクテック）

を検出する．なお，機種によっては，真菌・抗酸菌用ボトルでは消費される酸素（O_2）をモニタリングしている．

2　特徴および利点

①連続的にモニタできる．
②培養中は常に振盪培養されている．
③基本的には陰性検体におけるサブカルチャーの必要がない．
④基本的に培養期間は 7 日間で十分である．
⑤コンピュータシステムとの接続が可能である．
⑥24 時間・週休 2 日制への対応として有用である．
⑦直接血液に触れることがないので安全である．

3　問題点

①標準血液がない．
②培養陽性時は，原則的に平板培地への分離培養を行わなければならない．
　なお，培養陽性ボトルからの直接同定法や遺伝子検査法が開発されている．
③偽陽性・偽陰性などがある．

Ⅴ　自動抗酸菌培養装置

　抗酸菌培養検査は，従来から小川培地（固形培地）を用いた方法で行われている．近年，液体培地を用いた**自動抗酸菌培養装置**が導入されてきた．原理などは自動血液培養装置とほぼ同様である．なお，自動血液培養装置は振盪しながら培養を行っているが，本装置は静置培養である．

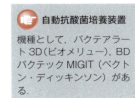

自動抗酸菌培養装置

機種として，バクテアラート 3D（ビオメリュー），BD バクテック MIGIT（ベクトン・ディッキンソン）がある．

Ⅵ 遺伝子検査装置

微生物学的検査領域における遺伝子検査には，①培地に発育した菌株の同定，②喀痰など臨床材料を直接用いた微生物検索，③血液培養陽性ボトルからの直接同定などがある．また，④各種薬剤耐性遺伝子の検出も行われている．

機器としては，増幅操作のみを行うもの（サーマルサイクラー），臨床材料を用いて全自動で前処理から増幅工程，測定，結果報告を行える専用機器がある．

1 測定原理と機種

1）PCR（polymerase chain reaction）法

主にリアルタイムPCR法が用いられ，前処理工程からPCRと蛍光測定までを全自動で行える装置が販売されている．また，多項目同時測定（マルチプレックスPCR）装置がある．

2）LAMP（loop-mediated isothermal amplification）法

標的遺伝子の6つの領域に対して4種類のプライマーを設定し，鎖置換反応を利用して一定温度で反応させる増幅法で，濁度や蛍光をリアルタイム測定できる専用測定装置がある．

3）マイクロアレイ（DNAチップ）法

RNAやDNAをハイブリダイゼーションすることによって，遺伝子発現量，塩基配列の決定，遺伝子変異などを検出するもので，血液培養陽性ボトル液を用いた自動多項目同時遺伝子関連検査装置がある．

2 特徴および利点

処理済み検体と試薬をセットすればそれ以後の工程はすべて自動的に行われ，多項目処理，連続バッチ処理も行える機種もあり，省力化と検査技術の標準化が可能となった．

3 問題点

遺伝子検査では，遺伝子増幅産物や不要遺伝子などによるコンタミネーションを防止することが不可欠で，設備による工程別の区分や次亜塩素酸ナトリウムなどによる対策を徹底する必要があり，熟練した技師が行うことが重要である．特に，多項目遺伝子検査は有用な情報を提供できるが，診療上の運用や検査結果解釈において困難な場合がある．

また，機器や試薬が高価であることからコスト面での問題がある．

4 測定項目

喀痰や咽頭粘液などの臨床材料から直接検出できるものとして，結核菌群，

クラミジア，レジオネラ菌，百日咳菌，マイコプラズマ，インフルエンザウイルス，新型コロナウイルスがある．また，血液培養陽性ボトル液，呼吸器感染症，髄膜炎などの主な原因微生物をそれぞれ多項目が同時測定できるパネル，MRSA，VRE，ESBL などの薬剤耐性遺伝子の検出などがある．

Ⅶ 安全キャビネット

　微生物学的検査において，検体の分離および抗酸菌検査などは**安全キャビネット**の使用が不可欠である．安全キャビネットは，作業区域内が陰圧であること，および前面開口部のエアカーテンにより，作業者の感染や環境汚染の危険度を低くする．安全キャビネットの排気は HEPA フィルタを通じて外部へ排気される．構造により，クラスⅠ，ⅡA，ⅡB，Ⅲに分類され，クラスⅡA 以上を用いる．

　なお，外観が似ているクリーンベンチは作業区域が陽圧となっており，作業区域内の病原菌などが作業者へ向かって排出されるため，感染防止には役立たないので必ず区別する．

　また，保守管理として密閉度試験，HEPA フィルタの透過率試験，気流バランス試験などがある．日常検査では頻繁に気流のチェックをすることが大切である（細切りティッシュペーパーを用い，前面開口部から中方向へティッシュペーパーがなびくことを確認する）．

Ⅷ その他の機器

1 検体自動塗布装置

　全自動で各種寒天平板上に尿，喀痰などの検体を塗抹する装置として，オートストリーカなどがある．8 種類の寒天培地から検体の種類に応じ指定された培地を自動的に取り出し，ラベルを貼付後，無菌チューブで指定量を吸引，塗抹し，培養条件別に仕分けし，積み重ねていく機器である．

2 自動免疫測定装置

　酵素免疫（蛍光）測定法などが行える装置で，微生物学的検査の項目として，クロストリジウム・ディフィシル毒素，クラミジア，各種ウイルスの抗原・特異抗体測定がある．

3 自動培地分注装置

　血液寒天培地などを多量に作製する場合に，シャーレに培地を自動で分注する機器である．近年，生培地が普及し，検査室で多量に培地を作製する機会がなくなり，使用されなくなってきている．

4 バイオハザード対策用冷却遠心機

病原微生物を含む検体を遠心する場合，試験管の破損やエアロゾルの発生により感染の危険がある．特に，抗酸菌検査の NALC-NaOH 法による前処理時の遠心操作には必ず使用する必要がある．

5 パルスフィールドゲル電気泳動装置

院内感染の疫学調査（感染源，感染経路）などに用いられる．たとえば，A 患者の MRSA と B 患者の MRSA は同一株であるか否かの鑑別や，同一菌の院内への広がりを知るための方法として，DNA 泳動パターンを比較する．

6 その他の機器

グラム染色を自動で一括に行える自動染色装置，嫌気性菌の脂肪酸代謝産物を測定するガスクロマトグラフィ，生物顕微鏡，孵卵器，炭酸ガス培養器，嫌気チャンバー，高圧蒸気滅菌器（オートクレーブ），ガス滅菌器，乾熱器，冷蔵庫，冷凍庫，遠心機，コロニーカウンタ，環境浮遊細菌測定器などがある．

H 遺伝子関連・染色体検査

1 遺伝子関連検査装置

　遺伝子関連検査は，検体から抽出した核酸中の，疾患原因遺伝子などを検出することを目的とする．検出法には，PCRに代表される**遺伝子増幅法**と**プローブハイブリダイゼーション法**がある．目的の遺伝子が得られたあとに，さらに詳細を解析する目的で塩基配列の決定も行われる．遺伝子はRNAや蛋白として発現したあとに機能を発揮するため，それらの解析も必要である．核酸抽出から解析まで，汎用生化学的検査機器だけでなく，遺伝子関連検査に特化した機器が必要となる．

1 核酸抽出

　検体からの核酸抽出と精製は，プロテアーゼによる蛋白分解，フェノール，クロロホルムやグアニジンによる蛋白変性のあと，水相に存在する核酸を回収する原理で行う．回収には① アルコール沈殿，② ガラス繊維やシリカメンブレン，または磁気ビーズに吸着させ，不純物を洗浄し除いたのち溶出する，③ 密度勾配遠心などがある．

　高分子DNA抽出のためのフェノール抽出では，DNAの切断を避けるために，検体とフェノールを緩やかに混合する．図3-H-1 に示すローテーターを使用すると便利である．

　水相のDNAを回収するためのシリカメンブレンをさまざまなサイズのカラムにセットしたものが市販されている．図3-H-2 に示すように，微量なものでは，綿棒で採取した口腔粘膜細胞（Buccal cells）や微量の生検サンプルからのDNA抽出，大量のものでは，大腸菌からのクローン化プラスミドの大量

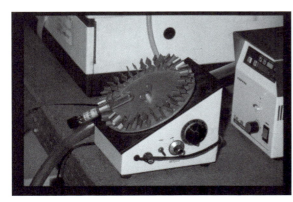

図3-H-1　ローテーター（タイテック社製）

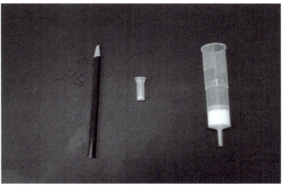

図3-H-2　DNA抽出用カラム（キアゲン製）
左：〜1 μg DNA抽出用，右：〜1 mg plasmid抽出用．

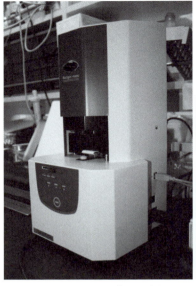

図 3-H-3　微量サンプルを測定できる分光光度計
（島津製作所製：Biospec nano）

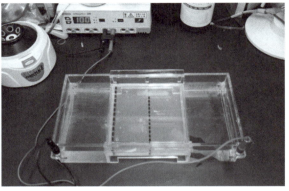

図 3-H-4　アガロース電気泳動槽で泳動（和科盛商会製）
アガロース濃度は 0.6～2.5％程度が，分離目的の DNA サイズにより選ばれる．

抽出用のものまでがある．

　抽出後の核酸濃度測定は，波長 260 nm と 280 nm での紫外線吸光度から，濃度と純度を測定する．通常の分光光度計も使用可能であるが，石英セルを使用する場合，少なくとも 100 μL が測定に必要となるため，微量なサンプルの濃度測定には，図 3-H-3 に示す 1 μL の検体量で測定可能な装置も利用される．

2　核酸電気泳動

1）アガロース電気泳動，ポリアクリルアミド電気泳動

　核酸のサイズや純度を確認するために電気泳動を行う．数百～10,000 base pair の DNA を分離するためには**アガロース電気泳動**（図 3-H-4）が利用され，数十～1,000 base pair までの DNA であれば**ポリアクリルアミド電気泳動**（図 3-H-5）が利用される．泳動バッファーにはトリスホウ酸バッファーが最も一般的で，その条件下で核酸は陰極から陽極に泳動される．

　アガロース電気泳動，ポリアクリルアミド電気泳動いずれの場合でも，泳動後は，エチジウムブロマイドや SYBR®グリーンで染色したあとに UV イルミネーター（図 3-H-6）上で可視化して観察する．

2）パルスフィールド電気泳動

　パルスフィールド電気泳動は，高分子 DNA の分離を可能とした電気泳動法である．支持体にはアガロースを使用するが，図 3-H-7a に示すように，電場の方向を時間とともに変化させる（パルスフィールド）ことで，10～500 kb ま

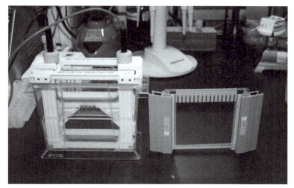

図 3-H-5 ポリアクリルアミド電気泳動
（ATTO 社製，右はゲル作製）
ポリアクリルアミド濃度は 4〜15％程度から選ばれる．

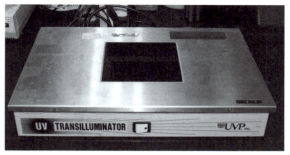

図 3-H-6 UV イルミネーター（UVP 社製）
254 nm や 302 nm が主に使われる．

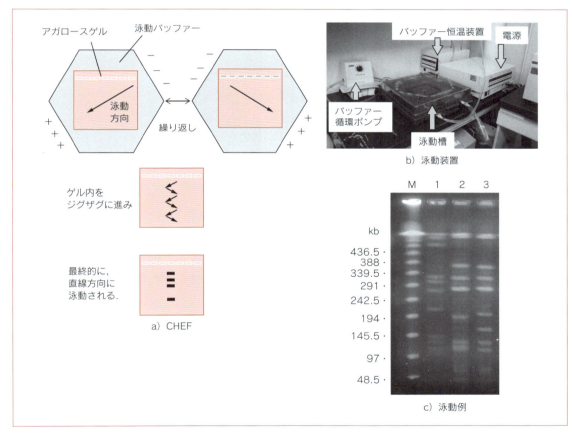

図 3-H-7 パルスフィールド電気泳動の原理と装置
a：CHEF（Clamped Homogeneous Electric Fields）Science 22. 65-68, 1986
b：泳動装置（バイオラッド社製）
c：泳動例．MRSA3 株の SmaI 切断後のパターン．M：サイズマーカー λ phage concatemer．

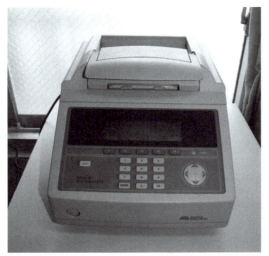

図 3-H-8 サーマルサイクラー
（アプライドバイオサイエンス社製：ABI9700）

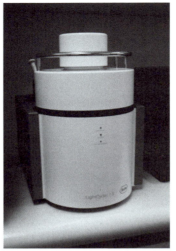

図 3-H-9 リアルタイム PCR 装置
（ロシュ・ダイアグノスティックス社製：ライトサイクラー）

たはそれ以上の DNA を分離することが可能となる．泳動中は，ゲルの濃度，すなわちゲルマトリックスが一定に保たれなくてはならない．パルスフィールド電気泳動装置は，**図 3-H-7b** に示すように，ゲルとバッファーの温度を一定にするための，バッファーの恒温装置と循環装置，および電場を次々に変化させる特殊な電源となる．

3　核酸増幅

1）サーマルサイクラー

サーマルサイクラーは，PCR やサイクルシークエンシングの反応に用いる温度サイクルを管理する装置である（**図 3-H-8**）．0.2 mL のマイクロチューブを使用する装置が一般的であるが，より多数の検体を処理するために，マイクロタイタープレート様のサンプルカップもある．

PCR を利用して，初発 DNA 量の測定（鋳型に使用した核酸の定量）を行うために，サイクルごとの PCR 産物を測定する方法が**リアルタイム PCR** である（図 3-H-9，10）．あらかじめ既知量の核酸を鋳型として PCR を行い，産物量が，閾値を超えるのに必要なサイクル数を求め，検量線を作成する．<u>検体を用いた PCR の増幅カーブを作成し，検量線から検体中の核酸量を算出する</u>．RNA 量を測定する場合は，逆転写反応で cDNA を合成したあと，リアルタイム PCR を行う．

2）PCR 以外の核酸増幅法

PCR 以外の核酸増幅法も複数実用化されている（**表 3-H-1**）．多くは，一定温度で増幅反応を行う恒温装置と増幅された核酸の検出装置から構成される．

PCR 産物量の測定法

①インターカレーター法：SYBR®グリーンなど，二本鎖 DNA に入る（インターカレート）と強い蛍光を発する蛍光色素を反応液に加える．サイクルごとに蛍光を測定することで産物量が測定できる．

②TaqMan® probe 法：Forward と Reverse プライマーおよび増幅領域内に設定した 1 本のプローブ（TaqMan® probe）を使用する．プローブの 5' 末端にはレポーター色素（発光基），3' 末端にはクエンチャー色素（消光基）を標識する．プローブの状態では，レポーターはクエンチャーにより抑制される．DNA 合成進行に伴い，レポーターがクエンチャーから遊離することで蛍光を発するため，サイクルごとの産物量が測定できる．

③デジタル PCR：限界希釈したサンプル DNA を微小区画に分散させて PCR を行う．ポジティブの区画の数をカウントし，サンプル中の標的遺伝子の絶対量を算出する．リアルタイム PCR と異なり，検量線は不要である．

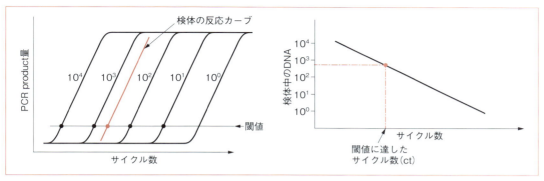

図 3-H-10　リアルタイム PCR の原理

表 3-H-1　PCR 以外の核酸増幅法

LAMP（loop-mediated isothermal amplification）	4 種のプライマーと鎖置換活性をもつ DNA ポリメラーゼを用いて，60〜65℃の一定温度で標的遺伝子を増幅する方法である．反応が進行すると，ピロリン酸マグネシウムが生成され白濁する．その濁度を測定することで増幅の程度を定量できる．反応のための定温のヒートブロックと濁度測定のための光学機器からなる．
NASBA（nucleic acid sequence-based amplification） TMA（transcription mediated amplification） TRC（transcription reverse transcription concerted reaction）	2 種類のプライマーを用い，標的 RNA の増幅を行う．初期工程で，逆転写反応を 41℃の一定温度下で行い cDNA を合成させる．増幅工程では cDNA を鋳型として合成された一本鎖 RNA から逆転写反応で cDNA を合成し，それを鋳型とした逆転写反応，RNA 合成を行う増幅工程の繰り返しから構成される．増幅された産物をサンドイッチハイブリダイゼーションを利用した核酸クロマト法や，標識 DNA プローブとのハイブリダイゼーションで検出定量する．
SDA（strand displacement amplification）	4 種類のプライマーと鎖置換活性をもつ DNA ポリメラーゼおよび，制限酵素を利用して標的 DNA を増幅する方法である．増幅産物は蛍光プローブを用いてリアルタイムに検出する．制限酵素による切り込み部分をプライマーとして機能させ，一定温度下で，連続した伸長反応を行い DNA 増幅する．検出には 2 種類の蛍光を標識したプローブが用いられる．
ICAN（isothermal and chimeric primer-initiated amplification of nucleic acids）	DNA 部分と RNA 部分からなるキメラプライマー，鎖置換活性と鋳型交換活性を有する DNA ポリメラーゼ（BcaBEST® DNA ポリメラーゼ）と RNaseH を用いて，55℃の一定温度で標的 DNA を増幅する方法である．キメラプライマーが鋳型と結合したあと，DNA ポリメラーゼにより相補鎖が合成される．その後，RNaseH がキメラプライマー由来の RNA 部分を切断し，切断部分がプライマーとして機能し DNA 伸長反応が起こる．

4　塩基配列決定

　塩基配列決定法としてダイデオキシヌクレオチド（ddNTP）をターミネーターとして使用する**サンガー法**が普及している．従来は，ポリアクリルアミド平板ゲル電気泳動を行い**図 3-H-11** のような結果を得ていた．

　最近では，**キャピラリー電気泳動**が利用される（例：ABI310，**図 3-H-12**）．検出原理と結果の例を**図 3-H-13** に示す．現在主流となっているシークエンシング反応が，サンガー法に基づく**ダイターミネーター法**である．本法では ddATP，ddCTP，ddGTP，ddTTP それぞれのヌクレオチドに異なる励起波長の蛍光色素を標識してターミネーターとし DNA 合成を行う．反応後，合成された DNA をキャピラリー内で泳動する．検出される DNA 断片の蛍光波長により，塩基の種類がわかり，それを並べることで配列が決まる．

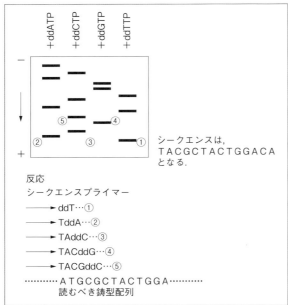

図 3-H-11 サンガー法の原理

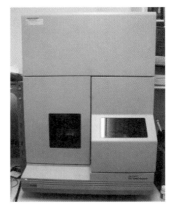

a) 外観

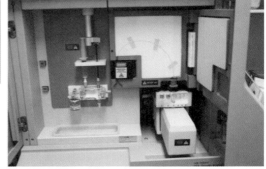

b) 扉を開けた状態

図 3-H-12 キャピラリーシークエンス装置
(アプライドバイオシステムズ社製：ABI310)

1) 次世代シークエンサー (next generation sequencer；NGS)

上記シークエンス技術を第1世代のシークエンシングと定義し，これらのスループットを大量高速処理に改善したシークエンシング技術が開発され，それらを総称して**次世代シークエンシング技術**とよんでいる．

(1) SBS (sequencing by synthesis)

① DNAを断片化する．② DNA断片の両端に特異的なアダプターを付加し，フローセルに固相化する．③ フローセル上でDNA断片の増幅を行いクラスターとする．④ 蛍光タグが付き，かつ次の塩基への結合をブロックするターミネーターが付加された4種のヌクレオチドを用いてDNAを合成する．蛍光の種類により，付加されたヌクレオチドの種類が示される．⑤ 蛍光とブロックを外して次の伸長反応を行う．これを繰り返すことで，同時に多くの断片のシークエンスを解析することが可能となる．

(2) パイロシークエンシング

アダプターを付加したライブラリーをビーズ上に固相化し，増幅後のDNAクラスターに対し，ヌクレオチドを一種ずつ加えDNA合成を行う．合成時にピロリン酸が放出され，ATPスルフリラーゼによってピロリン酸とアデノシン

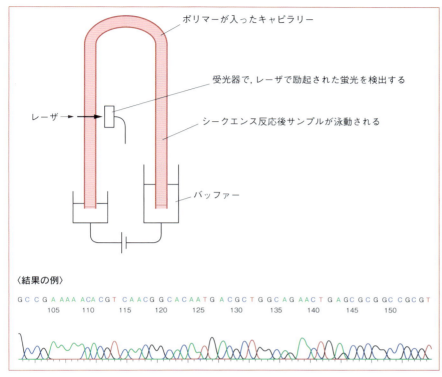

図 3-H-13　キャピラリーシークエンスの原理と結果

5′ホスホリン酸からATPを合成し，そのATPをルシフェラーゼによる発光により検出しシークエンスを判読する．

(3) イオン半導体シークエンシング

ビーズ上で増幅後の各クラスターを鋳型とし，ヌクレオチドを一種ずつ送液し，DNA合成反応を行い，一塩基付加ごとに産生されるH^+によるpH変化を検出してシークエンスを判読する．

(4) ナノポアシークエンサー

DNA 1分子だけが通過できるポア（穴）を塩基認識プロセスに利用する．DNAがポアを通過する際に生じる塩基ごとに異なる電流の変化を検出し，シークエンスを判読する．この方法では解析目的とするDNAの増幅が不要である．

5 核酸ブロットハイブリダイゼーション

サザンブロットハイブリダイゼーションはDNAを，ノザンブロットハイブリダイゼーションはRNAを対象とする．アガロース電気泳動後，ニトロセルロースやナイロンメンブレンにブロット（転写）する．ブロッティングは，バッファーの吸い上げとともに核酸が吸い上げられ，メンブレンにトラップされることを原理とする（**図 3-H-14**）．転写されたメンブレンと，^{32}Pやビオチンで

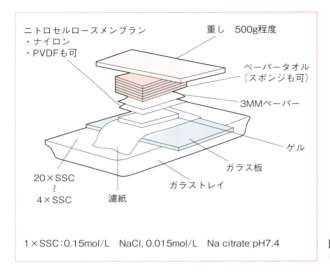

図 3-H-14　サザンブロットのセット
（福地邦彦：臨床検査, 51：1313. 2011）

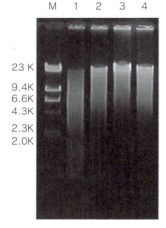
ヒトDNA（1, 2, 3, 4）をアガロース電気泳動しエチジウムブロマイド染色しUV下で撮影した.

M：size marker
　HindIII digested λ phage DNA

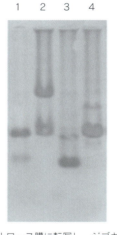
ニトロセルロース膜に転写し、ジゴキシゲニン標識プローブとハイブリダイゼーション. ALP標識抗ジゴキシゲニン抗体を反応させたあと、ニトロブルーテトラゾリウム（NBT）を発色させた.

図 3-H-15　アガロース電気泳動のUV下写真とハイブリダイゼーションの結果の例

標識したプローブをハイブリダイズさせて，オートラジオグラフィ，または発色によりバンドを検出し，サイズと濃さを判定する方法である（**図 3-H-15**）．ハイブリダイゼーションの温度はバッファーの組成により異なるが，恒温で振盪する必要があるため，**図 3-H-16**のようなハイブリダイゼーションオーブンが使用される．

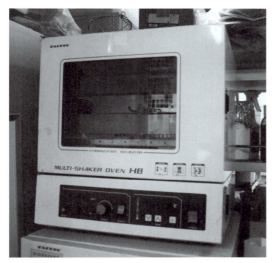

図 3-H-16 ハイブリダイゼーションオーブン
(タイテック社製)

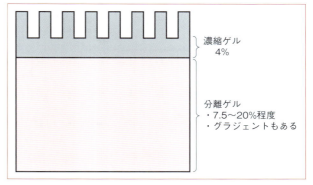

図 3-H-17 蛋白電気泳動用のポリアクリルアミドゲルの構造

6 蛋白発現の解析

発現した蛋白の解析には，組織標本上の免疫染色に加え，検体の抽出液を対象としたイムノブロット法（**ウエスタンブロット法**）がある．電気泳動はポリアクリルアミドを用いるが，核酸電気泳動とは異なり，濃縮ゲルと分離ゲル（**図 3-H-17**）を用いた不連続緩衝液法で行う．分子量を求める場合には，メルカプトエタノールと SDS を加え，加熱処理し蛋白を直鎖状にして泳動する．泳動バッファーにはトリスグリシンバッファーを使用する．

泳動後，ゲル内に分離された蛋白分子をニトロセルロースや PVDF（PolyVinylidene DiFluoride）メンブレンに転写する．転写後メンブレン上で抗原抗体反応を行い，バンドの検出を行う．

7 マイクロアレイ（DNA チップ）解析

主に RNA 発現レベルを網羅的に解析する目的で施行される．DNA も解析対象となる．概念図を**図 3-H-18** に示す．検体から mRNA を抽出し，蛍光標識した cDNA，あるいは相補的な蛍光標識 RNA を合成し，基板に固相化したプローブとハイブリダイズさせる．蛍光強度を測定し数値化することで，mRNA や miRNA 発現レベルが定量できる．定量を行いたい遺伝子の種類ごとのアレイがあり，それぞれ数万種の遺伝子発現を同時に解析することが可能となっている．

プローブとする DNA の作製方法には 2 法ある．一つは cDNA を用いるもので，もう一つは基板上でオリゴ DNA を合成するものがある．

使用する機器は，RNA 抽出と相補鎖合成のための機器と，ハイブリダイゼーションオーブン，および蛍光強度を測定するスキャナとなる．

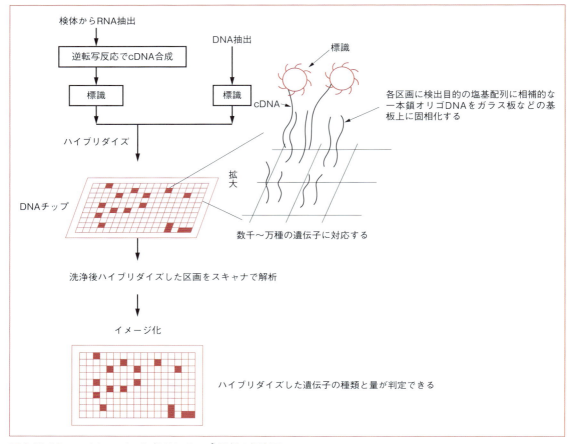

図 3-H-18　マイクロアレイ（DNA チップ）解析の概念図

II 染色体検査装置

1 目的，用途

　染色体検査は，顕微鏡下での形態学的観察に基づいて行われる．その目的は，胎児の染色体異常の有無を調べる**出生前診断，先天性染色体異常の診断**，そして**血液腫瘍の診断と治療効果の判定**である．また，目的に応じて検査材料は異なる．出生前診断では羊水・絨毛，先天性染色体異常の診断では末梢血リンパ球，血液腫瘍では骨髄やリンパ節が検査材料となる．検査の手順としては，細胞培養，コルセミド処理，低張処理，カルノア固定，標本作製そして染色が基本となり，通常は分染法とよばれる染色体を縞模様に染め分ける方法で染色を施し，顕微鏡下で数的異常，構造異常の確認を行う．これらの工程を手作業で行う検査室もあるが，その多くは衛生検査所などで，自動化された染色体検査装置を用いて検査が進められている．

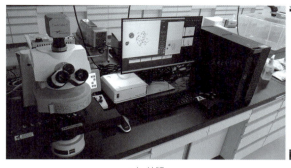
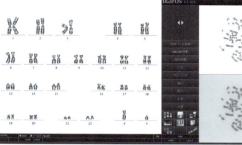

a）外観　　　　　　　　　　　　　　　　　　　b）解析画面

図3-H-19　分染法による染色体検査装置（カールツァイス株式会社）

2 種類と原理

1）分染法による染色体検査装置

染色体検査では，良好な染色体の分裂中期像を得ることが正確な検査結果に直結する．自動化された染色体検査装置では，標本上に散在する分裂中期像の位置を自動で検出して記録し，染色体の広がりや重なり，バンドの鮮明度などを評価する（図3-H-19a）．そして，良好な分裂中期像を分析対象とし，1番から22番，X，Y染色体に至るまでを自動で分析して染色体異常の有無を判断する（図3-H-19b）．個々の染色体は，分染法によって得られるバンドパターンにより識別されるが，最終的な結果の確認は，細胞遺伝学に精通した技術者に委ねられている．

また，蛍光顕微鏡画像処理能力をもつ機種では，特定の染色体領域や遺伝子を蛍光標識プローブで可視化し，間期核での検出が可能な蛍光 *in situ* ハイブリダイゼーション（FISH）法に応用することができる．

2）マイクロアレイ染色体検査装置

末梢血から抽出したゲノムDNAを解析して，染色体の構造異常を蛍光強度により検出する装置である．分染法（Gバンド）による検出限界は染色体の1バンド，すなわち約10 Mb（100万塩基対）であるが，マイクロアレイ染色体検査では，コピー数増加の場合は20 kb以上，コピー数減少の場合は10 kb以上と優れている．また，コピー数変化のないヘテロ接合性の喪失を検出することも可能となっている．検査の適応は，先天異常を引き起こす原因となる染色体の微細欠失・重複例である．この検査では，全ゲノムDNAを対象にデザインされたプローブを固相化した基板を用いる．患者DNAと正常コントロールDNAを別々の蛍光色素でそれぞれ標識し，基板上で競合反応させ，スキャナーで蛍光強度を測定してグラフ表示する．これによりゲノムコピー数の変化を明らかにすることができる（図3-H-20）．従来の分染法による染色体検査の異常検出率は3％程度であったが，マイクロアレイ染色体検査での異常検出率は15～20％と，飛躍的に向上した．

> **マイクロアレイ染色体検査**
> 分染法による染色体検査では検出が不能であった染色体ゲノムDNAのコピー数変化およびヘテロ接合性の喪失をとらえる検査法として，令和3（2021）年から保険適用となった．
> 検査対象はスミス・マギニス（Smith-Magenis）症候群，ソトス（Sotos）症候群，WAGR症候群，ウィリアムズ（Williams）症候群など59疾患である．

> **ヘテロ接合性の喪失（loss of heterozygosity；LOH）**
> ヒトゲノムには数百～数千塩基対に1つ程度の割合で人によって異なる配列を示す部分があり，これを一塩基多型（single nucleotide polymorphism；SNP）という．ある部分の一塩基多型がAもしくはGであった場合，対立遺伝子はAA，AG，GGの組合せとなる．マイクロアレイ染色体検査のSNP法では，これらのタイプを識別することが可能である．対立遺伝子がAGの場合はヘテロ接合性ありと判断し，対立遺伝子の欠失（A-，G-）やAA，GGといったホモ接合の場合はヘテロ接合性の喪失と判断される．このようにヘテロ接合性の喪失は染色体の欠失だけでなく，片方の親由来の染色体構成となる片親性ダイソミーの場合にも認められ，疾患の診断に利用される．

H　遺伝子関連・染色体検査

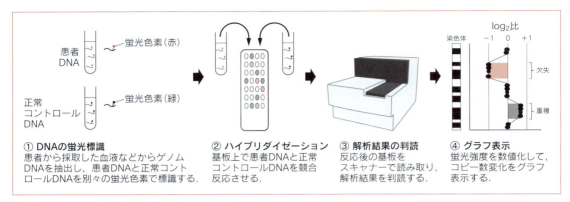

図 3-H-20　マイクロアレイ染色体検査の概略

3　使用上の留意点

　マイクロアレイ染色体検査の結果には病的意義をもつもの，病的意義をもつかどうか不明のもの，健常人にも認められるものが含まれている．これらを総称して**バリアント**とよぶ．これらのバリアントについては，California大学Santa Cruz校が運営するUCSCゲノムブラウザ（https://genome.ucsc.edu/）などのゲノムデータベースを用いて検索し，疾患の原因となるバリアントかどうかを評価する必要がある．

I 生理学的検査

1 心電計

1 目的
心臓が規則正しく拍動できるのは，刺激伝導系によって興奮（活動電位）が規則正しく伝導されているからである．この活動電位は体表面にも伝播される．これを四肢および胸部に電極を装着して記録すると約 1 mV の電位が観測される．これを記録紙に描出する機器が**心電計**である．

2 構造
デジタル心電計の構造を**図 3-I-1** に示す．

1）電極
電極は，JIS T 0601-2-25 において身体の指定部位に取り付け，電気的活動を検出するために使用するセンサと定義されている．心電図用電極には，再使用可能な電極（エーカークリップ，ファストクリップ，吸着電極など：**図 3-I-2，3**）や単回使用電極（ニップローデⅢ，ブルーセンサータブなど：**図 3-I-4**）があり，感染対策やコストなどを考慮し，選択されている．単回使用電極の使用環境条件（添付文書の確認が必要）はおおむね温度範囲 10〜40℃，保存環境条件は周囲温度 −10〜40℃であり，使用後の電極は医療廃棄物として廃棄処理を行う．

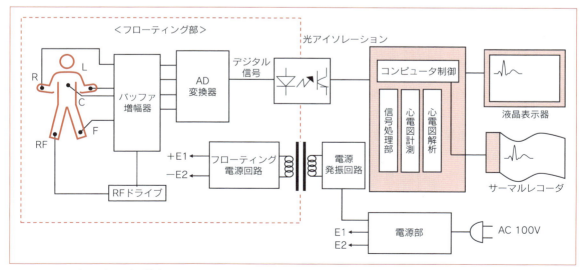

図 3-I-1　デジタル心電計の構成

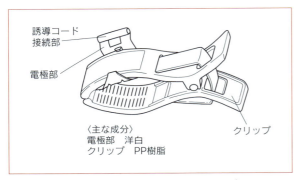

図 3-I-2　再使用可能な電極（ファストクリップ）
洋白とは，銅と亜鉛とニッケルから構成される合金．
（日本光電ファストクリップ添付文書より引用）

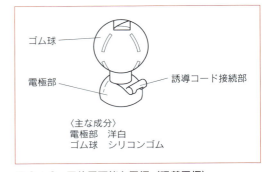

図 3-I-3　再使用可能な電極（吸着電極）
（日本光電吸着電極添付文書より引用）

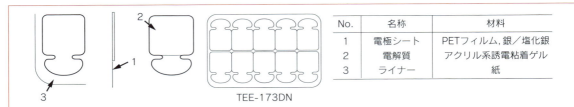

図 3-I-4　単回使用電極（ニップローデⅢ）
（フクダ電子ニップローデⅢ添付文書より引用）

(1) 電極の特性とインピーダンス

❶ 皮膚インピーダンス

電極と皮膚の抵抗のことであり，皮膚インピーダンスは被検者ごとに異なり，生理食塩液を皮膚に浸潤させること，紙やすりなどで皮膚を研磨することにより低減できる．

❷ 電極インピーダンス

電極自体がもつ抵抗のことであり，単回使用電極においては，ANSI/AAMI EC12 の規格適合品を使うことが必要である．

❸ 入力インピーダンス

電圧が入力される回路の入力端子側からみた抵抗であり，IEC60601-2-25 の入力インピーダンスに適合した心電計であれば問題なく使用できる．

(2) 電極の使用上の重要な基本的注意

❶ 再使用可能な電極

新しい電極と古い電極，または材質の異なる電極（再使用可能な電極と単回使用電極）を混用してはならない．電極電位差から入力アンプの耐分極特性を超え，波形が歪んで記録できないことがある．

❷ 単回使用電極

電極を切るまたは折るなどの加工や改造をしてはならない．本来の性能や機能が損なわれ，重大な事故を引き起こす可能性がある．また，使用期限を遵守

する必要があり，使用期限が過ぎると電極特性が変化することがある．

2）バッファ増幅器

入力回路に挿入された増幅器であり，皮膚との電極抵抗の影響をなくすため，高入力インピーダンスが必要である．生体側のインピーダンスを小さくすることで，心起電力を正確に増幅器に伝える［心電図振幅は，入力インピーダンス/(入力インピーダンス＋皮膚インピーダンス)の割合で減少する］．また，交流障害などの同相信号を抑制し，心起電力を増幅する（差動増幅）．

3）AD 変換器

増幅されたアナログ信号をデジタル信号に変換後，デジタル処理を行うことで波形を生成する．<u>肢誘導で誘導されるのは I，II 誘導であり，他 4 誘導は計算して求めている</u>．また，デジタル信号変換後の処理の一部として，以下のフィルタ処理を行う．

① **ハムフィルタ**：50 Hz または 60 Hz の交流障害を低減
② **筋電図フィルタ**：高周波の筋電図を低減
③ **低周波除去フィルタ**：基線の動揺を低減

〈アナログ心電計に搭載されていた機能について〉

① 誘導選択器：アナログ心電計は限られた紙幅にペンで心電図を描いており，12 誘導を同時に記録すると機器が非常に大きくなってしまうため，誘導を切り替えて心電図を記録していた．デジタル心電計になると AD 変換によりデジタル化した心電図波形を保存し，サーマルヘッドを用いて任意の形式で波形描画ができるようになったため，誘導選択器は不要になった．
② CR 結合回路（時定数回路）：アナログ心電計では，0.05 Hz（時定数 3.2 s ➡ p.259 側注）以下の低い周波数成分を 10 Hz の正弦波を基準に－3 dB（約 30％）減衰させるため，コンデンサ（capacitor；C）と抵抗（resistor；R）を使った回路を用いていた［$f=1/(2\pi CR)=1/(2\pi\times3.2)=0.0497$ Hz］．デジタル心電計になると，AD 変換によりデジタル化した心電図波形にデジタルフィルタなどの信号処理を行い，元の心電図波形を維持しつつドリフト成分を除去するようになった．

4）RF ドライブ

生体信号に混入する雑音を抑制する（この回路は，R，L，F の中点を反転した信号を右足に接続し，差動増幅器の中点にすることで雑音をより低減することを可能にする）．

5）フローティング部（非接地配線部）

絶縁トランスを介して，商用交流電源で駆動する機器と生体電気信号が入力

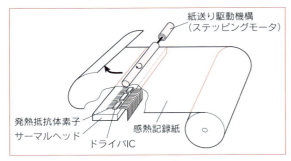

図 3-I-5 サーマルアレイレコーダの原理

される被検者側を絶縁分離する．これをアイソレーションといい，絶縁分離された部分を**フローティング部**という．

6) サーマルレコーダ

固定されたサーマルヘッドにより，電子的な処理で感熱紙に波形を描く方式で，その振幅に応じ，発熱抵抗体（サーマルヘッド）を加熱し，感熱紙上に波形や文字を記録する．それ以外にグラフ，画像などの記録も可能である（図 3-I-5）．

3　誘導法

心臓の活動電位を導出するためには 2 つの電極が必要である．この 2 点間の電極の電位差が心電図として測定される．導出法には**双極導出**と**単極導出**の 2 つの方法がある．どちらの導出法も 2 点間の電極の電位差を測定するが，双極導出は生体の 2 点間の電位差を導出するときに使用し，標準肢誘導が双極導出である（図 3-I-6a）．単極導出は単極肢誘導，単極胸部誘導があり，単極肢誘導は，R，L，F のうち，計測する肢誘導とゴールドバーガー（Goldberger）の結合電極の電位差を求める．ゴールドバーガーの結合電極は計測しない 2 つの肢誘導の電位を加算平均し，これを基準電極（**不関電極**）として，計測する肢誘導（**関電極**）との電位差を求める（図 3-I-6b）．単極胸部誘導は，各胸部電極とウィルソン（Wilson）の結合電極の電位差を計測する．ウィルソンの結合電極は（R+L+F）/3 で表され，これを基準電極（**不関電極**）として，各胸部誘導（**関電極**）との電位差を測定する（図 3-I-6c）．

デジタル心電計ではアイントーベン（Einthoven）の正三角形模型理論から II＝I＋III の関係があるので，標準肢誘導 I，II と胸部誘導 V_1〜V_6 の計 8 誘導を誘導するだけで，12 誘導を導出している．残りの III および単極肢誘導（aV_R，aV_L，aV_F）は，計算で求める方法が用いられている．I，II 誘導から単極肢誘導（aV_R，aV_L，aV_F）の求め方は以下のとおりである．なお，以下は図 3-I-1 の信号処理部にて計算される．

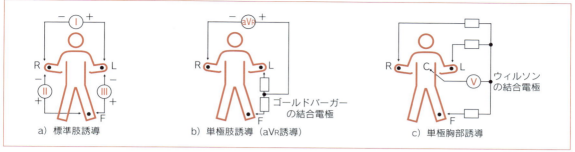

図 3-I-6 導出法

$$aV_R = -\left(\frac{\text{I} + \text{II}}{2}\right)$$

$$aV_L = \left(\frac{\text{I} - \text{III}}{2}\right) = \left(\frac{\text{I} - \text{II} + \text{I}}{2}\right) = \left(\frac{2\text{I} - \text{II}}{2}\right)$$

$$aV_F = \left(\frac{\text{II} + \text{III}}{2}\right) = \left(\frac{\text{II} + \text{II} - \text{I}}{2}\right) = \left(\frac{2\text{II} - \text{I}}{2}\right)$$

<u>右足の電極は中性電極で，いかなる誘導の算出にも使用しない差動増幅器の基準点である</u>．

4 心電計の仕様

国際規格（IEC60601-2-25）より，心電計の仕様は**表 3-I-1** に示すとおりである．

II 心音計・脈波計

1 目的，用途

心臓から発生する機械的振動を非観血的に記録する機器である．聴診器で得られる心音をグラフ化するのが**心音計**，視診・触診で得られる拍動をグラフ化するのが**脈波計**である．なお，**心機図検査**は「心臓および大血管の音響現象を含めた機械的事象の記録」と定義されている．

2 種類

1）心音計

心音図を記録する場合は心電図も必ず同時記録をする．心電計に心音アンプ装置が増設されている．多素子の記録計が必要である．

2）心機図装置

心機図とは，心音図，心電図と頸動脈波，頸静脈波，心尖拍動図を同時記録する検査である．

表 3-I-1　心電計国際規格（IEC 60601-2-25）の概要（抜粋）

項目	規格内容
入力インピーダンス	・2.5 MΩ 以上（±300 mV の直流オフセット電圧の範囲内）
感度の精度	・標準感度　10 mm/mV±1 mm ・感度切換　5, 10, 20 mm/mV（感度は ECG レポートに表示）
正弦波特性（周波数特性）	・1 mVp-v, 0.67～40 Hz 正弦波　±10%[a] ・0.5 mVp-v, 40～100 Hz 正弦波　+10～−30%[a] ・0.25 mVp-v, 100～150 Hz 正弦波　+10～−30%[a] ・0.25 mVp-v, 150～500 Hz 正弦波　+10～−100%[a] ・1.5 mVp-v, ≦1 Hz, 20 ms 幅の三角波　+0～−10%[b] 注 a) 出力振幅は 10 Hz の出力信号を基準 注 b) 出力振幅は 200 ms 幅の出力信号を基準（下図参照） 記号 ① 信号振幅 ② 時間
低周波特性（時定数）	・0.3 mV・s（100 ms 幅で 3 mV）のインパルス入力に対し，インパルスの終わりに続く応答の傾斜は，0.3 μV/s を超えないこと（下図参照）． 記号 ---------（破線）：入力インパルス信号 ―――――（連続線）：心電計応答
同相信号の抑制（弁別比）	・10 V の信号をアースと全て短絡した電極コードとの間に接続したとき，10 mm/mV の感度設定で 15 秒間以上，10 mmp-v を超える出力信号を生じてはならないこと．
直線性とダイナミックレンジ	・心電計は±5 mV の入力信号を記録できること． ・有効記録幅の中心での 10 mVp-v 振幅の入力信号によって記録する振幅は，有効記録幅の全体にわたって記録位置を変化させても 5%（±500 μV）以上変動しないこと．
記録速度	・25 mm/s, 50 mm/s の 2 つの速度を備えていること ・記録速度の精度は±5%であること
時間と振幅のけい（罫）線	・普通けい（罫）線は 1 mm，強調したけい（罫）線は 5 mm で，許容誤差は 2%であること．
患者の識別	・心電計は患者識別のための方法を提供すること．

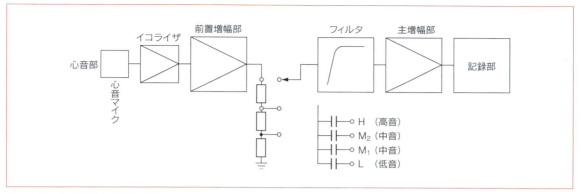

図 3-I-7　心音計の心音部の構成

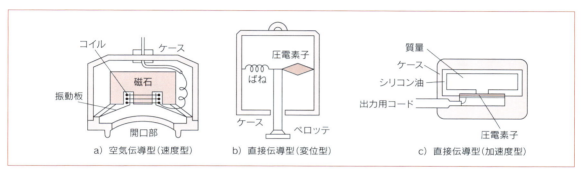

図 3-I-8　心音マイクの種類と構造

　心電図アンプ，心音アンプ，脈波アンプが備えられている多用途記録監視装置（ポリグラフ）を使用する．

3　構造

　心音計の構造は心音部と心電図部からなる．心音部は，心音マイク，イコライザ，前置増幅部，フィルタ，主増幅部，記録部からなる（**図 3-I-7**）．

1）心音マイク

　心音・心雑音などの機械的な振動エネルギーを電気信号に変換するもので，主に3種に分類される（**図 3-I-8**）．

(1) 空気伝導型

　電気信号への変換が伝導コイルによるもので，速度型ともいう．

(2) 直接伝導型（変位型）

　電気信号への変換が圧電素子または動電素子によるもので，胸壁上にペロッテ（マイクロホンの可動部）を置いて直接振動を伝えるのでペロッテ型ともいう．

表 3-I-2 心音・心雑音の周波数特性

	周波数	心音と心雑音
低音（L）	20～100 Hz	Ⅲ音・Ⅳ音，拡張期ランブル
中音（M_1）	100～200 Hz	Ⅲ音・Ⅳ音など
中音（M_2）	50～300 Hz	大部分の収縮期雑音
高音（H）	300 Hz 以上	大動脈弁閉鎖不全の高調性雑音，僧帽弁閉鎖不全の高調性雑音，房室弁開放音など

(3) 直接伝導型（加速度型）

電気信号への変換に圧電素子あるいは圧歪素子を利用したもので，振動が電気信号に変換される．

2) イコライザ

イコライザとは，低音，中音，高音のバランスを調整するものである．心音マイクが3種類あるが，それぞれ周波数特性が異なるため，どの心音マイクを使用しても同じになるように規定されている．

3) フィルタ

心音や心雑音の周波数特性（表 3-I-2）を心音図上に描出する必要がある．

4) 脈波用ピックアップ

脈波，拍動も基本的に機械的振動で，基本的には心音マイクと同様に振動を電気量に変換する空気伝導型と直接電導型に分けられる．

5) 記録器

低域から高域まで広く記録できる記録器が必要である．インクジェット式レコーダ，サーマルレコーダが用いられている．

4　検査上の留意点

心機図の記録では時定数により波形が歪むことがある．

Ⅲ 脳波計

1　目的

脳から発現した電気的活動を**脳波**（electroencephalogram；**EEG**）とよぶ．頭皮上脳波は，振幅は 30～60 μV，周波数特性は 0.5～60 Hz である．

頭皮上に装着した電極により，脳波を増幅し記録する装置が**脳波計**（electroencephalograph）である（**図 3-I-9**）．

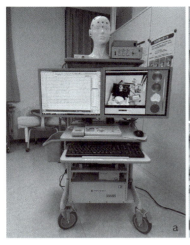
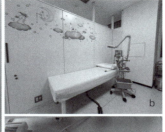
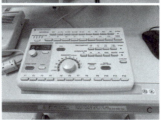

図 3-I-9　脳波計（日本光電社製：脳波計 EEG-1200）
a：脳波計（ペーパーレス，ビデオ脳波モニタリング対応）の外観，b：電極ボックスと LS 発光部，c：脳波計の操作パネル

2　脳波計

現在，臨床検査で利用されている脳波計はすべてデジタル脳波計である．デジタル脳波計は電極データごとに電極ボックス内で AD 変換され，脳波計のパーソナルコンピュータ（PC）に保存されるとともに，さまざまな情報処理がなされ，その結果が出力される．デジタル脳波計では，記録した脳波を再生するときに，各種フィルタを変更したり（リフィルタリング），モンタージュを変更したり（リモンタージュまたはリサンプリング）することが可能である．

3　構造

脳波計は，電極ボックス（アナログ入力部），デジタル処理部（PC），表示/記録部（液晶ディスプレイ，レコーダ），データ保存部（HDD，DVD マルチスーパードライブ），電源部，刺激ユニット（光刺激：PS，過呼吸：HV），デジタルビデオシステムなどから構成されている（図 3-I-10）．

1）電極

一般に**皿電極**が用いられる．皿電極は不分極電極である銀-塩化銀（Ag-AgCl）を用いることが望ましい．市販の銀（Ag）電極は必ず**エージング処理**したあとに使用する．脳波記録時の電極インピーダンス（皮膚抵抗）は 10 kΩ 以下が望ましい．

近年は，ディスポーザブル銀-塩化銀（Ag-AgCl）皿電極や脳波電極とバッファ増幅器が一体となったアクティブ電極が使用されることがある．

2）電極ボックス

電極ボックスでは，**システムリファレンス**（図 3-I-11）を用いて頭皮上に装着した各々の電極データを取得し，サンプリング周波数 200 Hz 以上，量子化精度 12 bit 以上で AD 変換する．システムリファレンスは国産脳波計では通

> **エージング処理**
> エージング処理は通常，一昼夜，濃い食塩水（たとえば飽和食塩水）に浸けたり，電極を塩水に浸けて 3 V（乾電池 2 つを直列接続）で電気分解したりすることで，Ag 電極表面に Ag-Cl 被膜をコーティングする処理である．

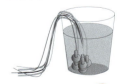
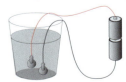

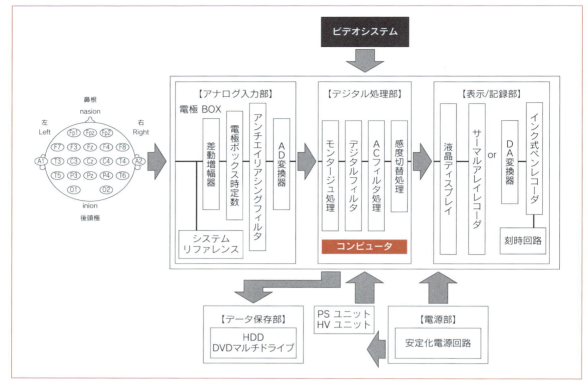

図 3-I-10　脳波計の構成

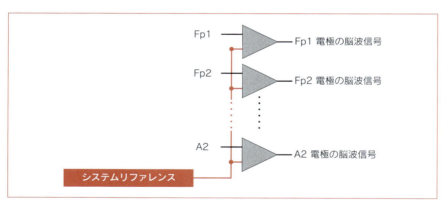

図 3-I-11　システムリファレンス

常 C3 と C4 の平均電位が用いられているが，海外製品の脳波計の仕様は国産機とは異なるので，確認が必要である．DC に近いドリフトを除去するための電極ボックス時定数（時定数 10 s, 5 s, 2 s のいずれかを選択），また，エイリアシングを防止するため，サンプリング周波数のおよそ 1/3 の低域通過フィルタのアンチエイリアシングフィルタが組み込まれている．

3）差動増幅器の CMRR

差動増幅器（differential amplifier）は，差動信号（生体信号）はよく増幅するが，同相信号（外部ノイズ）は抑制する（小さく増幅する）ため，ノイズ耐性が高い特性を有する増幅器である．多くの生体検査機器で活用されている．差動増幅器の SN 比を表す CMRR（common mode rejection ratio）または同相信号除去比は，JIS T 1203 では 60 dB 以上と規定されている．しかし，日本臨床神経生理学会の定める最新の基準では 100 dB 以上とされている．

日本産業規格と学会基準
日本産業規格（JIS）は，脳波計の性能に関する最低限準拠すべき規定である．現実的には，現在，それら諸項目を凌駕した脳波計が市販されている．そのため，日本臨床神経生理学会によって臨床検査として使用する脳波計の基準が提言されている．

4）入力インピーダンス

入力インピーダンスは差動増幅器の入力端子にかかるインピーダンス（電流と電圧の比）である．生体電気信号の増幅において，高入力インピーダンスが必須条件となる．JIS T 1203 では 2 つの入力端子からみた入力インピーダンスは 10 MΩ（1 つの入力端子では 5 MΩ）と規定されている．しかし，日本臨床神経生理学会の定める最新の基準では 80 MΩ 以上とされている．

5）入力換算雑音（内部雑音）

脳波計の入力換算雑音は，1～60 Hz の範囲で 3 μVp-p を超える雑音が 1 秒間に 1 回以上あってはならない．入力換算雑音（input referred noise）は，機器やシステムにおいて，電気・電子回路内部で発生するさまざまなノイズがすべて入力部で発生したものと仮定して信号のレベルに換算した値であり，電子機器の性能評価で用いる指標となる．

6）標準感度

脳波計の標準感度は 10 μV/mm（50 μV/5 mm）である．これは，50 μV の脳波信号を 5 mm の大きさで描出することを意味する．標準感度を基準として，1/5，1/2，2，5 倍に感度を変更しうる機能を有している．

7）時定数

脳波計の標準的な時定数は 0.3 s である．このとき，低域遮断周波数は 0.5 Hz である．脳波計における**時定数**（time constant）は，低域遮断周波数と関連する指標の一つである．低域遮断周波数 F，時定数 τ とすると

$$F = \frac{1}{2\pi\tau}$$

が成立する．

時定数
20 年以上前に使われていたアナログ脳波計では，時定数は高域通過フィルタ（低域遮断フィルタ）を構成する CR 回路を評価するための重要な指標であった．校正波形から時定数を算出して脳波計の評価を行っていた．しかし，デジタル脳波計では，校正波形も時定数（低域遮断周波数）も AD 変換した脳波信号を演算処理しているため，アナログ時代より意義は希薄になっている．

時定数の算出法
校正波形（ステップ応答）の立ち上がりを 100% として 37% まで減衰するのに要する時間が時定数である．

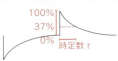

8）リフィルタリング

脳波の収録済みデータをディスプレイ上に再生するときに，時定数や低域遮断フィルタ（高域通過フィルタ），高域遮断フィルタ（低域通過フィルタ），AC フィルタ（交流除去フィルタ）を自由に変更できる．

9）リモンタージュ（リサンプリング）

脳波の収録済みデータをディスプレイ上に再生するときに，脳波モンタージュを自由に変更できる．たとえば，耳朶基準電極法（単極導出）を双極導出，AV 法（平均基準電極法），SD 法（発生源導出法），Org 法（オリジナルデータ），Aav 法，他に変更可能である．

10）ファイリング

DVD などの電子媒体に脳波データや同期させたビデオ画像，各種イベント情報，患者情報，他をデジタル保存することが可能である．これら種々のデータは真正性，見読性，保存性の確保，加えて機密性の確保を厳格に行う．

11）脳波判読用ディスプレイ

液晶ディスプレイは日本臨床神経生理学会で定める最新の学会基準において，17 インチ以上，解像度 1,600×1,200 dot 以上が必要と定められている．これは脳波異常を見逃さないためである．

12）直記式記録器（インク式レコーダ）

ペーパーレス化が進み，多くの医療施設で脳波の紙記録が行われなくなった．

直記式記録器（インク式レコーダ）のガルバノメータの総合周波数特性は 1〜60 Hz の周波数範囲内で，記録の振れは 10 Hz の記録の振れの 90〜110％で，この周波数の範囲外でも 110％を超えない．また，記録紙送り装置は記録紙を 30 mm/s の速さで操作者からみて右から左に送る．多用途脳波計では 1〜2 mm/s の範囲内の任意の 1 つ，ならびに 15 mm/s および 60 mm/s の速さに切り替えができる．

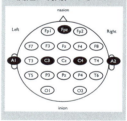

装着必須の脳波電極
国産脳波計を使用する場合，必ず装着しなければ，脳波記録ができない必須の電極がある．下図に黒色で示した，Fpz（ニュートラル電極：z 電極），C3 と C4（システムリファレンス：F3，F4 と選択可能），A1 と A2（電極インピーダンス測定に利用）の 5 つ．

IV 筋電計

1 目的

筋肉から発現した電気的活動を**筋電図**（electromyogram；EMG）とよぶ．筋収縮に伴って発現する筋活動電位（筋放電）を評価することにより，運動単位（motor unit）を構成する末梢運動ニューロン，神経筋接合部，筋の異常の有無や病期などを評価できる．筋活動電位の振幅は 10 μV〜10 mV，周波数特性は 2〜10,000 Hz である．また，複合筋活動電位（CMAP）や感覚神経活動電位（SNAP）などの記録も行われる．

筋内に直接針電極を刺入したり，筋表面に装着した電極により，筋電図を増幅し記録する装置が**筋電計**（electromyograph）である（**図 3-I-12**）．

2 筋電計

現在，臨床検査で利用されている筋電計はすべてデジタル筋電計である．電

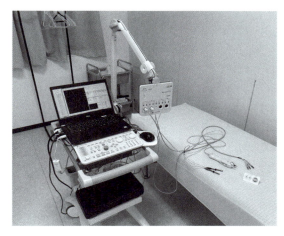

図 3-I-12　筋電図・誘発電位検査装置
（日本光電社製：筋電図・誘発電位検査装置 MEB-9404 Neuropack S1）

極ボックスに入力された生体信号はAD変換され，筋電計のPCに保存されるとともに，さまざまな情報処理がなされ，その結果が出力される．

3　構造

電極ボックス（アナログ入力部：生体信号を増幅したあとにAD変換），デジタル処理部（PC：刺激に同期した平均加算処理，各種フィルタ処理など），表示記録部（液晶ディスプレイ，プリンタ），データ保存部（HDD，DVDマルチスーパードライブ），電源部，刺激ユニット（電気刺激），スピーカーなどから構成されている．筋電計は，現在，JISで規定されていない（廃止された旧JIS T 1150に準拠）（**図 3-I-13**）．

現在，筋電図・誘発電位検査装置として市販されている（構造図は「IX　誘発電位検査装置」➡ p.273 の**図 3-I-27**）．

1）電極

普通針電極検査では，通常，ディスポーザブルの一芯同心針電極が用いられる．ほかに双極針電極，多極針電極，単極針電極などがある．

表面筋電図検査では銀-塩化銀（Ag-AgCl）皿電極またはシール式ディスポーザブル電極などが用いられる．

神経伝導検査（NCS）ではNCS用ディスポーザブル電極のほか，銀-塩化銀（Ag-AgCl）皿電極，指リング電極，表面電気刺激電極などが用いられる．

2）差動増幅器のCMRR

差動増幅器は，差動信号（生体信号）はよく増幅するが，同相信号（外部ノイズ）は抑制する（小さく増幅する）ため，ノイズ耐性が高い特性を有する増幅器である．差動増幅器の性能指標のCMRR（同相信号除去比）は60 dB以上と規定されている．

> **増幅器に必要な特性**
> ① 増幅器は，交流など生体外の外部雑音を除くために差動増幅器を用いる．
> ② 電圧増幅度は120 dB（100万倍）．
> ③ 入力抵抗（入力インピーダンス）は20 MΩ以上
> ④ 弁別比は60 dB以上
> ⑤ 入力抵抗は20 MΩ以上
> ⑥ 周波数特性は10～1500 Hzで平坦（±10%以内）
> ⑦ 時定数は0.01～0.05秒を用いるが，標準的な時定数は0.03秒である．

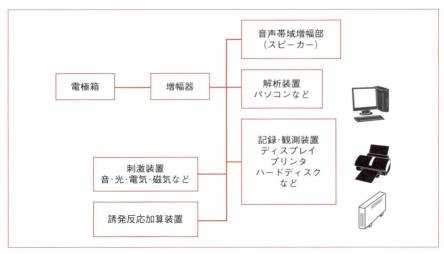

図 3-I-13　筋電計の基本構成

3）入力インピーダンス

入力インピーダンスは，差動増幅器の入力端子にかかるインピーダンス（電流と電圧の比）である．入力インピーダンスは 10 MΩ 以上と規定されている．

4）入力換算雑音（内部雑音）

入力換算雑音は，機器やシステムにおいて，電気・電子回路内部で発生するさまざまなノイズがすべて入力部で発生したものと仮定して信号のレベルに換算した値であり，電子機器の性能評価で用いる指標となる．筋電計の入力換算雑音は 10 μVp-p を超える雑音が 1 秒間に 1 回以上あってはならない．

5）標準感度

標準感度は 500 μV～1 mV/cm で，最大感度は 10 μV/cm である．最大感度 10 μV/cm とは，10 μV の筋電信号を 1 cm の大きさで描出することができる能力を有することを意味する．

6）時定数

時定数（time constant）は，低域遮断周波数と関連する指標である．筋電計の標準的な時定数は 0.08 s または 0.03 s である．

7）加算平均装置

順行法で実施される感覚神経伝導検査では，記録される感覚神経活動電位（SNAP）がとても小さいため，**加算平均処理**が必須となる．最もシンプルに考えると，加算平均において，入力信号を n 回加算することで，誘発電位以外のノイズ（背景脳波など）は $1/\sqrt{n}$ 倍に減衰する．

8）電気刺激装置

定電流刺激と定電圧刺激に大別される．電気刺激装置からの出力は，必ず，アイソレータを介して行われる．電気刺激のパルス幅は 0.05〜1.0 ms（通常 200 μs），刺激周波数は 0.1〜50 Hz（通常 1〜2 Hz）である．

Ⅴ 呼吸機能検査装置

1 目的，用途

呼吸機能の働きはガス交換である．すなわち，酸素を取り込んで二酸化炭素を排出することである．呼吸機能検査装置は，空気の出し入れの機能，吸入した空気が肺に均等に分布する機能，肺胞膜を通してのガス交換機能を測定し呼吸機能の状態を調べる装置である．

2 種類

肺活量，1回換気量などの呼吸機能を測定する装置には**気量型**と**気流型**があり，主な種類には次のようなものがある．

〈気量型〉
　① ローリング・シール型スパイロメータ

〈気流型〉
　① ホット・ワイヤ式流量計
　② ニューモタコ式流量計
　③ 超音波式流量計

3 原理，構造

1）気量型

(1) ローリング・シール型スパイロメータ

外筒シリンダと内筒ピストンの間をラバーでシールドしておく．ピストンに接続されたシャフトが呼吸につれて左右に水平運動すると，その先端につけたポテンシオメータにより，水平運動に比例した気量を測定する．精度は高いが装置が大きいのが特徴である（**図 3-I-14**）．

2）気流型

(1) ホット・ワイヤ式流量計

電流を流して加熱し，一定の温度に保たれている熱線（白金線あるいはタングステン線）が気流によって冷却されると電流値が変化することを利用して気流量を測定している．King（キング）の式より，熱線から奪われる熱量は気流量の平方根と直線関係であるので，出力で直線化する必要がある．気流の方向を知るために検出以外の熱線が必要である（**図 3-I-15**）．

King の式

$H = k(T - T_0)L\{1 + \sqrt{2\pi \cdot \rho \cdot Cp \cdot d \cdot k^{-1} \cdot \dot{V}}\}$

H：熱線から毎秒失われる熱量，k：気体の熱伝導率，T：熱線の温度，T_0：気体の温度，L：熱線の長さ，ρ：気体の密度，Cp：気体の比熱，d：熱線の直径，$\dot{V}$：気流量

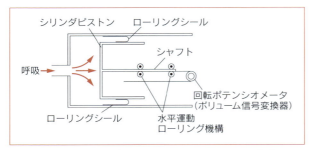

図 3-I-14　ローリング・シール型スパイロメータの構造

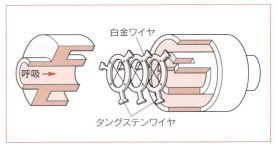

図 3-I-15　ホット・ワイヤ式流量計の構造

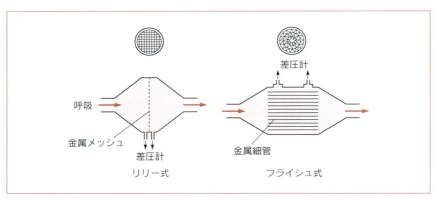

図 3-I-16　ニューモタコ式流量計の構造

(2) ニューモタコ式流量計

　管の中を層流が流れているとき抵抗体前後の圧差は流量に比例するというHagen-Poiseuille（ハーゲン・ポアズイユ）の法則に基づいて計測している．基本構成は，乱流が発生しにくいようにつくられた層流抵抗器と，その前後の圧較差を測定する電気圧力計からなる．抵抗体の構造が，細管を束ねたフライシュ式，メッシュのリリー式などがある（図 3-I-16）．

(3) 超音波式流量計

　気流に対して上流側，下流側それぞれに設置された送受信部から超音波を照射し，その反対側の送受信部へ到達するまでの時間差を利用する伝搬時間差法により，呼気と吸気の判別，および気流量の計測を行う（図 3-I-17）．

4　電子式スパイロメータ

　スパイロメータは換気機能の検査を行う装置で，気流量を電気信号に変換して計測する**電子式スパイロメータ**が主流である．基本構造は気流計測部と装置本体からなる（図 3-I-18）．気流計測部は，被検者が手に持って呼吸を測定するトランスデューサでマウスピースを介して気流をフローヘッドに導入し，気流を測定する部分である．フローヘッドは気流量を電気信号や差圧などの物理量に変換する部分である．ホット・ワイヤ式やニューモタコ式がある．増幅回

> **Hagen-Poiseuille の法則**
> 流量は管径の4乗に比例し，管の長さに反比例する．
> $$\dot{V} = \frac{\Delta P \cdot \pi \cdot r^4}{8 \cdot L \cdot \eta}$$
> $\dot{V}$：気流量，ΔP：圧力差，r：管径，L：管の長さ，η：流体の粘性率

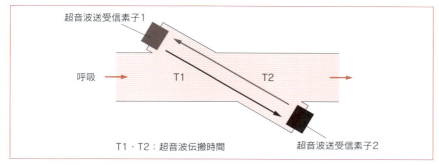

図 3-I-17　超音波式流量計の構造

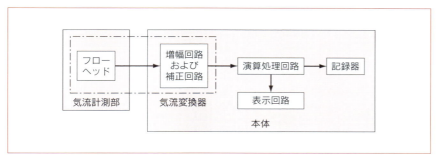

図 3-I-18　電子式スパイロメータの構造

路と補正回路は測定された物理量を電気信号に変換，増幅する．また，BTPS補正も行う．演算処理回路は測定されたデータから肺活量などの肺気量分画や1秒率などの各データを演算する部分である．

5　使用上の留意点

① 呼吸機能検査装置は，日々の検査開始前に較正シリンジなどによる精度管理を行う必要がある．気流型の装置に関しては気量の較正と精度確認，気量型の装置に関しては気量の精度確認を実施する．

② 感染防止のため，計測部の消毒を十分に行う．通常の機器保守手順では結核対策は十分でない．使い捨ての肺機能検査用フィルタなどの装着が望ましい．

Ⅵ　超音波画像診断装置

1　原理，目的，用途

　生体内に放射された**超音波**は，人体組織および臓器を伝播する過程で，組織・臓器で音響インピーダンスが異なるため，境界面でその一部が反射し，反射波（エコー）が生じる．**超音波診断装置**は反射波が検出されるまでの時間，振幅を解析し，リアルタイムに対象の動きや経時的変化を画像化する装置であ

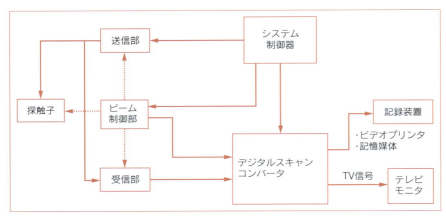

図 3-I-19　超音波診断装置の基本構成（篠原出版新社『医用画像工学ハンドブック』より，改変）

デジタルスキャンコンバータ
エコー信号または血流情報を画像化し，テレビ・ビデオ信号に変換する装置．

る．

　超音波検査は，非侵襲（微弱な音響出力のため）であることはもちろんであるが，そのほかに，① リアルタイムで観察できる（断層画像および血流情報），② 軟部組織の描出に優れる，③ 三次元画像処理ができる（立体視で観察可能），④ 任意の断層像が観察できる，⑤ 短時間で容易に検査が行える，⑥ 可搬性に優れる，⑦ 低ランニングコストである，などの特長があげられる．

　一方，欠点としては，① 骨や空気により画像化できない部分がある，② 特有のアーチファクトがある，③ 術者の技術によりその情報量に差が生じる，などがある．

2　構成

　超音波診断装置の基本的構成は，組み込まれる機能によって異なるが，**図 3-I-19** に示すように，探触子，送受信部，演算部，制御部，表示部などで構成される．

　探触子は電気信号を超音波（送信）に，超音波を電気信号（受信）に変換する変換器で，**プローブ**ともよばれる．プローブは，振動子，音響レンズ，整合層パッキング材などから構成される（**図 3-I-20**）．プローブは診断部位やその目的に応じてさまざまな形状がある．

　画像表示方法には，生体内に超音波パルスを送波し音響インピーダンスの異なる境界面で反射し，返ってくる超音波エコーを電気信号に変換し，その振幅情報を利用する**パルス反射法（パルスエコー法）**，動く対象物からの反射波の偏位周波数を利用する**ドプラ法**がある．ドプラ法には，**パルスドプラ法**と**連続波ドプラ法**がある．

探触子（プローブ）に求められる性能
短いパルスが送信できる（距離分解をよくするため），細い超音波ビームが送信できる（方位分解能をよくするため），送受信の感度がよい，使いやすい形状などが求められる．

1）パルスエコー法

　超音波診断法のほとんどは，特殊な場合を除いてパルス波とよばれるきわめ

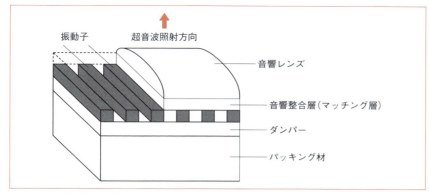

図 3-I-20　探触子の構造

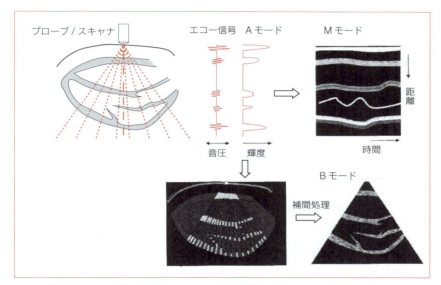

図 3-I-21　エコーの表示方式（コロナ社『新 ME 機器ハンドブック』より，改変）

て持続時間の短い波の送受信で行われる．パルス波のエコー信号の表示法によって，A モード，B モードおよび M モードに分類される（図 3-I-21）．

　A モードは，amplitude の頭文字をとったもので，エコー信号の振幅の包絡線を，画像化したものである．

　B モードは brightness に由来するもので，A モードでの振幅を輝度に変え，エコー信号を輝度変調のかかった輝線で表示させる方法で，超音波ビームを走査させることで断層像を得ることができる最も基本的な表示方式である．

　M モードは motion を意味するもので，基本的に B モードと同じであるが超音波ビームを走査せずに，一定方向にビームを繰り返し送受信し，時間経過に従って輝線位置を横方向に移動し，反射体の位置の時間的変化（動き）を表示する方法である．

　超音波ビームの走査方式には，機械走査式と電子走査式がある．いずれも超

> **超音波診断で用いられる周波数**
> 目的とする臓器で異なり，腹部臓器，心臓，泌尿器，産科領域では 2.5〜5 MHz，甲状腺，乳腺などの体表臓器，新生児頭部，術中診断では 5〜10 MHz が用いられる．

> **超音波診断装置の規格**
> 超音波診断装置の構造，性能さらに人体への安全に関しては，日本産業規格（JIS T1501，T0601-2-37）で規定されている．

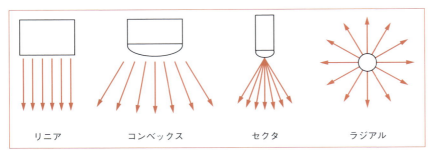

図 3-I-22　代表的な走査方式

音波ビームを高速で走査し，ほぼリアルタイムで断層画像が得られる（図 3-I-22）．

2）ドプラ法

エコー源（反射体や散乱体）が動いている場合，そこから返ってくるエコー信号の周波数（受信周波数）は，**ドプラ効果**によって偏位し，送信周波数とは異なったものになる．この偏位周波数から反射体や散乱体の運動情報を得ることができ，心臓や血管内の血流方向やその速度を知ることができる．

ドプラ法は，連続波を用いる連続波ドプラ法，空間分解能をもつパルスドプラ法，流速分布を映像化するカラードプラ法へと進化し，循環器領域での診断に欠かせないものとなっている．

Ⅶ 聴力検査装置

1　目的

難聴者の聞こえの状態を知るためには，難聴の程度，難聴の性質，難聴の原因と障害の部位を診断する必要がある．聴力検査装置は，どの周波数がどの程度の大きさで聞こえるかを調べる装置である．

2　種類

標準聴力検査装置としては，**オージオメータ**が最も一般的な機器である．

3　原理

気導または骨導受話器より，定められた周波数と音圧の純音を被検者に与え最小可聴値を測定する．**気導音**は外耳道，耳小骨からなる伝音系，蝸牛内の感音系を伝わり脳で音として感受される．**骨導音**は直接蝸牛に伝わり脳で音として感受される．気導・骨導検査より**伝音難聴**か**感音難聴**かを鑑別できる（図 3-I-23）．

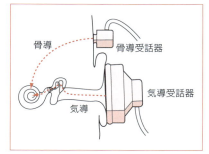

図 3-I-23 骨導検査と気導検査

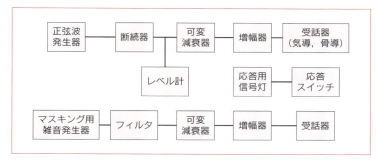

図 3-I-24 オージオメータの構造

表 3-I-3 オージオメータのタイプおよびクラスによる最低限の検査周波数および聴力レベル範囲

周波数 (Hz)	聴力レベル (dB) 最小聴力レベルは－10 dB である						
	タイプ1		タイプ2		タイプ3		タイプ4
	気導	骨導	気導	骨導	気導	骨導	気導
125	70		60				
250	90	45	80	45	70	35	70
500	120	60	110	60	100	50	70
750	120	60					
1,000	120	70	110	70	100	60	70
1,500	120	70	110	70			
2,000	120	70	110	70	100	60	70
3,000	120	70	110	70	100	60	70
4,000	120	60	110	60	100	50	70
6,000	110	50	100		90		70
8,000	100		90		80		

4 構造

　オージオメータは，電気的純音の発生装置で，正弦波発生器と純音の減衰器，断続器，出力増幅器，受話器および被検者の応答スイッチ，表示器などから構成されている（**図 3-I-24**）．純音の可変減衰器は検査音のレベルを増減するためのものである．タイプ1～4（タイプ1：高度臨床/研究用，タイプ2：臨床用，タイプ3：基本的診断用，タイプ4：選別/経過観察用）の純音オージオメータにおける JIS 規格で定められた最低限の検査周波数と聴力レベル範囲を**表3-I-3**に示す．

　マスキング雑音には，狭帯域雑音，白色雑音などがある．

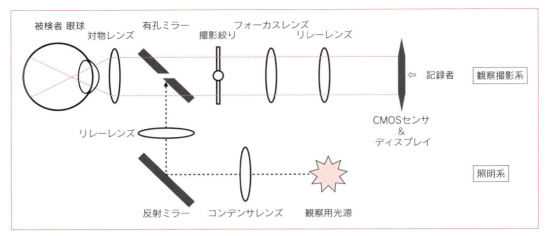

図 3-I-25　無散瞳眼底カメラの構造

VIII 眼底写真撮影装置（無散瞳眼底カメラ）

1 目的，用途

　眼底は，血管（細動脈）を直接観察できる唯一の場所である．眼底の血管走行を観察することで眼科的な疾患だけでなく，高血圧症や糖尿病の血管への影響，動脈硬化など種々の内科的疾患に関して多くの情報を得ることができる．眼底の観察により，全身症状を伴う疾患の診断にも有用とされている．<u>網膜血管網は高血圧，動脈硬化，糖尿病などで特有のパターンを示す</u>．

2 構造

　眼底カメラと一般のカメラとの違いは，角膜の反射を除去する工夫がされていることである．眼底カメラは強い反射光が入らないよう，小さな穴の開いた特殊なミラーが使われており，瞳孔の周辺部から網膜の広い範囲を照明し，明瞭に眼底の観察撮影を行う装置である．そのために特殊な光学系が工夫されており，その例を**図 3-I-25** に示す．光学系は大きく照明系と観察撮影（結像）系に分けられ，特に照明系が重要である．

　眼底カメラには前眼部での位置合わせ，瞳から眼底像への自動切り替え，自動露出調整，オートフォーカス，オートショット（自動撮影）などのフルオート撮影機能が搭載されている．

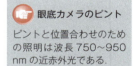

眼底カメラのピント
ピントと位置合わせのための照明は波長 750～950 nm の近赤外光である．

3 観察・撮影（図 3-I-26）

　無散瞳眼底カメラは，散瞳薬を使用せず，暗所では瞳孔が散瞳することを利用している．観察・撮影には瞳孔径が 4 mm 以上必要とされており，十分な**暗順応**が必要である．観察には波長が可視光より長い赤外光を用いるので，眩しさを感じず縮瞳も生じないことから無散瞳で撮影が可能になる．撮影には閃光

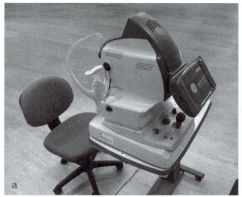
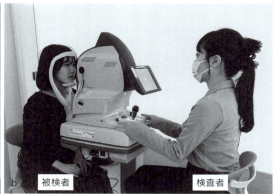

図 3-I-26　無散瞳眼底カメラ（ニデック社製：オート無散瞳眼底カメラ　AFC-330）
a：無散瞳眼底カメラの外観，b：眼底写真撮影風景．

（ストロボ）が使用される．

　眼底カメラには高解像度のCMOSセンサが搭載され，眼底写真はデジタル撮影される．撮影した眼底写真は，通常，DICOM（またはJPEG）を介してPACSで管理され，ファイリングシステムなどを活用して読影される．USBメモリなどへも直接保存できる．

> **DICOMとPACS**
> DICOM：デジタル医用画像処理に関する標準規格．
> PACS：医用画像管理システム．

IX 誘発電位検査装置

1 目的

　誘発電位検査装置は，**誘発電位**（evoked potentials；EP）を記録する装置である．

　聴覚，体性感覚，視覚などの刺激に伴い，それぞれの神経路上または大脳皮質の受容野で誘発される**感覚誘発電位**，さまざまな感覚情報を受け取った大脳の情報処理過程で誘発される**事象関連電位（ERP）**，大脳皮質の運動野を磁気または電気刺激することで末梢の筋収縮が誘発される**運動誘発電位（MEP）**などを記録する．

> ERP：event related potential
> MEP：motor evoked potential
> ABR：auditory brainstem response
> SEP：somatosensory evoked potential
> VEP：visual evoked potential

2 誘発電位の種類

1）感覚誘発電位

　感覚誘発電位は外界からの外因性感覚刺激によって，それぞれ固有の感覚神経路および中枢神経の受容野などから誘発されるとても小さな電位である．

　①音刺激によって誘発される**聴性脳幹反応（ABR）**
　②電気刺激によって誘発される**体性感覚誘発電位（SEP）**
　③視覚刺激によって誘発される**視覚誘発電位（VEP）**

2) 事象関連電位（ERP）

事象関連電位（ERP）は，脳の高次機能を反映する内因性電位変動と考えられている．

① オドボール課題によって誘発される P300
② 予期的反応時間課題によって誘発される CNV
③ シンプルな随意運動によって誘発される MRCP
④ 痛みや不快感によって誘発される PR-P250
⑤ 中枢性ミオクローヌスを対象とした JLA

CNV：contingent negative variation
MRCP：magnetic response cholangio-pancreatography
PR-P250：pain-related P250
JLA：jerk locked back averaging

3) 運動誘発電位（MEP）

運動誘発電位（MEP）は，大脳皮質の中心前回（体性運動皮質）を磁気または電気で刺激することで，末梢の支配筋に誘発される筋活動電位である．

3 誘発電位検査装置

現在，臨床検査で利用されている誘発電位検査装置はすべてデジタル誘発電位検査装置である．電極ボックスに入力された生体信号は AD 変換され，誘発電位検査装置の PC に保存されるとともに，感度，分析時間，フィルタ処理，加算平均ほかの演算処理がなされ，その結果が出力される．通常，誘発電位検査測定においては**加算平均処理**が必須となる．

4 構造

電極ボックス（アナログ入力部：生体信号を増幅したあとに AD 変換），デジタル処理部（PC：刺激に同期した平均加算処理，各種フィルタ処理，他），表示記録部（液晶ディスプレイ，プリンタ），データ保存部（HDD，DVD マルチスーパードライブ），電源部，刺激ユニット（電気刺激，音響刺激，視覚刺激，外部入力，他），スピーカーなどから構成されている（図 3-I-27）．

現在，筋電図・誘発電位検査装置として市販されている（図 3-I-28）．

1) 電極

聴性脳幹反応（ABR），体性感覚誘発電位（SEP），視覚誘発電位（VEP），事象関連電位（ERP）では，通常，銀-塩化銀（Ag-AgCl）皿電極またはディスポーザブル電極などが用いられる．誘発電位記録時の電極インピーダンス（皮膚抵抗）は 5 kΩ 以下が望ましい．

運動誘発電位（MEP）では神経伝導検査（NCS）用ディスポーザブル電極のほか，銀-塩化銀（Ag-AgCl）皿電極などが用いられる．

2) 差動増幅器の CMRR

差動増幅器は，差動信号（生体信号）はよく増幅するが，同相信号（外部ノイズ）は抑制する（小さく増幅する）ため，ノイズ耐性が高い特性を有する増

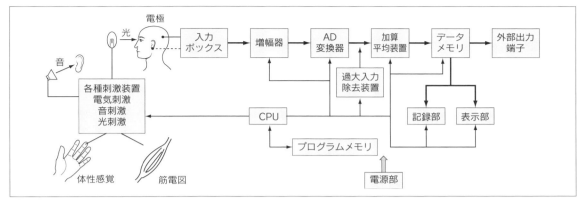

図 3-I-27　筋電図・誘発電位検査装置の構造

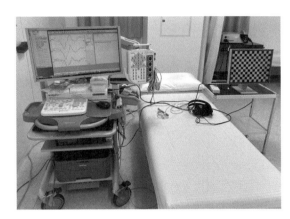

図 3-I-28　筋電図・誘発電位検査装置
（日本光電社製：筋電図・誘発電位検査装置 MEB-2306 Neuropack X1）

幅器である．誘発電位測定装置の差動増幅器の CMRR（同相信号除去比）は 60 dB 以上である．

3）入力インピーダンス

入力インピーダンスは，差動増幅器の入力端子にかかるインピーダンス（電流と電圧の比）である．誘発電位測定装置の入力インピーダンスは 10MΩ 以上である．

4）標準感度

標準感度は測定する検査項目によって異なる．
① ABR の感度は 10〜20 μV/div
② SEP の感度は 10〜20 μV/div
③ 皮質 SEP の感度は 20〜50 μV/div
④ VEP の感度は 10〜50 μV/div
⑤ ERP の感度は数〜50 μV/div（個人差が大きい）
⑥ MEP の感度は 0.1〜数 mV/div

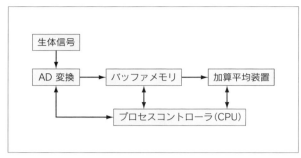
図 3-I-29　過大入力除去の原理

5）加算平均装置

誘発電位（EP）は，自発的な脳波活動と比べ 1/100～1/30 程度振幅が小さいため，**加算平均処理**が必須となる．最もシンプルに考えると，加算平均において，入力信号を n 回加算することで，誘発電位以外のノイズ（背景脳波など）は $1/\sqrt{n}$ 倍に減衰する．通常，ABR 記録時には 1,000～2,000 回加算，SEP 記録時には 500～4,000 回加算，VEP 記録時には 100～200 回加算，ERP 記録時には 20～50 回加算が必要となる．

6）過大入力除去装置（リジェクト機能）

加算平均によって背景雑音は減衰されるが，突発的に過大な雑音が混入したときには加算結果に影響が出るため，この影響を防ぐ装置である．**過大入力除去**あるいは**アーチファクト除去**といい，加算平均を行う前にバッファメモリに蓄えられたデータをチェックし，過大入力を除去する（**図 3-I-29**）．

7）音刺激装置

一般に ABR 測定には**クリック音**が用いられる．ABR 測定時の音圧（音刺激の強度）は，健常聴力者を基準とした normal hearing level（nHL）が利用される．

8）電気刺激装置

定電流刺激と定電圧刺激に大別される．電気刺激装置からの出力は，必ずアイソレータを介して行われる．電気刺激のパルス幅は 0.05～1.0 ms（通常 200 μs），刺激周波数は 0.1～50 Hz（通常 1～2 Hz）である．

9）視覚刺激装置

パターン・リバーサル刺激 VEP を行うため，17 インチ液晶ディスプレイに格子模様を出力し，それを反転できる．ゴーグル VEP を行うために，ゴーグルに埋め込まれた LED を任意の周波数で点灯させることができる．

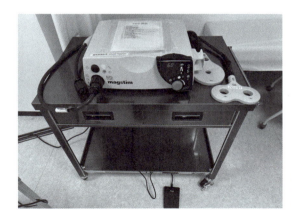

図 3-I-30 磁気刺激装置
(ミユキ技研社製：磁気刺激装置 Magstim 200 square)

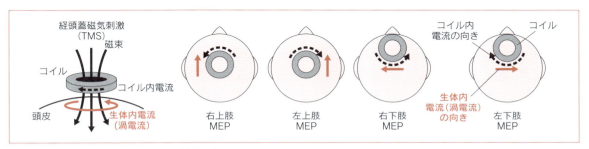

図 3-I-31 円形コイルの動作原理と刺激方法

10）事象関連電位の課題出力

P300 記録時で用いるオドボール課題，CNV（随伴陰性変動）記録で用いる予期的反応時間課題などを出力できる．

11）磁気刺激装置

磁気刺激装置はファラデーの電磁誘導の法則に基づき，磁気刺激コイルの中に電流を流すことで磁束（または磁場）を発生させる（図 3-I-30, 31）．この磁束は減衰することなく頭蓋骨や軟部組織などを通過し，生体内に**渦電流**を発現させる．この渦電流は頭蓋に平行に流れ，脳内の介在ニューロンを興奮させる．磁場強度は距離の2乗に反比例する．

磁気刺激で使用されるコイルには，円形コイル，ダブルコイル，ダブルコーンコイルなどがあり，刺激部位により使い分けられている．円形コイルで上肢の運動誘発電位（MEP）を記録する場合は，円形コイルのエッジを Cz から 6～7 cm 外側に置き，コイルに流れる電流と逆向きに，生体組織内に発生する渦電流の向きをその神経走行に合わせる．

下肢の運動誘発電位（MEP）を記録する場合は，円形コイルのエッジを Cz から 2 cm 後方に置き，渦電流がその点から刺激側の耳側に流れるようにあてる．

なお，経頭蓋磁気刺激（TMS）には，刺激部位に近接する人工内耳，磁性体クリップ，深部脳刺激装置，迷走神経刺激装置が留置された患者，または心臓

I 生理学的検査 275

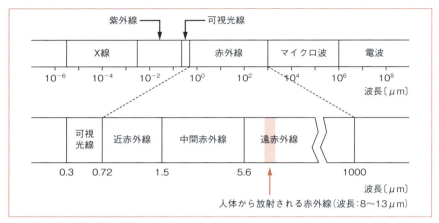

図 3-I-32　電磁波と赤外線（コロナ社『新 ME 機器ハンドブック』より，改変）

　ペースメーカーが植込まれた患者は**絶対禁忌**，刺激部位に近接しない金属，頭蓋内のチタン製品，義歯インプラントを有する患者，またはてんかんやけいれん発作の既往がある患者，けいれん発作のリスクのある頭蓋内病変患者などは**相対禁忌**となるので，実施前の確認が不可欠である．

X 熱画像診断装置（サーモグラフィ）

1　原理

　温度が，絶対零度（−273℃，0 K）以上のすべての物体は，その表面から赤外線が放射されている．赤外線は**図 3-I-32** に示すように，α 線，X 線，電波などと同様に電磁波の一つである．この放射される赤外線のエネルギー量は，**ステファン・ボルツマンの法則**により温度の 4 乗に比例することが知られている．

　このことから物体から放射される赤外線エネルギーを，赤外線検出器により検知することで，その物体の表面温度を知ることができる．

2　構造

　対象物から放射されている赤外線エネルギーは，赤外線の透過性に優れたレンズで集光し，二次元の赤外線検出器に入力する．入射した赤外線は，そのエネルギーの強弱に従って電気信号に変換する．この信号を増幅・処理し，モニタ上に二次元の温度分布画像（熱画像）として表示する（**図 3-I-33**）．

3　赤外線検出器

　現在用いられている赤外線検出器は，動作原理からサーモパイルやサーミスタボロメータといった熱検出型と，HgCdTe（水銀カドミウムテルル），InSb（インジウムアンチモン）などの光子検出型の 2 種類に大別される．最近では

人体から放射される赤外線の波長
皮膚の色に関係なく 8〜13 μm（ピークは 10 μm）．この範囲では黒体に近い放射率（ε＝0.98〜0.99）であることから，ステファンボルツマンの法則が適応できる．

赤外線検出器
① 熱検出型
感度に波長選択性がなく，冷却が不要であるため小型化や低消費電力化が可能である．しかし，光子検出型に比べて感度が低く，応答速度が遅い．
② 光子検出型
赤外線を光子としてとらえる光電効果を利用したもので，主に半導体が用いられる．熱検出型と比較して応答速度が速く高感度であるが，液体窒素による冷却が必要である．しかし，最近は電子冷却式が主流となっている．

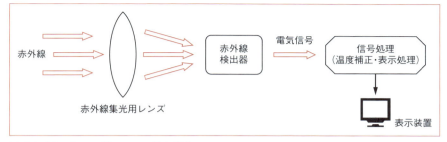

図 3-I-33 サーモグラフィの基本構成

ミラー部がなく，レンズを通して検出器に送られる二次元電子走査型が開発され，小型化された装置が主流となっている．

4 サーモグラフィの留意点と特徴

サーモグラフィは検査室の空気の流れ，熱源などの外的要因，局所の血流や概日周期などの内的要因により影響を受ける．熱画像検査は，体表面の微小な温度変化を計測するため，これらの影響に注意を払う必要がある．

赤外線サーモグラフィの特徴は，以下のとおりである．
① 非接触で生体に苦痛を与えず非侵襲の計測である．
② 体表面の温度分布を表現する．
③ 動いている生体の生理機能を記録する唯一の医用計測機器である．
④ 測定時間が短く，反復検査が可能である．
⑤ 得られた熱画像はデジタル画像として扱えるので，画像処理による診断が可能である．

特に非接触・非侵襲であること，生体の生理機能を反映した画像であることから，応用分野が広がっている．

サーモグラフィへの影響
外的要因：室温，湿度，気流，着衣の量，化粧，周囲の熱源など
内的要因：局所の血流，発汗，概日周期，性周期，季節差，食事，薬物の投与など

XI 磁気共鳴画像診断（MRI）

1 原理

脳・脊髄疾患領域での臨床診断に欠かせなくなった**磁気共鳴画像診断**（magnetic resonance imaging；**MRI**）の基本原理は，生体内の水や脂肪等に含まれる**陽子（プロトン）の磁気共鳴現象**（nuclear magnetic resonance；**NMR**）を利用した画像診断法である．つまり，MRI は NMR に位置情報を加えて信号の強度分布を画像化したもので，図 3-I-34 にその原理を示す．

① 自然状態では生体内の水素原子核（プロトン）は，方向がバラバラであるが（図 3-I-34a），強力な静止磁場を与えると，プロトンは磁場と平行に一方向を向く（図 3-I-34b）．
② この状態にあるとき，外部から**ラーモア周波数**と同じ周波数の電波（**RF 波：ラジオ波**）を照射すると，プロトンは電波のエネルギーを吸収し共鳴

MRI 関連用語
磁気共鳴現象：磁場（磁気）にさらされた原子核が，特定の周波数の電波（ラーモア周波数）に共鳴し，自ら電波を発信する現象．
ラーモア（Larmor）周波数：$\omega = \gamma B_0$（$\gamma =$磁気回転比，$B_0 =$静磁場強度）で与えられる．
磁気回転比：磁気回転比 γ は原子核ごとの固有値．水素原子核の場合 42.6 MHz/T（T＝テスラ）．静磁場強度 1.5 T の場合のラーモア周波数は 63.9 MHz である．

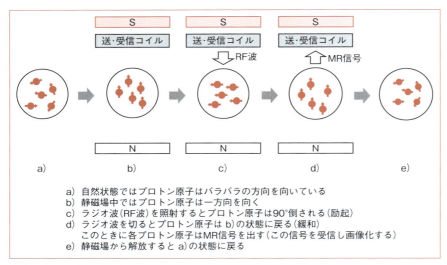

a) 自然状態ではプロトン原子はバラバラの方向を向いている
b) 静磁場中ではプロトン原子は一方向を向く
c) ラジオ波（RF波）を照射するとプロトン原子は90°倒される（励起）
d) ラジオ波を切るとプロトン原子はb)の状態に戻る（緩和）
　このときに各プロトン原子はMR信号を出す（この信号を受信し画像化する）
e) 静磁場から解放するとa)の状態に戻る

図 3-I-34　MRIの原理

現象を起こす．この共鳴によってプロトンは，歳差運動を行いXY平面に向かって倒れていく．この過程を**励起**という（図 3-I-34c）．

③励起のあとに，ラジオ波の照射を止めると，プロトンはMR信号を発信しながら，①の磁場と平行となる状態に戻っていく．この過程を**緩和**という（図 3-I-34d）．

励起―緩和（①から③）を繰り返し，放出される電波をコイル（アンテナ）で受信し，コンピュータで数学的に処理し，白黒の画像として再構築したものがMRI画像である．MRI画像では信号強度が強いほど白く，低いほど黒く表示される．

MR信号からMRIの画像を再構築するのに必要な位置情報を得るために，**傾斜磁場**を生体に与える．傾斜磁場をかけることで身体に共鳴周波数が直線的に変化する．共鳴現象を利用することで，画像化したい断面と同じ共鳴周波数のRFパルスを印可すれば，その断面部のみのプロトンが励起し，MR信号を得ることができる．傾斜磁場の方向は自由に設定できるので，水平・冠状・矢状など，任意の断面画像が得られる．

2　構成

MRI装置は，①プロトンを一定方向に整列させる静磁場コイル（磁石），②プロトンの三次元の位置情報を得るための傾斜磁場コイル，③プロトンに励起エネルギー（ラジオ波）を与える照射コイル，そして④プロトンからの信号を受信する受信コイルの4つのコイル（磁石）と，これらを制御し，MR信号から画像化する制御演算部，撮影パラメータの決定，画像の表示・保管を行うメインコンピュータ部から構成されている（図 3-I-35，36）．

 緩和

緩和には，①縦緩和（T1）と②横緩和（T2）の過程がある．
①縦緩和（T1）：XY平面にあった回転軸が磁場の方向（Z軸）に回復していく過程
②横緩和（T2）：励起直後に位相が揃っていたプロトンの歳差運動が元の状態（基底状態）に戻っていく過程

 静磁場

磁場強度が0.1～7.0T（テスラ）程度の常伝導磁石あるいは永久磁石，超電導磁石が使用される．0.4T以下の装置では永久磁石，常伝導磁石が使用される．それ以上では超伝導磁石が使用される．磁場強度が強いほど信号強度が高く，安定性にも優れている．

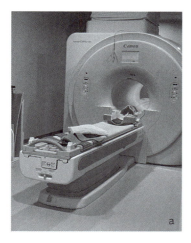
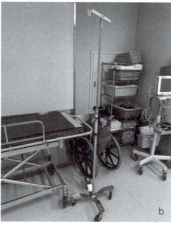

図 3-I-35　磁気共鳴画像検査（MRI）装置
（キャノン社製：High Power Gradient 3T MRI Vantage Centurian）
a：MRI装置の外観，b：MRI室専用の非磁性のストレッチャー，点滴スタンドなどの持ち込み可機材．

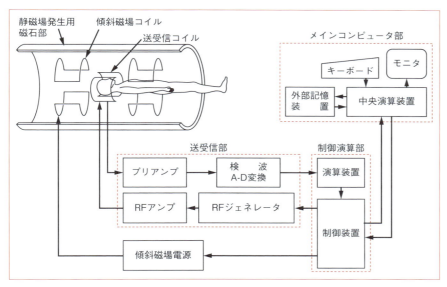

図 3-I-36　MRI の基本構成（コロナ社『新 ME 機器ハンドブック』）

3　MRI の特徴と問題点

1）特徴
① 非侵襲である．
② 軟部組織のコントラスト分解能がよい．
③ 任意の断面像が得られる．
④ 血流情報が造影剤を用いることなく得られる．
⑤ 骨からのアーチファクトがない．

2）問題点
① 撮像時間が長い．

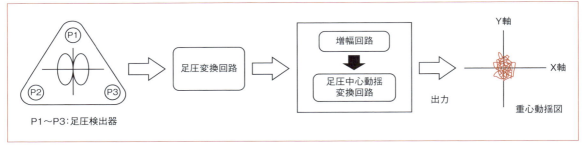

図 3-I-37　重心動揺計の構成と計測原理

② 石灰化巣，骨病変の診断能が低い．
③ 生体の動きや血流などで特有のアーチファクトが出現する．
④ <u>撮像対象者が制限されるケースがある</u>．
　MRI 非対応型心臓ペースメーカー，除細動器（ICD），金属製クリップ，金属製コイル（特に脳動脈瘤クリップ），人工内耳，内耳インプラント，体内にある金属片，素材不明の古い型の人工弁や人工関節や深部脳刺激装置（DBS），これらのほか，化粧品，妊娠初期，入れ墨（tattoo）などは禁忌である．
　ただし，**MRI 対応型デバイス**であれば，MRI 検査を安全に受けることが可能となった．
⑤ 緊急時の対応を考慮する必要がある．
⑥ 装置が高価で，設置後の維持にコストがかかる．

> **MRI 対応型デバイス**
> MRI 検査を安全に実施できることを保証された医療機器やデバイスがある．これらには，通常，MRI 対応であることを示す MR Safe や MR Conditional などの認証マークが付けられる．
> ① MRI 対応型心臓ペースメーカー
> ② チタン製など非磁性体の人工関節や骨プレート
> ③ MRI 対応型深部脳神経刺激装置（DBS）
> ④ MRI 対応型脊髄刺激装置
> ⑤ MRI 対応型インプラント型ポンプ

XII 重心動揺計

1　目的，用途

　ヒトには，直立姿勢を安定に維持させる種々の制御機構が備わっており，重心動揺検査はその平衡機能を総合的に評価するための検査の一つである．重心動揺検査は，いくつかある体平衡系検査のうちの一つで，直立時に現れる体の揺れを重心動揺として計測・解析し，<u>前庭―脊髄反射などの平衡障害の有無，左右差の程度，疾患の経過観察，治療効果の判定，病巣の局在の診断などを行う</u>．

> **重心動揺検査**
> 1994 年に平衡機能検査として認められ，耳鼻咽喉科，内科，脳神経外科などの臨床現場で使われている．重心動揺計の構成・構造・性能等に関して JIS 規格が定められている（JIS T1190）．

2　構成

　重心動揺計の構成を**図 3-I-37** に示す．三角形あるいは四角形の足圧力検出台に 3 個あるいは 4 個の荷重センサを取り付け，その上に立った被検者の姿勢の変化（動揺）で，各変換器にかかる荷重の変化に対応した電気信号が検出される（**図 3-I-38**）．各変換器への負荷の変化を，被検者の体重心の揺らぎとしてとらえ，重心動揺軌跡長，パワースペクトル，位置・速度ベクトル，外周面

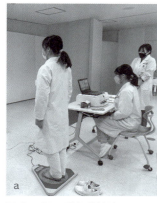
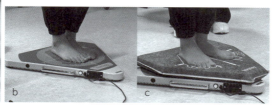

図 3-I-38　重心動揺計（アニマ社製：重心動揺計　グラビコーダ GW-31）
a：重心動揺検査風景，b：検査台，c：検査台上にフォームラバーをセットしたラバー負荷．

積，矩形面積，実効値面積，X—Y 動揺時間変化図，ロンベルグ率などを解析結果として出力する．

末梢前庭障害を判定するために，足圧検出器の上にフォームラバーを設置し，患者を直立させるラバー負荷が行われる．フォームラバーは多孔性の海綿状の軽いゴムで，スポンジラバーともよばれる．

XIII 眼振電図計測装置（眼振計）

1　目的，用途

眼球の角膜と網膜の間には比較的安定した電位があり，その電位は角膜側が（＋）に，網膜側が（−）になっている．この電位を角膜—網膜電位（corneo-retinal potential）または静止電位（resting potential）とよぶ．眼球が偏位すると，この電位も同時に変動するため，この電気的変動を増幅・記録したものを，**眼振電図**（electronystagmography；ENG），その記録装置を**眼振計**（electronystagnograph）という．眼振電図検査は開眼・閉眼（遮眼）での記録が可能であり，客観的かつ定量的解析が行える点から，めまい，平衡機能障害，眼球運動異常などの疾患に重要な検査である．

2　原理，構成

この電位変動は眼球の偏位角が 30°～40°以内であれば，その偏位角と角膜—網膜電位の変動の間には直線性があることが知られている．また，この電位変動は 10°の眼球偏位に対して 50～200 μV 程度であるため，脳波計と同程度の増幅度（120 dB）が必要である．

ENG が脳波・心電図と異なる点は，眼球運動の速度波形の記録を行うことである．眼振電図は原波形のほかに速度波形（微分波形）の同時記録が行われる．ENG 記録は，眼球運動によって生じた電位変動を増幅し，記録紙上に描き出

> **暗記　眼振計：検査と測定**
>
> 眼振計を用いる検査および測定では，① 眼振を含めた眼球運動が記録できる，② 眼振がもついくつかの要素（方向・頻度・振幅など）が定量的に計測できる，③ 閉眼あるいは暗所開眼などでも記録が可能である，などの利点がある．一方，欠点として回旋性運動が定量的に記録できない．

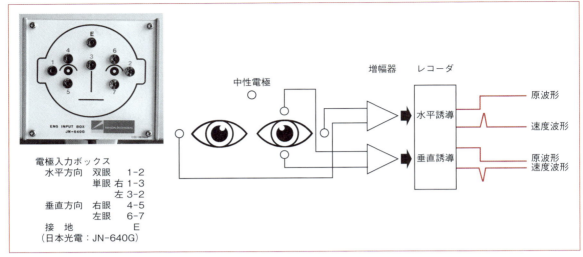

図 3-I-39　電気眼振計の構成と電極位置

す．その流れは，生体→電極→電極箱→増幅器→記録器の順になる．時定数は，眼球の偏位（原波形）の記録にはDCまたは3s，速度波形の記録には0.03sを用いる．また，弁別比は60dB以上必要とされている．記録器はDCから20Hzまでが十分に記録できる必要がある．眼振計の基本構成および電極の位置を**図 3-I-39**に示す．

ⅩⅣ 経皮的血液ガス分圧測定装置

1　目的，用途

体表面にセンサを固定し，加熱することにより，非観血式に血液の二酸化炭素分圧や酸素分圧を連続的に測定する装置である．採血の必要がなく，酸素障害や呼吸状態の監視法として，未熟児，新生児にもよく使われている．

2　原理

体表面にセンサを装着して加温することによって，動脈血化した血管から拡散してくる酸素分圧または二酸化炭素ガス分圧を非侵襲的に連続して測定する（**図 3-I-40**）．皮膚を介して得られた値なので，経皮的酸素分圧として「tcP_{O_2}（またはPtc_{O_2}）」，経皮的二酸化炭素分圧として「tcP_{CO_2}（またはPtc_{CO_2}）」と結果報告書に記述する．

3　構造

経皮ガスセンサは，血液ガスに使用される**酸素センサ（クラーク電極）**と**二酸化炭素センサ（セバリングハウス電極）**と構造はほぼ同じである．加温のためのヒータと温度測定用のサーミスタが内蔵されて温度を一定に制御している．

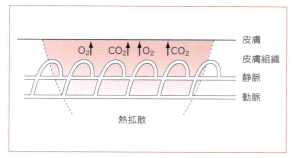

図 3-I-40　加温による動脈血化

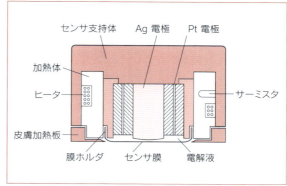

図 3-I-41　酸素センサ

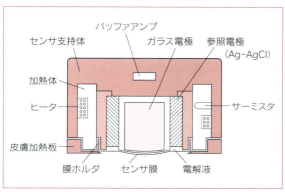

図 3-I-42　二酸化炭素センサ

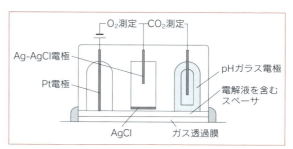

図 3-I-43　複合型センサ

1）酸素センサ（図 3-I-41）

血液中の酸素は組織に拡散し，センサの膜を通過して電解液層に達する．酸素分子は白金電極で電気分解され，電解電流が流れる．この電流の大きさは血液中の酸素濃度に比例する．

2）二酸化炭素センサ（図 3-I-42）

二酸化炭素ガスは重炭酸塩を含んだ電解液層に溶け，その濃度に応じて電解質の pH を変化させる．電解質の pH は，参照電極（銀-塩化銀電極）に対するガラス電極の電位を測定することで血液中の二酸化炭素ガス濃度が測定できる．

3）複合型センサ（図 3-I-43）

以前は酸素センサ，二酸化炭素センサそれぞれ個々に使用していたが，現在は両者が一体化したセンサが一般的である．

4　使用上の留意点

皮膚組織におけるガスの透過能，皮膚組織の呼吸，血液中へのガスの温度溶

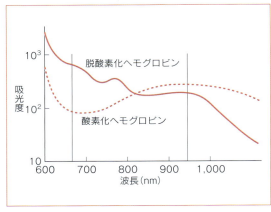

図 3-I-44 ヘモグロビンの吸光特性

表 3-I-4 赤色光と赤外光における吸光度と酸素飽和度の関係（例）

解依存性などの原因で，経皮ガス分圧と動脈血ガス分圧との間には多少の差異が生じる．センサの加温は42.5〜45℃で使用されるので，皮膚に低温火傷が生じないように一定の時間ごとにセンサの場所を変える必要がある．

XV パルスオキシメータ

1 目的，用途

　光を使って非侵襲かつ連続的に**動脈血酸素飽和度**を測定する装置である．酸素飽和度は全HbのうちHbO_2の比率をパーセントで表したものである．血液ガス分析の装置で測定された動脈血酸素飽和度（SaO_2）と区別するため，パルスオキシメータで測定した動脈血酸素飽和度は SpO_2 と表現する．

2 原理

　<u>酸素化ヘモグロビン（酸化ヘモグロビン）</u>と<u>脱酸素化ヘモグロビン（還元ヘモグロビン）</u>の吸光スペクトルの差を利用して，酸素飽和度を測定している（図3-I-44）．酸素化ヘモグロビンは赤色光（660 nm）の吸光が特異的に小さく，また脱酸素化ヘモグロビンとの吸光差が大きい．それに反して赤外光（940 nm付近）では，吸光特性が反転するとともに吸光差が小さくなる．これにより2つの光の吸光度を測定し，その比を得ることで酸素飽和度を求めている（表3-I-4）．動脈血による吸光度は，プローブの発光部から赤外光と赤色光を交互に，毎秒数百回程度で発光・点滅させ，動脈の拍動を血液量の変動に伴うパルスとして受光部で感知し，吸光度が一定である組織や静脈との違いを利用して動脈血の吸光度を決定する．

3 構造

　2つの波長の光はタイミング回路によって交互に発光し，組織を透過した受

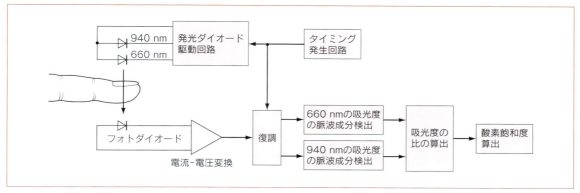

図 3-I-45　パルスオキシメータの構造

光信号はこれに同期してそれぞれ復調，増幅されたのち，その出力の比から酸素飽和度を算出している（**図 3-I-45**）．

同時に，動脈の拍動として検出される脈波を利用しているので，脈拍数も測定できる．

4　使用上の留意点

① SpO_2は一定時間（4～8 秒）あるいは一定の脈拍数ごとに得られた値を移動平均により求めているので，それより短時間の動脈血酸素飽和度の変化をとらえることができない．

② 一酸化炭素中毒，メトヘモグロビン血症，脈波を正確に測定できない状態（末梢循環障害，不整脈，マニキュアなど）では誤差を生じる．

ⅩⅥ　直腸肛門機能検査装置（肛門内圧測定装置について）

直腸肛門機能検査装置には，肛門内圧検査に使用する**肛門内圧測定装置**と直腸バルーン感覚検査に使用する**直腸バルーン**がある．直腸バルーン自体は単なる風船で，構造も原理も単純なため，本項では肛門内圧測定装置に関してのみ解説する．

1　目的，用途

肛門内圧測定装置は，肛門管内の圧力（以下，肛門内圧）を測定する装置であり，便失禁などの排便障害における原因診断や病態評価に用いられる．

2　種類

肛門内圧測定装置は，圧力測定に用いるカテーテルのタイプと測定方法によって，**圧力トランスデューサ法**，**マイクロバルーン法**，**水灌流法**の3種類に大別される．

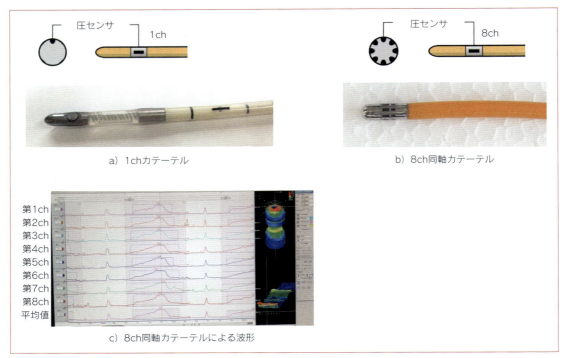

図 3-I-46 圧力トランスデューサ法
c：波形では，上から順番に各 ch による 8 つの波形が表示されている．最下の 9 番目の波形は，8 つの ch のデータから作成された平均値の波形である．

3 構造，原理，特徴
1) 圧力トランスデューサ法

　圧力トランスデューサ法では，肛門内に挿入するカテーテルの表面に圧力測定部（以下，圧センサ）であるトランスデューサが装備されている．その圧センサが 1 個だけのカテーテルは，1 チャンネル（以下，ch）カテーテル（**図 3-I-46a**）とよばれる．また，長軸方向の同じレベルに 8 個の圧センサが円周上に等間隔で配置されたカテーテルは，8 ch 同軸カテーテル（**図 3-I-46b**）とよばれる．そして，長軸方向の異なるレベルに 12 個の圧センサが等間隔で同じ側に配置されたカテーテルは，12 ch 縦軸カテーテル（**図 3-I-47a**）とよばれる．本項では，日本臨床衛生検査技師会タスク・シフト/シェア講習会で扱われている 12 ch 縦軸カテーテルに関して解説する．

　12 ch 縦軸カテーテルを用いれば，3〜5 cm の肛門管内の圧力を全長にわたって同時に 12 カ所で測定できる．したがって，検査中にカテーテルを引き抜く必要がないため，検査を簡便かつ短時間に施行することが可能である．12 カ所で同時に測定された圧力数値は，検査画面上では帯状の圧力帯として表示され，色調の違いで圧力が示される（**図 3-I-47b**）．詳細な情報が得られるため，**高解像度内圧検査**（high resolution manometry；HRM）とよばれる．

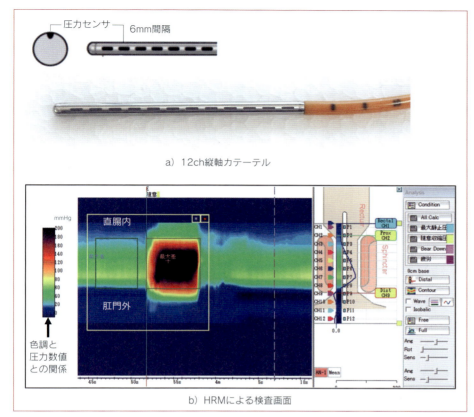

図 3-I-47　12 チャンネル縦軸カテーテルによる高解像度内圧検査（high resolution manometry；HRM）
b：12 カ所で同時に測定された圧力数値は，検査画面上では帯状の圧力帯として表示され，色調の違いで圧力が示される．

2）マイクロバルーン法

マイクロバルーン法では，液体で満たして膜で覆った空間（マイクロバルーン）内にトランスデューサを配置し，そのマイクロバルーンを肛門内に挿入して肛門内圧を測定する（**図 3-I-48**）．

圧力トランスデューサ法や水灌流法では，圧センサが接触している肛門管表面の一方向の圧力しか測定できない．また同軸 8 ch では，全周性に 8 方向の圧力を測定することができるが，それを 1 つの肛門内圧に集約するには 8 カ所での測定値を平均する必要があり，それは実測値ではなく，あくまで計算値である（**図 3-I-46c**）．それに対してマイクロバルーン法では，マイクロバルーンが接触しているレベルでの全周性の圧力を，<u>真の平均値としての実測値として測定できる</u>点が特徴である．

3）水灌流法

水灌流法では，トランスデューサを有する本体（**図 3-I-49a**）に接続したカ

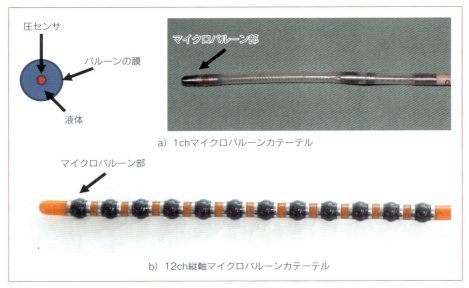

図 3-I-48 マイクロバルーン法

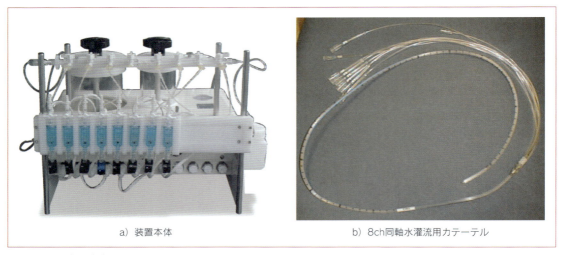

図 3-I-49 水灌流法
a：トランスデューサと水貯留部を有する本体．本体には圧センサであるトランスデューサが装備されており，灌流する水を貯留するために装置自体が大きい．専用の設置場所が必要で，検査機器を検査室から病棟などに移動するのも困難である．
b：カテーテルにはトランスデューサが装備されていないため安価なので，複数本の購入が容易である．

テーテル（図 3-I-49b）を肛門内に挿入し，カテーテルに水を流しながら，その水を介して伝わる肛門内の圧力を本体のトランスデューサで測定する．

4　洗浄，消毒方法
1）検査法の種類による相違点

圧力トランスデューサ法では，圧センサであるトランスデューサが装備され

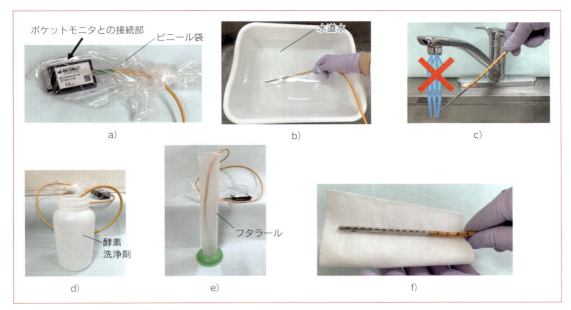

図 3-I-50　カテーテルの洗浄, 消毒方法
最も繊細で故障しやすい圧力トランスデューサ法に用いられるカテーテル (12 ch 縦軸 HRM) を例にとった具体的な洗浄, 消毒方法.

たカテーテルを肛門内に挿入して糞便や体液と直接触れるため, 各患者の検査終了後に消毒する必要がある. また, トランスデューサが表面に露出しているため, 洗浄・消毒時に損傷しないよう特に注意が必要である.

マイクロバルーン法では, トランスデューサがバルーンで覆われているため, コンドームなどで被覆しても検査が可能である. したがって, 患者ごとにコンドームなどを交換すれば, 消毒せずに検査を行うことができる. しかし, 一日の全検査終了後には消毒することを推奨する.

水灌流法では, カテーテルを肛門内に挿入して糞便や体液と直接触れるため, 各患者の検査終了後に消毒する必要がある. しかし, カテーテルにトランスデューサは装備されていないため, 洗浄・消毒によってトランスデューサが故障することはない.

2) 具体的な洗浄, 消毒方法

最も繊細で故障しやすい圧力トランスデューサ法に用いられるカテーテルを例にとって, 具体的な洗浄, 消毒方法を以下に解説する.

① ポケットモニタとの接続部を, 水に濡れないようにビニール袋などで覆う (図 3-I-50a).
② トランスデューサ表面の粗ごみや汚れを, 容器に貯留した水道水で軽く洗い流す (図 3-I-50b). この際, トランスデューサを強く擦ると故障する危険性があるため愛護的に扱う. <u>水圧でトランスデューサが故障する危険</u>

性があるので，流水で洗うのは禁忌である（図 3-I-50c）．
③ 表面に付着した油脂などを除去するために，希釈した酵素洗浄剤（サイデザイム）にトランスデューサを 1 分以上浸す（図 3-I-50d）．
④ 水道水を貯留した容器にトランスデューサを浸し，酵素洗浄剤（サイデザイム）をすすぎ落とす（図 3-I-50b）．
⑤ 薬液消毒のために，高水準消毒薬のフタラール（ディスオーパ）にトランスデューサを 5 分間浸す（図 3-I-50e）．
⑥ 水道水を貯留した容器にトランスデューサを 1 分間浸し，消毒薬をすすぎ落とす操作を 3 回繰り返す（図 3-I-50b）．
⑦ 柔らかい紙などでトランスデューサ表面の水分を除去する（図 3-I-50f）．この際，トランスデューサを強く擦ると故障する危険性があるため愛護的に扱う．

J POCT（point-of-care testing）

　POCT（point-of-care testing）とは，医療従事者が患者の傍らで行う簡便な検査であり，検査時間の短縮および患者にみえるという利点を有する検査である．すなわち，POCTはPOCT対応機器・試薬（ポータブル分析装置・迅速診断キット）を用いて医療現場でリアルタイムに行う検査であり，病院の中央検査室や外注検査センター以外の場所で実施されるすべての臨床検査を包含している．そのため，緊急検査，感染症迅速診断検査，診察前至急検査，在宅検査，災害時検査など，実施場所や活用法において広範かつ多様なケースが想定される．

　POCTは検査の項目，場所，測定者は問わず，しかも患者や検体が動くのではなく，医療従事者が自在に動いて検査を行う機動性に富んだ検査である．POCT対応機器・試薬は操作が簡単であるが，正しい使用方法やメンテナンス法を十分に理解したうえで使用しなければデータに影響を及ぼすことがある．POCT対応機器・試薬について説明する（図3-J-1，表3-J-1）．

① POCT対応機器（ポータブル分析装置）

　一般に検査室にある多項目分析装置は大型の汎用分析装置である．一方，POCT対応機器は検査室に設置されている大型機器とは外見や大きさなどが著しく異なっている．また，機器の開発経緯も大型機器の小型化や独自技術の導入，簡易測定の自動化などさまざまである．

1 目的，用途

　緊急検査室をもつ施設でも医師による検査オーダーの発生から検査データが診断に利用されるまでには1時間程度を要している．一方，POCT対応機器を用いると数十分以内に検査データをその場で得ることができる．そのためPOCTはリアルタイム検査として臨床的価値が高い．

　POCT対応機器を用いる医療現場では，医師は理学的所見からすでに救急処置（救命治療）を開始している場合もある．この場合は処置の結果を検査データで確かめながら，さらに次の処置を施すということを繰り返して生理的状態へと患者を復元させ生命の維持につとめる．したがって，検査は救急処置の行われているすぐ傍らで実施されなければ役に立つ検査にはならない．POCT対応機器は血清分離をすることなく全血のままただちに測定できるため，迅速かつ簡便性が要求される救急検査においては特に有用である．

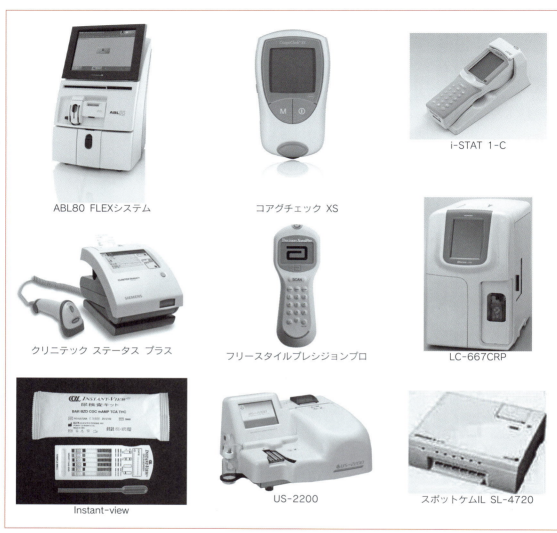

図 3-J-1　POCT 対応機器・試薬の例

2　種類

POCT 対応機器は卓上型分析装置と携帯型分析装置に大別され，さまざまな仕様の装置が市販されている．

1）卓上型分析装置

卓上型分析装置として生化学多項目検査などに採用されている測定法は，主に**液体法**と**ドライケミストリ法**に分けられる．試薬の形態は製造企業によって異なるが，ほとんどがディスポーザブルで，分析装置とあわせたクローズドシステムになっている．多くの分析装置ではカートリッジ試薬を採用することで，小型軽量化，メンテナンス性の向上を図っている．カートリッジ化された

表 3-J-1　POCT による検体検査項目

分野	検査項目
血液一般	白血球数，赤血球数，Hb，Ht，血小板数 など
凝固関連	PT，PT/INR，APTT，ACT，Fib，Dダイマー など
小型生化学	ドライケミストリー法，カセット・カートリッジ式ウエット法 など
血液ガス	pH，PCO_2，PO_2，Lactate，Ketone など
電解質（血液・尿）	Na，K，Cl，Ca，Mg，IP，Li など
糖尿病関連	血糖，HbA1c，血中β-ケトン，尿中アルブミン など
脂質関連	TC，HDL-C，TG など
心疾患関連	トロポニンT，トロポニンI，CK-MB，ミオグロビン，H-FABP，NT-proBNP，BNP など
透析関連	UN，クレアチニン など
妊娠関連	LH，hCG，Free βhCG，PAPP-A，Free uE3 など
尿・糞便	試験紙定性，比重，便潜血 など
炎症マーカー	CRP，プロカルシトニン
感染症　ウイルス感染症	HBs抗原，インフルエンザウイルス抗原，ロタウイルス抗原，アデノウイルス抗原，ノロウイルス抗原，ムンプスウイルス抗原，水痘・帯状疱疹ウイルス抗原，サイトメガロウイルス抗原，単純ヘルペスウイルス抗原，SARS抗原，RSウイルス抗原，ヒトメタニューモウイルス抗原，SARS-CoV-2抗原 HBs抗体，HCV抗体，HTLV-I抗体，HIV抗体，EBV抗体，RSウイルス抗体，風疹ウイルス抗体，麻疹ウイルス抗体，エンテロウイルス抗体，SARS抗体，デングウイルス抗体，SARS-CoV-2抗体
感染症　細菌感染症	肺炎球菌抗原，A群・B群溶血性レンサ球菌抗原，淋菌抗原，レジオネラ抗原，結核菌抗原，大腸菌O157抗原，マイコプラズマ抗原，ヘリコバクター・ピロリ抗原 破傷風菌抗体，マイコプラズマ抗体，ヘリコバクター・ピロリ抗体，TP抗体，大腸菌ベロ毒素，クロストリジウムディフィシルトキシンA，トキシンB

（日本医療検査科学会 POCT ガイドライン第5版，2023）

試薬容器の仕様は製造企業によって異なるが，いずれも使用環境などの変動因子の影響を排除するように考慮されている．また，カートリッジ試薬のなかには，反応→測定→検出までがカートリッジ内で処理され，廃棄物が少なくなるように工夫がされた機種もある．

データ保証については測定項目ごとの検量線と製造ロットごとの補正係数が設定されることで，通常はキャリブレーションなしにデータを得ることができるようになっている．

2）携帯型分析装置

携帯型分析装置は卓上型分析装置よりも機種は少なく，**電極法**と**ドライケミストリ法**による分析装置がある．どちらの機種もほとんどが試薬はカートリッジ化されている．カートリッジ試薬はディスポーザブルで，カートリッジ内にセンサ，校正液，流路が内蔵されており，測定と同時にメンテナンスを実施する．そのため絶えず流路内がメンテナンスされた状態での測定を可能にしている．あわせて，廃棄物の削減やメンテナンス性の向上も図っている．つまり，毎回カートリッジが入れ替わることで，検体の状態を含めコンディションのよ

い測定が実現できている．

3　使用上の留意点

　カートリッジ試薬を用いる卓上型および携帯型分析装置では，測定に関する変動要因の多くは試薬側にある．すなわち，分析装置本体とカートリッジ試薬の組み合わせにより測定を実施するため，<u>精度保証には変動要因を有するカートリッジ試薬のロット管理が必要となる</u>．ディスポーザブルのため測定における再現性を担保することはできないが，ロット管理を行うことによりロット間格差を確認することで，ロットの精度保証を判断できる．加えて，<u>カートリッジ試薬の保管（温度や保管場所の湿度）や使用期限などを厳密に管理する必要がある</u>．これ以外にも測定時の気温，測定場所の振動や日照による温度変化など注意すべきことは多々ある．

■ POCT対応試薬（迅速診断キット）

　現在，POCT対応試薬が用いられている検査領域は，感染症や心筋マーカーなどである．製品のほとんどが免疫学的検査法の抗原抗体反応である**イムノクロマトグラフィ法**（immunochromatography assay）によるものである．

1　目的，用途

　感染症の場合，時間がかかる培養検査とは異なり，POCT対応試薬による検査は検査に要する時間が数十分以内であるため，治療に直結できる．インフルエンザをはじめ市中肺炎，小児感染症，性感染症（sexually transmitted disease；STD）などのPOCT対応試薬が市販されており，医療現場で利用可能な感染症の検査キットが相次いで開発されている．

　救急医療領域におけるトロポニンT，トロポニンI，心臓型脂肪酸結合蛋白（H-FABP）の心筋マーカーは，早期診断が患者の予後を大きく左右する急性心筋梗塞に有用である．

2　種類

　POCT対応試薬は，イムノクロマトグラフィ法によるもののほかに，遺伝子増幅法の一つである**LAMP法**（loop-mediated isothermal amplification）などもある．

1）イムノクロマトグラフィ法

　イムノクロマトグラフィ法ではデバイス内のセルロース膜上に標識抗体コンジュゲートパッド，抗原特異抗体（抗体特異抗原）部，標識抗体（抗原）部が固相してある．標識抗体（抗原）には着色粒子として金コロイドやラテックス粒子を標識した抗体（抗原）を使用していることが多い．検体を前処理した試

料を滴下部に滴下すると毛細管現象によりセルロース膜を流動する間に免疫反応が行われる．目的とする抗原（抗体）を検出するサンドイッチイムノアッセイである．検体中の特定抗原（抗体）と金コロイドやラテックス粒子を結合した標識抗体(抗原)が反応して可視可能な着色ラインとなって陽性像を呈する．

検査結果は目視判定可能であるが，反応後に抗原（抗体）検出部の反応ラインを目視法の代わりに光学的に判定する**デンシトメトリ分析法**がある．デンシトメトリ分析法は抗原（抗体）検出部の反応ラインを反射光測定法により求めるため弱陽性判定のばらつきは少ない．この分析装置は内蔵プリンタ，データ記憶，外部出力，バーコード機能，通信機能を有している．通信機能により上位のシステムに接続することで判定結果の誤入力を防止することができる．また，反応後に写真現像の銀増幅技術を応用して金コロイドを黒化した大きな粒子に増幅する分析装置では，高感度の検出を可能にし，弱陽性判定のばらつきなく精確な判定ができる．加えて，分析装置は自動判定であり，反応時間の管理は不要である．

2）LAMP 法

LAMP 法は簡易，迅速，精確な測定が可能な遺伝子増幅法である．標的とする遺伝子の 6 つの領域に対して DNA ポリメラーゼが DNA 合成の開始に必須な核酸の断片であるプライマーを 4 種類設定し，増幅は鎖置換反応を利用して一定温度で連続的に進行させることができる．検査手技は検査材料の遺伝子，プライマー，鎖置換型 DNA 合成酵素，基質などを混合して 65℃付近の状態で保温することによって反応が進行し，検出までの工程を 1 ステップで行うことができる．

増幅効率が高いため，DNA を 15 分〜1 時間で 10^9〜10^{10} 倍に増幅することができる．特異性もきわめて高く，目的とする標的遺伝子配列の存在は増幅産物の有無で判定できる．

LAMP 法による遺伝子レベルの迅速検査は，培養に時間を要する結核菌の検査に特に有用であり，新型コロナウイルス感染症（COVID-19）の検査にも用いられている（**図 3-J-2**）．

3　使用上の留意点

今後さらに医療現場では感染症をはじめ検査キットによる POCT の利用は広がる．判定において目視法のデメリットである視認感度のばらつきは診断に直接影響を及ぼすため，デンシトメトリ分析法による判定が有用である．

イムノクロマトグラフィ法では検査キットを湿度の高い場所で保存したり，開封したままで長時間放置すると，コロイド成分が凝集してスムーズに反応が展開できなくなる可能性があるので環境条件に留意する．また，精度管理の面ではコントロールラインの有無により毛細管現象で検体が膜上を流動したことを確認しているにすぎないため，コントロールやキャリブレータは使用されて

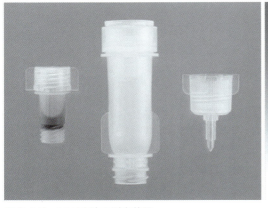
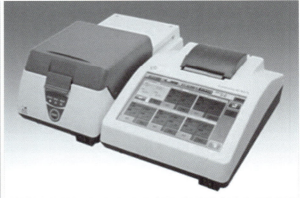

図 3-J-2　LAMP 法の測定装置
左：DNA 抽出キット．検体中に含まれる細菌やウイルスなどの微生物から DNA を抽出するための簡易キット．
右：リアルタイム濁度測定装置．LAMP 反応（等温インキュベート）と濁度測定を行うことができる装置．

いない．

III 携帯型生理機能検査装置

　POCT はその定義によると，医療従事者が患者の傍らで実施する検査であり，患者にみえる検査といえる．このため，ポータブル機能を備えている検査装置による生理機能検査は POCT とよべる検査である．

1　目的，用途

　心電図記録装置，超音波診断装置，パルスオキシメータ（経皮酸素飽和度測定装置）などの装置は小型軽量化されており，携帯できることからさまざまな医療現場で用いられている．

2　種類

1）携帯型心電図記録装置

　従来，心電図は感熱方式の記録用紙に熱ペンが書き込む様式が用いられてきたが，デジタル化が進み，記録様式が多様化している．POCT としてはモバイル（イベント）心電図とよばれる検査法が日常診療に利用されている．

　簡便に計測できる**モバイル心電計**は，伝送式と非伝送式，ループ式と非ループ式に分類される．モバイル心電計ではメモリーカードに記録が保存されるため，液晶画面で波形を確認することができ，パソコンで心電図をプリントアウトすることもできる．また，伝送機能があるものは電話やインターネットで簡単にデータを送ることができ，所定の伝送先（コールセンター）に送ると，すぐに自動解析されて心電図とコメントが FAX または E メールで送られてくる（図 3-J-3）．

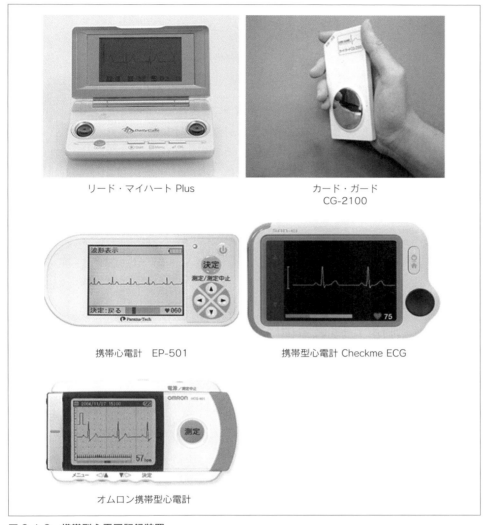

図 3-J-3　携帯型心電図記録装置
(日本心臓財団ホームページ：家庭用心電計にはどんな種類がありますか（写真 3）．　https://www.jhf.or.jp/check/ecg/type/　2024 年 6 月 28 日閲覧)

2）携帯型超音波診断装置

　近年は超音波診断装置の小型化が進み，ハンディタイプの装置や，専用プローブの単体でも専用ソフトがインストールされているパソコンに USB 接続すれば超音波検査装置として利用できるものが市販されている．

3）パルスオキシメータ

　指先にセンサを取り付けるだけで数秒後に結果が表示されるパルスオキシメータは，血中酸素飽和度を経皮的に測定する装置で，救命救急処置室，ICU，手術室，病棟，外来，在宅などで利用されている．

基本原理は，通常2波長（赤色光，赤外光）を経皮的に照射して透過光または反射光を解析し，拍動による変動分のみを動脈血として酸化ヘモグロビンの比率（酸素飽和度）を求めるものである．

3　使用上の留意点

　モバイル心電計やパルスオキシメータは患者に対して**セルフモニタリング**のように使用されることが多く，装着，使用方法，装置の取り扱いなど十分な説明がなされないと誤った結果が得られることや，解析につながる情報が得られないことがある．そのため，医療スタッフと患者との相互の理解と周知が重要である．

参考文献／URL

● 第2章
B 秤量装置
1) 国土地理院ホームページ：重力とは
 https://www.gsi.go.jp/buturisokuchi/grageo_gravity.html
2) 島津製作所ホームページ：天びんの基礎
 https://www.an.shimadzu.co.jp/service-support/technical-support/analysis-basics/balance/hiroba/bean/index.html

N 消化器内視鏡機器
1) 消化器内視鏡の洗浄・消毒マルチソサエティガイドライン作成委員会（日本環境感染学会，日本消化器内視鏡学会，日本消化器内視鏡技師会）：消化器内視鏡の洗浄・消毒マルチソサエティガイドライン 第1版．環境感染誌，23：S1〜21，2008．
 https://www.jgets.jp/kiji00313/3_13_16_590178aba3cfcb2a19126efe.pdf
2) Spaulding EH：Chemical disinfection of medical and surgical materials. Disinfection, sterilization and preservation. Eds Lawrence CA, Block SS. pp.517〜531, Lea & Febiger, Philadelphia, 1968.
3) Rutala WA, Weber DJ：The Healthcare Infection Control Practices Advisory Committee (HICPAC). Guideline for Disinfection and Sterilization in Healthcare Facilities, 2008.
4) 藤本一眞，他：抗血栓薬服用者に対する消化器内視鏡診療ガイドライン．日本消化器内視鏡学会雑誌，54：2075〜2102，2012．

O 検体採取関連機器
1) 日本呼吸療法医学会 気管吸引ガイドライン改訂ワーキンググループ：気管吸引ガイドライン2023〔改訂第3版〕（成人で人工気道を有する患者のための）．呼吸療法，41(1)：1〜47，2024．
2) 道又元裕，他：人工呼吸管理実践ガイド．pp.251〜258，照林社，2009．
3) 日本呼吸療法医学会 気管吸引ガイドライン作成ワーキンググループ：わかる！ できる！ 気管吸引あんしん教育ガイド―気管吸引のガイドライン完全準拠．pp.6〜68，メディカ出版，2011．
4) 3学会合同呼吸療法認定士認定委員会テキスト編集委員会：第20回3学会合同呼吸療法認定士認定講習会テキスト．第20刷，3学会合同呼吸療法認定士認定委員会，2015．
5) 日本臨床衛生検査技師会：タスク・シフト/シェアに関する厚生労働大臣指定講習会テキスト 検査のために，経口，経鼻又は気管カニューレ内部から喀痰を吸引して採取する行為．神戸常盤大学保健科学部看護学科基礎看護学（作成）．

● 第3章
I 生理学的検査
1) 竹内 清：心電計のこれまで．医器学，74(7)：372〜383，2004．

索 引

和文索引

あ

アーク放電 ……………………… 79
アーチファクト除去 …………… 274
アイソレータ …………………… 263
アイントーベンの正三角形模型理論
 ……………………………… 252
アウトレンズ方式 ……………… 119
アガロースゲル電気泳動装置 …… 36
アガロース電気泳動 …………… 238
アクロマート …………………… 99
アクロマートコンデンサレンズ
 ……………………………… 101
アクロマチックアプラナートコンデンサレンズ …………………… 101
アナログ心電計 ………………… 251
アパーチャ ……………………… 173
アフィニティクロマトグラフィ
 ………………………………… 43
アフェレーシス ………………… 156
アルカリ誤差 …………………… 131
アルキル化 ……………………… 69
アルコール沈殿 ………………… 237
アングルロータ ……… 27,29,30,31
アンチモン電極 ………………… 129
圧縮機 …………………………… 62
圧センサ ………………………… 286
圧力作動式センサ ……………… 56
圧力測定部 ……………………… 286
圧力トランスデューサ法 … 286,288
安全キャビネット ……………… 235
安定同位体 ……………………… 198
暗視野照明法 ……………… 102,103
暗順応 …………………………… 270

い

イオノホア ……………………… 136
イオン化 ………………………… 195
イオン型 ………………………… 150

イオン感応性電界効果型トランジスタ ……………………… 129,131
イオン計 ………………………… 138
イオン交換 ……………………… 147
イオン交換クロマトグラフィ …… 42
イオン交換樹脂 ………………… 147
イオン交換水 …………………… 149
イオン交換体 …………………… 147
イオン交換反応 ………………… 148
イオン交換法 ……………… 147,151
イオンスパッタコーティング装置
 ……………………………… 228
イオン選択性電極 ……………… 134
イオン選択電極装置 …………… 183
イオン測定装置 ………………… 134
イオントラップ型 ……………… 198
イオン半導体シークエンシング
 ……………………………… 243
イベント心電図 ………………… 296
イムノクロマトグラフィ法 …… 294
イムノクロマト法 ……………… 207
イムノクロマトリーダー ……… 207
イムノブロット法 …… 40,206,245
イメージセンサ ………………… 120
インクジェットプリンタ ……… 128
インジウムアンチモン ………… 276
インジェクタ …………………… 43
インピーダンス ………………… 250
インレンズ方式 ………………… 119
位相差顕微鏡 …………………… 109
位相差用対物レンズ …………… 100
異常蛋白 ………………………… 34
移動速度 ………………………… 35
遺伝子解析 …………………… 36,38
遺伝子関連検査装置 …………… 237
遺伝子検査装置 ………………… 234
遺伝子増幅法 …………………… 237
一眼レフカメラ …………… 120,121
一次基準測定操作法 …………… 198
一次純水 ………………………… 152
色温度 …………………………… 123
色収差 ………………………… 98,99

色偏差 …………………………… 123
陰イオン交換樹脂 ……………… 147

う

ウエスタンブロット法
 ……………………… 40,206,245
ウルトラフィルタ ……………… 152
ウルトラミクロトーム ………… 227
受用 ……………………………… 7
渦電流 …………………………… 275
上皿天びん ……………………… 17
運動誘発電位 ……………… 271,272

え

エージング処理 ………………… 257
エアカーテン …………………… 235
エアモータ ……………………… 50
エアレーション ………………… 70
エチジウムブロマイド ………… 238
エチレンオキサイドガス ……… 69
エバポレータ …………………… 62
エレクトロスプレーイオン化 … 195
エンドトキシン ………………… 65
エンドポイント法 ……………… 188
泳動図送り装置 ………………… 192
泳動槽 …………………………… 36
鋭感度自動温度調節器 ………… 56
液化炭酸ガス自動補助冷却装置
 ………………………………… 64
液体クロマトグラフィ ………… 41
液体シンチレータ ……………… 202
液体熱膨張式センサ …………… 56
液体法 …………………………… 292
液体膜電極 ………………… 135,136
液面作動式センサ ……………… 56
遠心分離機 ……………………… 26
遠心分離装置 …………………… 26
遠心分離法 ……………………… 156
遠心方式 ………………………… 183
遠心力 …………………………… 26

300

遠心力算出用ノモグラム……………26
塩基配列決定………………………241

お

オージオメータ……………268,269
オートクレーブ………………66,163
オートスメア……………………226
オートバランス……………………31
オストワルドピペット………………9
オドボール課題…………………275
音響インピーダンス……………265
音叉振動式…………………………23
音刺激装置………………………274
温浴式パラフィン伸展器………223

か

カートリッジ試薬……292,293,294
カード方式………………………230
カテーテルの洗浄，消毒方法…289
カバーガラス……………………106
カフ………………………170,171
カラーCMOSセンサ……………211
カラードプラ法…………………268
カラム…………………………44,46
カラム凝集法……………………208
カラムクロマトグラフィ…………63
ガイガー・ミュラー計数管……200
ガス圧縮式冷却……………………62
ガス吸収式冷却……………………62
ガスクロマトグラフ…………44,47
ガスクロマトグラフィ………41,46
ガラスセル…………………………82
ガラス繊維………………………237
ガラス電極……………129,130,131
ガラス膜電極……………135,136
ガリレオ式平行光学系…………109
化学天びん…………………………19
化学発光酵素免疫測定法………191
化学発光免疫測定法……………191
加算平均処理……………272,274
加算平均装置……………262,274
加熱装置付スターラ………………49
加法混色…………………………126

可視吸光光度法………………79,82
可燃ガス……………………………92
科学的根拠に基づく医療……………1
過酸化水素ガス低温滅菌………163
過酸化水素ガスプラズマ滅菌…163
過酸化水素低温プラズマ滅菌……70
過大入力除去装置………………274
芽胞…………………………………67
画角………………………120,121,122
画素………………………………126
画像処理法………………………212
回折格子………………………81,88
回転エネルギー……………………73
回転子………………………………48
回転式ミクロトーム………218,221
回転数………………………………26
回転翼………………………………50
開口絞りの調節…………………105
開口絞りレバー…………………101
開口数…………………………96,101
階調………………………………127
外焦点接眼レンズ…………………97
角膜―網膜電位…………………281
拡張不確かさ………………………24
核酸増幅…………………………240
核酸抽出…………………………237
核酸電気泳動……………………238
核酸濃度測定……………………238
隔膜型ガルバニ電池式電極
　　　　　　　　　　138,139
隔膜型炭酸ガス電極……………145
隔膜型電極………………135,136
隔膜型ポーラログラフ式電極
　　　　　　　　　　138,139
撹拌…………………………………48
撹拌機………………………………50
撹拌子………………………………48
撹拌装置………………………48,50
傘型…………………………………27
片腕採血方式……………………156
活動電位…………………………249
滑走式ミクロトーム……………218
乾燥…………………………………14
乾燥器………………………………60,62
乾熱………………………………65,66

乾熱滅菌……………………………65
感音難聴…………………………268
感覚神経活動電位………………260
感覚誘発電位……………………271
感染症迅速診断検査……………291
感度………………………………17,20
感量………………………………17,19
関電極……………………………252
還元ヘモグロビン………………284
眼振計……………………………281
眼振電図…………………………281
眼振電図計測装置………………281
眼底………………………………270
眼底写真撮影装置………………270

き

キセノンランプ……………………88
キャピラリーシークエンス
　　　　　　　　　　242,243
キャピラリー電気泳動…………241
キャピラリー電気泳動装置………41
キャピラリチューブ………………62
キャリーオーバー………………185
キャリブレーション………………16
キログラム原器……………………15
キングの式………………………263
キンヒドロン電極………………129
気管カニューレ…………168,170
気管切開…………………………170
気道確保…………………………170
気導音……………………………268
気導検査…………………………269
気流型……………………………263
気量型……………………………263
起歪体………………………………22
基準電極…………………………252
基底状態……………………………74
規格pH標準液…………………133
機械走査式………………………267
逆浸透現象………………………150
逆浸透水…………………………151
逆浸透法……………147,150,151
逆浸透膜…………………………151
逆相クロマトグラフィ……………42

吸引カテーテル …………… 168,169	繰り返し性 …………………………25	検査前プロセス ……………………2
吸引器 ………………………… 168	空気洗浄 …………………………70	検体検査 ……………………………3
吸光光度法 ……………… 76,78,87		検体自動塗布装置 ……………… 235
吸収極大波長 …………………… 78	**け**	検体搬送システム …………………2
吸収光 ……………………………76		検体搬送装置 ………………………3
吸収スペクトル ………………… 78	ケラー照明法 …………………… 102	検体前処理装置 ……………………3
吸着クロマトグラフィ ………… 42	ゲノム DNA …………………… 247	検体盲検 ………………………… 188
求心力 …………………………… 26	ゲル濾過クロマトグラフィ …… 43	検定公差 ………………………… 10
救急検査 ……………………… 291	経皮的血液ガス分圧測定装置 … 282	検定法 …………………………… 10
球面収差 ………………………… 98	経皮的酸素分圧 ………………… 282	検度 ……………………………… 10
許容錯乱円 …………………… 122	経皮的二酸化炭素分圧 ………… 282	検量線 ………………………… 188
共鳴蛍光 ………………………… 74	蛍光 ……………………… 74,85,113	顕微鏡観察法 ………………… 105
共鳴放射 ………………………… 74	蛍光強度 ………………………… 86	顕微鏡計測法 ……………… 106,107
鏡筒 …………………………… 105	蛍光顕微鏡 …………………… 113	顕微鏡装置 ………………………… 94
凝固法 ………………………… 177	蛍光光度計 ……………………… 85,88	懸垂型 …………………………… 27
凝集反応 ……………………… 203	蛍光光度法 ……………………… 85,87	弦振動式 ………………………… 24
凝縮器 …………………………… 62	蛍光試薬 ………………………… 87	限外濾過膜 …………………… 152
極超低温フリーザ ……………… 63	蛍光スクリーン ……………… 117	原子吸光 ……………………… 89,90
近垂直ロータ …………………… 32	蛍光スペクトル ………………… 86	原子吸光光度計 ………………… 89
筋電計 …………………… 260,262	蛍光波長 ………………………… 85	原子吸光スペクトル …………… 90
筋電図 ………………………… 260	蛍光物質濃度 …………………… 86	原子吸光分析法 ………………… 89
筋電図・誘発電位検査装置 … 273	蛍光分光光度計 ………………… 85,88	
筋電図フィルタ ……………… 251	蛍光免疫測定法 ……………… 190	**こ**
緊急検査 ……………………… 291	傾斜磁場 ……………………… 278	
銀-塩化銀電極 …………… 133,283	傾斜磁場コイル ……………… 278	コーティング装置 …………… 228
	携帯型心電図記録装置 ……… 296	コマ収差 ………………………… 98
く	携帯型生理機能検査装置 …… 296	コンタクトサーモメータ ……… 56
	携帯型超音波診断装置 ……… 297	コンティニアス・フロー方式 … 183
クラーク電極 …………… 138,282	携帯型分析装置 …………… 292,293	コンデンサ ……………………… 62
クラウンエーテル …………… 136	頸静脈波 ……………………… 253	コンデンサレンズ ………… 101,117
クリーンベンチ ……………… 235	頸動脈波 ……………………… 253	コンプレッサ …………………… 62
クリオスタット …………… 220,221	血液ガス分析装置 …………… 144	小型簡易型恒温水槽 …………… 57
クリック音 …………………… 274	血液浄化装置 ………………… 158	呼吸機能検査装置 …………… 263
クリティカル器具 …………… 163	血液成分採血装置 …………… 156	固相法 ………………………… 209
クリティカル照明法 ……… 102,103	血液保冷庫 ……………………… 63	固体膜電極 ………………… 135,136
クレンメル …………………… 101	血小板凝集惹起物質 ……… 178,179	固定角ロータ ………………… 29,31
クロスコンタミネーション 187,191	血小板凝集能測定装置 ……… 178	口腔吸引 ……………………… 170
クロマトグラフ ………………… 41	血小板数測定 ………………… 174	交換容量 ……………………… 148
クロマトグラフィ ……………… 41	血小板粒度分布幅 …………… 174	交差汚染 ……………………… 187
クロマトチャンバー …………… 63	血清試料 ……………………… 186	交差適合試験 ………………… 210
クロロホルム ………………… 237	血流情報 ……………………… 266	交流除去フィルタ …………… 259
グアニジン …………………… 237	結合性軌道 ……………………… 75	光学的検出法 ………………… 174
グリノー式光学系 …………… 108	検査後プロセス ……………………2	光源 …………………………… 102
グルコースオキシダーゼ固定化膜	検査情報システム …………… 2,3	光源部 …………………………… 79
…………………………… 139	検査プロセス ………………………2	光子検出型 …………………… 276

光電管…………………………83	サンガー法………………241,242	四重極型質量分析…………197
光電子増倍管……………83,182	ザルトリウス型ミクロトーム…220	指示赤血球…………………209
光電池…………………………83	作動距離………………………96	紫外吸光光度法……………79,82
光電法…………………………79	差動増幅……………………251	紫外線吸光度………………238
光量子…………………………72	差動増幅器……………259,261,273	紫外線酸化…………………153
向心力…………………………26	再現性…………………………25	視覚刺激装置………………274
抗原抗体反応………………189	再使用可能な電極………249,250	視覚誘発電位………………271
肛門内圧測定装置…………285	再生…………………………150	視野絞りの心出し…………105
後分光方式…………………187	災害時検査…………………291	視野数…………………………95
恒温水槽………………………57	災害時の対応機器…………184	試薬……………………………18
恒温装置………………………55	細孔…………………………173	試料……………………………18
校正……………………………16	最小表示………………………16	試料導入部……………………43
高圧蒸気滅菌………………163	歳差運動……………………278	試料部…………………………82
高圧蒸気滅菌器…………66,68	在宅検査……………………291	次世代シークエンサー……242
高域遮断フィルタ…………259	撮像素子…………120,122,124	自己血糖測定………………140
高域通過フィルタ…………259	皿電極……………257,261,272	自動上皿天びん………………18
高解像度内圧検査………286,287	三次元画像処理……………266	自動凝固・線溶検査装置……177
高感度ホモジニアス法……190	三連四重極型………………197	自動血液培養装置…………232
高水準消毒…………………163	散乱光………………………174	自動血球計数装置………173,175
高速液体クロマトグラフィ…42	散乱光法……………………179	自動固定包埋装置…………215
高速遠心分離機……………26,28	酸-塩基平衡…………………144	自動抗酸菌培養装置………233
高速ブレンダ…………………54	酸化エチレンガス滅菌……163	自動細菌検査装置…………230
項間交差………………………88	酸化エチレンガス滅菌装置……69	自動細胞収集装置…………226
酵素のアイソザイム…………36	酸化ヘモグロビン…………284	自動染色装置………………223
酵素免疫自動分析装置……189	酸誤差………………………131	自動培地分注装置…………235
衡量法…………………………10	酸素化ヘモグロビン………284	自動白血球分類装置……175,176
黒化現象………………………79	酸素センサ……………282,283	自動封入装置………………225
骨導音………………………268	酸素電極……………138,139	自動分析装置…………………2
骨導検査……………………269	酸素分圧……………………144	自動免疫染色装置…………224
駒込ピペット……………………9		自動免疫測定装置…………235
		自動輸血検査装置………208,209
さ	**し**	事象関連電位……………271,272
		持続グルコースモニタ機器…140
サーマルサイクラー………240	システムリファレンス……257	持続皮下グルコース検査…140
サーマルヘッド……………252	シャッタースピード………125	時定数……………………259,262
サーマルレコーダ…………252	シャフト………………………50	時定数回路…………………251
サーミスタ……………………63	シャンツェ型ミクロトーム…219	磁気共鳴画像診断…………277
サーミスタボロメータ……276	シュウ酸塩標準液…………134	磁気共鳴現象………………277
サーモグラフィ……………276	シュノーケルレンズ方式…119	磁気刺激装置………………275
サーモパイル………………276	シリカメンブレン…………237	磁性微粒子…………………190
サーモマスター………………56	シングルニードル法………156	磁束…………………………275
サイズ排除クロマトグラフィ…43	シングルビーム型……………79	磁場…………………………275
サイトグラム………………180	シンチレーションカウンタ……201	軸上色収差……………………99
サザンブロットハイブリダイゼー	シンチレーション計数管…199,201	湿熱………………………65,66
ション……………………243	支燃ガス………………………92	質量……………………………18
	四重極型……………………196	

質量計⋯⋯⋯⋯⋯⋯⋯⋯⋯⋯15,16	信頼性区間⋯⋯⋯⋯⋯⋯⋯⋯⋯24	**せ**
質量電荷比⋯⋯⋯⋯⋯⋯⋯⋯⋯193	振盪機⋯⋯⋯⋯⋯⋯⋯⋯⋯⋯52	セバリングハウス電極⋯⋯145,282
質量分析計⋯⋯⋯⋯⋯⋯⋯47,193	振動エネルギー⋯⋯⋯⋯⋯⋯73	セミクリティカル器具⋯⋯⋯163
質量分析装置⋯⋯⋯⋯⋯⋯⋯231	振動式撹拌装置⋯⋯⋯⋯50,51	セミドライ式転写装置⋯⋯⋯207
実視野⋯⋯⋯⋯⋯⋯⋯⋯⋯⋯95	浸透圧⋯⋯⋯⋯⋯⋯⋯⋯⋯150	セル光路長⋯⋯⋯⋯⋯⋯⋯84
実体顕微鏡⋯⋯⋯⋯⋯⋯⋯108	真空蒸着装置⋯⋯⋯⋯⋯⋯228	セルの洗浄⋯⋯⋯⋯⋯⋯⋯84
絞り⋯⋯⋯⋯⋯⋯⋯⋯⋯⋯124	真空脱気プリバキューム式高圧蒸気	セルフモニタリング⋯⋯⋯⋯298
絞り値⋯⋯⋯⋯⋯⋯⋯⋯⋯124	滅菌器⋯⋯⋯⋯⋯⋯⋯⋯68	セルブランク⋯⋯⋯⋯⋯⋯84
斜光照明法⋯⋯⋯⋯⋯⋯⋯102	診察前至急検査⋯⋯⋯⋯⋯291	セルロースアセテート⋯⋯⋯152
斜視タイプ⋯⋯⋯⋯⋯⋯⋯160	診療前検査⋯⋯⋯⋯⋯⋯⋯2	セルロースアセテート膜⋯⋯192
受信コイル⋯⋯⋯⋯⋯⋯⋯278	迅速診断キット⋯⋯⋯⋯291,294	セルロースアセテート膜電気泳動装
収差⋯⋯⋯⋯⋯⋯⋯⋯⋯⋯97		置⋯⋯⋯⋯⋯⋯⋯⋯⋯34
終点分析法⋯⋯⋯⋯⋯⋯188,189	**す**	センスビー⋯⋯⋯⋯⋯⋯⋯56
重心動揺計⋯⋯⋯⋯⋯⋯280,281		正立顕微鏡⋯⋯⋯⋯⋯⋯⋯94
重心動揺検査⋯⋯⋯⋯⋯⋯280	スイングアウトコンデンサ⋯⋯101	生化学自動分析装置⋯⋯⋯183
重水素放電管⋯⋯⋯⋯⋯⋯79	スイングロータ⋯⋯⋯27,29,30,31	生化学専用分析装置⋯⋯⋯184
重力⋯⋯⋯⋯⋯⋯⋯⋯⋯⋯15	スキャッタグラム⋯⋯⋯⋯⋯181	生検鉗子⋯⋯⋯⋯163,164,165,166
重力加圧脱気式高圧蒸気滅菌器	スターラバー⋯⋯⋯⋯⋯⋯48	生検時の介助のポイント⋯⋯166
⋯⋯⋯⋯⋯⋯⋯⋯⋯⋯68	ステージ⋯⋯⋯⋯⋯⋯⋯101	生検法⋯⋯⋯⋯⋯⋯⋯⋯163
重力計⋯⋯⋯⋯⋯⋯⋯⋯15,16	ステファン・ボルツマンの法則	生物顕微鏡⋯⋯⋯⋯⋯⋯94
純水⋯⋯⋯⋯⋯⋯⋯⋯⋯146	⋯⋯⋯⋯⋯⋯⋯⋯⋯276	生理学的検査⋯⋯⋯⋯⋯3,249
純水製造装置⋯⋯⋯⋯⋯146,147	ストレインゲージ⋯⋯⋯⋯⋯22	成分採血⋯⋯⋯⋯⋯⋯⋯156
純水製造法⋯⋯⋯⋯⋯⋯⋯151	ストロボ⋯⋯⋯⋯⋯⋯⋯271	精度管理⋯⋯⋯⋯⋯⋯⋯188
初速度分析法⋯⋯⋯⋯⋯188,189	スパイロメータ⋯⋯⋯⋯⋯264	精密濾過膜⋯⋯⋯⋯⋯⋯152
助色団⋯⋯⋯⋯⋯⋯⋯⋯76	スポルディング分類⋯⋯⋯⋯162	静止電位⋯⋯⋯⋯⋯⋯⋯281
消化器内視鏡機器⋯⋯⋯⋯160	スライディングローター⋯⋯⋯203	静磁場コイル⋯⋯⋯⋯⋯⋯278
消化器内視鏡診療ガイドライン	スライドガラス⋯⋯⋯⋯⋯106	石英セル⋯⋯⋯⋯⋯⋯⋯82
⋯⋯⋯⋯⋯⋯⋯⋯⋯167	スラブゲル電気泳動法⋯⋯40,41	赤外線⋯⋯⋯⋯⋯⋯⋯⋯276
消毒⋯⋯⋯⋯⋯⋯⋯⋯⋯288	水灌流法⋯⋯⋯⋯⋯287,288,289	赤外線エネルギー⋯⋯⋯⋯276
焦点距離⋯⋯⋯⋯⋯120,121,124	水銀カドミウムテル⋯⋯⋯⋯276	赤外線検出器⋯⋯⋯⋯⋯276
焦点深度⋯⋯⋯⋯⋯⋯⋯96	水銀式ローリー型温度調節装置	積分自動記録装置⋯⋯⋯⋯193
照射コイル⋯⋯⋯⋯⋯⋯⋯278	⋯⋯⋯⋯⋯⋯⋯⋯⋯57	赤血球数測定⋯⋯⋯⋯⋯174
照野⋯⋯⋯⋯⋯⋯⋯⋯⋯101	水銀ランプ⋯⋯⋯⋯⋯⋯88	赤血球粒度分布幅⋯⋯⋯⋯174
蒸留水⋯⋯⋯⋯⋯⋯⋯⋯147	水準器⋯⋯⋯⋯⋯⋯⋯⋯18	接眼ミクロメータ⋯⋯⋯⋯106
蒸留法⋯⋯⋯⋯⋯⋯⋯147,151	水素イオン⋯⋯⋯⋯⋯⋯130	接眼レンズ⋯⋯⋯⋯⋯⋯95,97
心音計⋯⋯⋯⋯⋯⋯⋯⋯253	水素炎イオン化検出器⋯⋯⋯47	絶対圧力⋯⋯⋯⋯⋯⋯67,68
心音図⋯⋯⋯⋯⋯⋯⋯⋯253	水素電極⋯⋯⋯⋯⋯⋯⋯129	絶対禁忌⋯⋯⋯⋯⋯⋯⋯276
心音マイク⋯⋯⋯⋯⋯⋯⋯255	水素放電管⋯⋯⋯⋯⋯⋯79	洗浄⋯⋯⋯⋯⋯⋯⋯⋯13,288
心機図検査⋯⋯⋯⋯⋯⋯253	水平回転機⋯⋯⋯⋯⋯⋯203	染色体検査装置⋯⋯⋯⋯246
心機図装置⋯⋯⋯⋯⋯⋯253	水平回転式振盪機⋯⋯⋯⋯53	線スペクトル⋯⋯⋯⋯⋯91
心尖拍動図⋯⋯⋯⋯⋯⋯253	水平ロータ⋯⋯⋯⋯⋯⋯29,31	選択係数⋯⋯⋯⋯⋯⋯⋯137
心電計⋯⋯⋯⋯⋯⋯⋯⋯249	垂直ロータ⋯⋯⋯⋯⋯⋯29,31	全自動血液培養装置⋯⋯⋯232
心電図⋯⋯⋯⋯⋯⋯⋯⋯253		全自動電気泳動装置⋯⋯⋯35
心電図用電極⋯⋯⋯⋯⋯249		
伸展板式パラフィン伸展器⋯223		

全自動尿中有形成分分析装置 … 212
全自動尿分析装置 … 211
全量 … 7
全量ピペット … 8
前方散乱光 … 212

そ

粗動装置 … 102
双極導出 … 252
走査型電子顕微鏡 … 115, 117, 118, 119, 227
走査型透過電子顕微鏡 … 115
相対遠心力 … 26
相対禁忌 … 276
装置定数 … 188
像の明るさ … 97
像面湾曲 … 98, 99
側視タイプ … 160
側方蛍光 … 212
側方散乱光 … 212
測光装置 … 72

た

タンク式転写装置 … 207
タングステンフィラメント … 118
タングステンランプ … 79, 102
タンデム質量分析 … 198
ダークコントラスト … 110
ダイターミネーター法 … 241
ダイナミックレンジ … 123
ダイノード … 83
ダブルニードル法 … 156
ダブルビーム型 … 79
多血小板血漿 … 178
多点検量線 … 188
多用途記録監視装置 … 255
体性感覚誘発電位 … 271
対物ミクロメータ … 106
対物レンズ … 95, 97, 117
卓上型分析装置 … 292
出用 … 7
脱イオン水 … 149
脱塩 … 149

脱酸素化ヘモグロビン … 284
単回使用電極 … 249, 250
単管式気管カニューレ … 170, 171
単極胸部誘導 … 253
単極肢誘導 … 253
単極導出 … 252
単光束型 … 79
単純血漿交換法 … 158
単色収差 … 98
炭酸塩標準液 … 134
炭酸ガス分圧 … 144
探触子 … 266, 267
断層画像 … 266

ち

中央配管式吸引器 … 168, 169
中空陰極ランプ … 91
中空糸 … 151, 159
中性リガンド … 136
中性リン酸塩標準液 … 134
超遠心分離機 … 26
超音波 … 265
超音波エコー … 266
超音波画像診断装置 … 265
超音波式流量計 … 264, 265
超音波診断装置 … 266
超音波洗浄 … 14
超音波パルス … 266
超純水 … 146, 152
超低温フリーザ … 63
超薄切ミクロトーム … 227
調製pH標準液 … 133
聴性脳幹反応 … 271
聴力検査装置 … 268
直視タイプ … 160
直示天びん … 20, 21
直接凝集法 … 208
直腸肛門機能検査装置 … 285
直腸バルーン … 285

つ

詰まり検知機能 … 186

て

テトランダー型ミクロトーム … 219
ディスクゲル電気泳動法 … 40, 41
ディスクリート自動分析装置 … 185
ディスクリート方式 … 183, 184
ディスポーザブル … 164, 292, 293
ディスポーザブル電極 … 261, 272
デジタルカメラ … 120
デジタル筋電計 … 260
デジタル撮影装置 … 119
デジタル写真 … 126
デジタル心電計 … 249
デジタル脳波計 … 257
デンシトグラム … 192
デンシトメータ … 191
デンシトメトリ分析法 … 295
手ブレ … 126
手ブレ補正 … 126
低域遮断周波数 … 262
低域遮断フィルタ … 259
低域通過フィルタ … 259
低温蒸気ホルマリン滅菌 … 163
低温フリーザ … 63
低温プラズマ滅菌 … 70
低周波除去フィルタ … 251
定温式乾燥器 … 60
定感量型直示天びん … 20
天びん … 15, 16
天秤 … 15
伝音難聴 … 268
電気陰性度 … 76
電気泳動 … 34
電気泳動装置 … 34
電気泳動槽 … 36, 38
電気化学装置 … 129
電気化学発光免疫測定法 … 191
電気眼振計 … 282
電気刺激装置 … 263, 274
電気浸透 … 34
電気抵抗法 … 173, 174
電気伝導率 … 146, 154
電極インピーダンス … 250, 272
電極電位 … 129, 137

電極ボックス……………………257
電極法………………………………293
電子エネルギー……………………73
電子顕微鏡……………………115,227
電子顕微鏡用標本作製装置………227
電子式自動温度調節器………57,63
電子式スパイロメータ……264,265
電子式冷却…………………………62
電子銃…………………………117,119
電子遷移……………………………74
電子線……………………………116
電子走査式………………………267
電子天びん……………………16,20
電子捕獲型…………………………47
電子レンズ………………………116
電磁開閉機…………………………56
電磁式電子天びん…………………22
電磁波…………………………72,276
電動式吸引器…………………168,169
電熱線………………………………60
電離箱…………………………199,200

と

トレーサビリティ……………15,133
トレーサビリティ制度……………24
ド・ブロイの関係式……………116
ドット……………………………126
ドプラ効果………………………268
ドプラ法……………………266,268
ドライケミストリ……………183,184
ドライケミストリ法………292,293
ドライヤ……………………………62
投影レンズ………………………117
倒立顕微鏡…………………………94
凍結切片作製装置…………220,221
透過型電子顕微鏡
　………………115,116,117,119,227
透過光法…………………………179
透過光法血小板凝集計…………179
透過照明法…………………………95
透過率………………………………77
等電点………………………………35
等電点電気泳動法……………36,39
等比型天びん………………………19

同位体希釈質量分析……………198
同相信号除去比………259,261,273
動脈血酸素飽和度………………284
導出法………………………252,253

な

ナノポアシークエンサー………243
内視鏡検査医……………………166
内視鏡自動洗浄消毒装置………161
内視鏡的粘膜下層剥離術………160
内視鏡的粘膜切除………………160
内焦点接眼レンズ…………………97
内毒素………………………………65
内部雑音…………………………262

に

ニクロム線…………………………60
ニュートラルキャリア…………136
ニューモタコ式流量計…………264
二元冷凍サイクル…………………63
二酸化炭素センサ……………282,283
二次元電気泳動法…………………39
二次元電子走査型………………277
二重膜濾過血漿交換法…………158
二波長測光方式…………………188
入力インピーダンス
　………………250,251,259,262,273
入力換算雑音………………259,262
尿中有形成分分析………………212
尿沈渣検査………………………213

ね

ネオアングルロータ………………29
ネオバーティカルロータ…………32
ネガティブコントラスト………110
ネルンストの式…………………129
熱……………………………………55
熱画像診断装置…………………276
熱検出型…………………………276
熱センサ………………………55,56
熱対流………………………………55
熱伝導………………………………55

熱伝導型検出器……………………46
熱電対………………………………66
熱風式乾燥器………………………61
熱放射………………………………55
熱膨張係数…………………………56
熱膨張式センサ……………………56

の

ノーカバー対物レンズ…………100
ノイズ……………………………127
ノザンブロットハイブリダイゼー
　ション…………………………243
ノモグラフ…………………………67
ノモグラム……………………26,67
脳波………………………………256
脳波計……………………………256
脳波判読用ディスプレイ………260
濃度計……………………………191
濃度消光……………………………87

は

ハーゲン・ポアズイユの法則…264
ハイブリダイゼーション………244
ハイブリダイゼーションオーブン
　……………………………………244
ハムフィルタ……………………251
ハロゲンランプ……………………79
バーティカルロータ…………29,31
バイオセンサ……………………139
バイオハザード対策用冷却遠心機
　……………………………………236
バイタルサイン…………………169
バイメタル式センサ………………55
バッファ増幅器…………………251
バリアント………………………248
パイロシークエンシング………242
パターン・リバーサル刺激VEP
　……………………………………274
パターン認識法…………………176
パラフィン伸展器………………222
パラフィン包埋装置……………216
パルスエコー法…………………266
パルスオキシメータ…284,285,297

パルスドプラ法 …………… 266,268
パルス反射法 …………………… 266
パルスフィールドゲル電気泳動装置
　………………………………… 236
パルスフィールド電気泳動
　………………………… 238,239
波高弁別器 ……………………… 200
波状式振盪装置 ………………… 53
波長選択部 ……………………… 81
波長目盛り ……………………… 84
波動性 …………………………… 72
排便障害 ………………………… 285
倍率 ……………………………… 95
倍率色収差 ……………………… 99
白金電極 ………………………… 283
白血球数測定 …………………… 174
発光 ……………………………… 74
発色性合成基質法 ……………… 177
発色団 …………………………… 76
発熱抵抗体 ……………………… 252
針付きタイプ …………………… 164
針電極 …………………………… 261
反射光測定法 …………………… 211
反射照明法 ……………………… 95
反応セル ………………………… 186
反応タイムコース ……………… 186
半透膜 …………………………… 150
汎用遠心分離機 …………… 26,27

ひ

ビット …………………………… 127
ビットマップ画像 ……………… 126
ビデオスコープ
　………………… 160,161,162,164
ピクセル ………………………… 126
ピペット ………………………… 7
比較遠心力 ……………………… 26
比較電極 ………………………… 133
比較法 …………………………… 10
比抵抗 ……………………… 146,154
比例計数管 ……………………… 200
比例増幅器 ……………………… 200
皮膚インピーダンス ……… 250,251
非接地配線部 …………………… 251

非点収差 ……………………… 98,99
飛行時間型 ……………………… 196
飛行時間型質量分析 …………… 196
飛行時間型質量分析計 ………… 231
被写界深度 ………………… 122,123
微生物学的検査システム ……… 229
微動装置 ………………………… 102
微量高速遠心分離機 …………… 30
微量ピペット ………………… 9,12
鼻腔吸引 ………………………… 170
光 ………………………………… 72
光吸収 …………………………… 90
歪み計 …………………………… 22
表面電気刺激電極 ……………… 261
秤量 ……………………………… 16
秤量装置 ………………………… 15
標準感度 ………………… 259,262,273
標準肢誘導 ……………………… 253
標準タイプ ……………………… 164
標準分銅 ………………………… 16
標線 ……………………………… 7
病理組織固定用振盪装置 ……… 53

ふ

フーリエ変換型イオンサイクロトロン
　………………………………… 198
ファイリング …………………… 260
ファラデーの電磁誘導の法則 … 275
フィルタ ………………………… 81
フィルター効果 ………………… 208
フェノール ……………………… 237
フォトダイオード ……………… 83
フタル酸塩標準液 ……………… 134
フリーラジカル ………………… 71
フレーム方式 …………………… 92
フレームレス方式 ……………… 92
フローサイトメータ ……… 180,181
フローサイトメトリ法 ………… 212
フローシステム法 ………… 175,176
フロー式画像測定法 …………… 212
フローセル ………… 174,180,182,212
フローティング部 ……………… 251
ブライトコントラスト ………… 110
ブラックボックス ……………… 2

ブリッジ回路 ……………… 22,57
ブロックノイズ ………………… 128
ブロッティング ………………… 243
ブロッティング装置 …………… 206
プラスミド ……………………… 237
プラズマ ………………………… 70
プラズマ滅菌装置 ……………… 70
プランアクロマート …………… 100
プランアポクロマート ………… 100
プランク定数 ………………… 15,73
プリカーサーイオン …………… 198
プリズム …………………… 81,88
プレートリーダー ……………… 204
プローブ ………………………… 266
プローブハイブリダイゼーション法
　………………………………… 237
プロダクトイオン ……………… 198
プロトン ………………………… 277
ふるい効果 ……………………… 208
不関電極 ………………………… 252
不斉電位 ………………………… 131
不確かさ ………………………… 17
不等比型直示天びん …………… 20
孵卵器 …………………………… 58
部分凝集 ………………………… 210
複管式気管カニューレ …… 170,171
複屈折性 ………………………… 111
複光束型 ………………………… 79
複合型センサ …………………… 283
複合筋活動電位 ………………… 260
物体距離 ………………………… 101
分別遠心法 ……………………… 31
粉砕装置 ………………………… 54
分解能 …………………………… 96
分画遠心法 ……………………… 31
分光学的検出装置 ……………… 183
分光光度計 ………………… 76,186
分光光度法 ……………………… 78
分光法 …………………………… 79
分子軌道 ………………………… 75
分子吸光係数 …………………… 77
分子ふるいクロマトグラフィ … 43
分子ふるい効果 ………………… 40
分析科学 ………………………… 5
分析電子顕微鏡 ………………… 115

分染法による染色体検査装置…247
分配クロマトグラフィ……………42
分離分析装置………………………34
分量…………………………………7

へ

ヘテロ接合性の喪失……………247
ヘマトクリット値………………175
ヘマトクリット用遠心分離機……33
ヘモグロビン量測定……………175
ベールの法則………………77,192
ベアリング…………………………50
ベアリング式ミクロトーム……220
ベクター形式……………………126
ペルチェ効果…………………55,62
偏光…………………………111,112
偏光解消側方散乱光……………212
偏光顕微鏡………………………111
偏光用対物レンズ………………100
偏置誤差………………………17,25

ほ

ホールピペット……………………12
ホウ酸塩標準液…………………134
ホット・ワイヤ式流量計…263,264
ホモジナイザ………………………54
ホローカソードランプ……………91
ホワイトバランス………………123
ボウィー・ディックテスト………67
ポータブル分析装置……………291
ポケット放射線量計……………200
ポジティブコントラスト………110
ポリアクリルアミドゲル…………40
ポリアクリルアミドゲル電気泳動装置……………………………………39
ポリアクリルアミド電気泳動
　　　　　　　　　　　…238,239
ポリグラフ………………………255
保冷装置……………………………62
包埋モジュール…………………217
放射性同位元素計測装置………198
乏血小板血漿………………178,179

ま

マイクロアレイ（DNA チップ）法
　　　　　　　　　　　………234
マイクロアレイ（DNA チップ）解析
　　　　　　　　　　　…245,246
マイクロアレイ染色体検査……248
マイクロアレイ染色体検査装置
　　　　　　　　　　　………247
マイクロチップ電気泳動装置……41
マイクロバルーン法…287,288,289
マイクロピペット…………9,10,12
マイクロプレート洗浄機………205
マイクロプレート法………208,230
マイクロプレートミキサー…52,205
マイクロプレート用ロータ………27
マイクロプレートリーダー……205
マグネチックスターラ……………48
マグネットリレー…………………56
マスキング雑音…………………269
マトリックス……………………194
マトリックス支援レーザ脱離イオン
　　化法………………………194,231
膜分離吸着法……………………158
膜分離法…………………………158

み

ミキサー……………………………52
ミクロトーム……………………218
ミノー型ミクロトーム……220,221
ミラーレス一眼…………………120
水の品質…………………………154
密度勾配遠心……………………237
密度勾配遠心法……………………31
密閉式自動固定包埋装置………215
脈波計……………………………253

む

無散瞳眼底カメラ…………270,271
無放射遷移…………………………75

め

メスシリンダー……………………7
メスピペット………………………8
メスフラスコ……………………7,12
メニスカス…………………………9
メンブランフィルタ……………152
目量…………………………………16
明視野照明法……………………102
滅菌…………………………65,163
滅菌装置……………………………65
免疫学的測定法…………………177
免疫学用遠心分離機……………203
免疫固定法……………………36,37
免疫電気泳動法………………36,37

も

モスキートノイズ………………128
モノクロメータ………79,81,88
モバイル心電計…………………296
モバイル心電図…………………296
モル吸光係数………………………77
毛細管………………………………62
網膜血管網………………………270

や

薬品保冷庫…………………………63
薬包紙………………………………18

ゆ

ユング型ミクロトーム…………219
油浸レンズ………………………100
誘導選択器………………………251
誘発電位…………………………271
誘発電位検査装置………………271
指リング電極……………………261

よ

予期的反応時間課題……………275
四隅誤差………………………17,25

余色 …………………………… 76	冷凍サイクル ………………… 62,63	**欧文索引**
読み取り限度 …………………… 16	冷媒 …………………………… 62	
用手法 …………………… 35,229	励起 …………………………… 278	**A**
陽イオン交換樹脂 …………… 147	励起光 ………………………… 113	
陽子 …………………………… 277	励起状態 ……………………… 74	A モード ……………………… 267
溶融パラフィン ……………… 217	励起スペクトル ……………… 86	ABR …………………………… 271
	励起波長 ……………………… 86	AC フィルタ ………………… 259
ら	連続波ドプラ法 ………… 266,268	AD 変換器 …………………… 251
		AEM …………………………… 115
ラーモア周波数 ……………… 277	**ろ**	agitation ……………………… 48
ライダー ……………………… 19		analyzer タイプ ……………… 180
ラジオ波 ……………………… 277	ローテーター ………………… 237	
ラスター走査 ………………… 119	ロードセル …………………… 22	**B**
ラスタ形式 …………………… 126	ロードセル式電子天びん …… 22	
ランベルトの法則 …………… 77	ローラ式振盪装置 …………… 53	B/F 分離 ……………………… 205
落射蛍光用対物レンズ ……… 100	ローリッチェン ……………… 200	B/F 分離機構 ………………… 190
落射照明法 …………………… 102	ローリング・シール型スパイロメータ	B モード ……………………… 267
	………………………… 263,264	Beer の法則 ……………… 77,192
り	ロット管理 …………………… 294	bit …………………………… 127
	ロバーバル機構 ……………… 17	Born 法 ……………………… 179
リアルタイム PCR ……… 240,241	露出 …………………………… 123	
リアルタイム PCR 法 ……… 234	漏水チェック ………………… 162	**C**
リアルタイム検査 …………… 291	六ほう化ランタン …………… 118	
リサンプリング ………… 257,260		CAT …………………………… 208
リジェクト機能 ……………… 274	**わ**	CCD …………………………… 120
リフィルタリング ……… 257,259		CGM 機器 …………………… 140
リポ蛋白分画 ………………… 36	ワーリングブレンダ ………… 54	CLEIA ………………………… 191
リモンタージュ ………… 257,260	歪曲収差 …………………… 98,99	CLIA …………………………… 191
リユーザブル …………… 164,165	鰐口タイプ …………………… 164	CMAP ………………………… 260
リン光 ………………… 75,85,113		CMOS ………………………… 120
粒子性 ………………………… 72	**数字**	CMOS センサ ………………… 124
両腕採血方式 ………………… 156		CMRR …………………… 259,261,273
両性電解質 …………………… 34	2 波長反射測光法 …………… 211	CNV …………………………… 272
臨界照明法 ……………… 102,103	2 ポイント法 …………… 188,189	column agglutination technology
	12 ch 縦軸カテーテル ……… 286	………………………………… 208
れ		common mode rejection ratio
	ギリシャ	………………………………… 259
レーザ光線 …………………… 180		corneo-retinal potential ……… 281
レート分析法 ………………… 188	π 軌道 ………………………… 75	critical 器具 ………………… 163
レボルバ ……………………… 100		CR 結合回路 ………………… 251
冷却器 ………………………… 62		
冷却モジュール ……………… 217		**D**
冷蔵庫 ………………………… 62		
冷凍機付き恒温水槽 ………… 58		DFPP ………………………… 158
冷凍庫 ………………………… 62		discriminator ………………… 200

索 引 309

dot ·· 126
dot per inch ································· 128
dpi ·· 128

E

EBM ·· 1
ECD ·· 47
ECLIA ··· 191
EEG ·· 256
EIA ··· 190
electroencephalogram ··············· 256
electroencephalograph ·············· 256
electromyogram ·························· 260
electromyograph ························· 260
electronystagmography ·············· 281
ELISA ································ 190,205
EMG ·· 260
EMR ·· 160
ENG ·· 281
enzyme-linked immunosorbent
　 assay ······································ 205
EOG ·· 69
EOG 滅菌 ···································· 163
EP ··· 271
ERP ······································ 271,272
ESD ·· 160
ESI ·· 195
ESI 法 ·· 195

F

F 値 ·· 124
FCM ··· 180
FIA ··· 190
FID ··· 47
flow cytometer ···························· 180

G

gating ·· 180
GC-MS ·································· 194,195
GC-MS 装置 ·································· 47
GM 管 ··································· 200,201
GOD 固定化膜 ···························· 139

H

Hagen-Poiseuille の法則 ·········· 264
HEPA フィルタ ·························· 235
HgCdTe ·· 276
high resolution manometry ······ 286
HPLC ······································· 42,43
HRM ··· 286

I

ICAN ·· 241
ID-MS ·· 198
immunochromatography assay
　 ·· 294
InSb ·· 276
ISFET ···································· 129,131
ISO 感度 ····································· 125

J

JCSS 分銅 ····································· 24
JFIF ·· 127
JLA ··· 272
JPEG ·· 127

K

K-factor ······································· 188
kg の定義 ······································ 15
King の式 ···································· 263

L

laboratory information system ··· 2
Lambert-Beer の法則 ············ 77,78
Lambert の法則 ·························· 77
LAMP ·· 241
LAMP 法 ······························ 234,294,295
LC-MS ·································· 193,195
LC-MS 装置 ·································· 47
linear amplifier ··························· 200
LIS ··· 2
LOCI ··· 190

loop-mediated isothermal amplification ································· 294

M

m/z ······································ 47,193
M モード ···································· 267
magnetic stirrer ·························· 48
MALDI ······························ 194,195,231
MALDI-TOF-MS
　 ························ 193,194,196,197,231
mass spectrometry ···················· 193
MEP ······································ 271,272
MF 膜 ·· 152
mixer ··· 50
MRCP ··· 272
MRI ·································· 277,278,279
MRI 対応型デバイス ··············· 280
MR 信号 ······································ 278
MS ··· 193
MS/MS ··· 198

N

N/C 比 ··· 176
NASBA ·· 241
Na 型イオン交換樹脂 ·············· 148
Nernst の式 ································ 129
NGS ·· 242
NMR ··· 277

P

P300 ·· 272
PA ··· 158
PCR 法 ··· 234
PDW ··· 174
PE ··· 158
pH 指示電極 ······················· 129,132
pH メータ ··································· 129
pixel ··· 126
PMT ·· 182
POCT ································ 4,184,207,291
POCT 対応機器 ························· 291
POCT 対応試薬 ························· 294

POCTによる検体検査項目 …… 293
point-of-care testing ……… 4,291
ppi …………………………… 128
PPP ……………………… 178,179
PR-P250 ……………………… 272
PRP ……………………… 178,179

R

RAW …………………………… 127
RDW …………………………… 174
resting potentia ……………… 281
reverse osmosis 膜 …………… 151
revolution per minute ………… 49
RF ドライブ ………………… 251
RF 波 ………………………… 277
RGB カラーモデル …………… 126
RI 計測装置 ………………… 198
RO 水 ………………………… 151
RO 膜 ………………………… 151
rpm ……………………… 26,49

S

SBS …………………………… 242
SDA …………………………… 241
SDS-PAGE …………………… 39
SDS ポリアクリルアミドゲル電気
　泳動法 ……………………… 39
SEM ……………… 115,117,118,119
semi-critical 器具 …………… 163
SEP …………………………… 271
Severinghaus 電極 …………… 145
shaker ………………………… 52
SMBG ………………………… 140
SNAP ………………………… 260
sorting タイプ ……………… 180
Spaulding 分類 ……………… 162
SpO_2 ……………………… 284
sRGB ………………………… 126
standard RGB ……………… 126
STEM ………………………… 115
stirrer ………………………… 50

strain gauge ………………… 22

T

TCD …………………………… 46
TEM ……………… 115,116,117,119
TIFF ………………………… 127
TMA ………………………… 241
TOC 値 ……………………… 153
TOF-MS ………………… 196,231
total organic carbon ………… 153
TRC ………………………… 241

U

UF 膜 ………………………… 152
UV イルミネーター ……… 238,239
UV 酸化 ……………………… 153

V

VEP ………………………… 271

索　引　311

【編者略歴】

三村 邦裕（みむら くにひろ）
- 1980年　東洋公衆衛生学院臨床検査技術学科卒業
- 1985年　東京理科大学理学部卒業
- 1986年　東洋公衆衛生学院臨床検査技術学科教務主任
- 1993年　杏林大学医学部医学研究科研究生修了 医学博士
- 2003年　全国臨床検査技師教育施設協議会会長
- 2004年　放送大学大学院修了
- 2006年　日本臨床検査学教育協議会理事長
  千葉科学大学教授（危機管理学部臨床検査学コース）
- 2008年　千葉科学大学大学院教授（危機管理学研究科）併任
- 2016年　千葉科学大学危機管理学部長
  千葉科学大学大学院研究科長
- 2020年　千葉科学大学産学連携センター長
- 2021年　千葉科学大学遺伝子検査センター長
- 2023年　千葉科学大学名誉教授
  日本臨床検査同学院事務局長
- 2024年　東京医療保健大学教授（医療保健学部医療栄養学科臨床検査学専攻長）

山藤 賢（さんどう まさる）
- 1997年　昭和大学医学部卒業
- 2001年　昭和大学大学院医学研究科外科系整形外科修了 医学博士
- 2005年　医療法人社団昭和育英会理事長
- 2009年　昭和医療技術専門学校学校長
- 2011年　日本臨床検査学教育協議会理事
- 2013年　日本臨床検査学教育協議会副理事長

最新臨床検査学講座
検査機器総論　第2版　　　ISBN978-4-263-22405-2

2015年 2月10日　第1版第 1 刷発行
2024年 1月10日　第1版第11刷発行
2025年 3月20日　第2版第 1 刷発行

編著者　三　村　邦　裕
　　　　山　藤　　　賢
発行者　白　石　泰　夫
発行所　医歯薬出版株式会社

〒113-8612 東京都文京区本駒込 1-7-10
TEL.（03）5395-7620（編集）・7616（販売）
FAX.（03）5395-7603（編集）・8563（販売）
https://www.ishiyaku.co.jp/
郵便振替番号　00190-5-13816

乱丁，落丁の際はお取り替えいたします　　印刷・三報社印刷／製本・明光社
© Ishiyaku Publishers, Inc., 2015, 2025. Printed in Japan

本書の複製権・翻訳権・翻案権・上映権・譲渡権・貸与権・公衆送信権（送信可能化権を含む）・口述権は，医歯薬出版（株）が保有します．

本書を無断で複製する行為（コピー，スキャン，デジタルデータ化など）は，「私的使用のための複製」などの著作権法上の限られた例外を除き禁じられています．また私的使用に該当する場合であっても，請負業者等の第三者に依頼し上記の行為を行うことは違法となります．

JCOPY ＜出版者著作権管理機構　委託出版物＞

本書をコピーやスキャン等により複製される場合は，そのつど事前に出版者著作権管理機構（電話03-5244-5088, FAX 03-5244-5089, e-mail:info@jcopy.or.jp）の許諾を得てください．